U0340686

肝癌发病调查报告及诊疗进展

主　编　陆骊工　陈万青

辽宁科学技术出版社
LIAONING SCIENCE AND TECHNOLOGY PUBLISHING HOUSE

拂石医典
FU SHI MEDBOOK

内容简介

本书分为十二章，分别介绍了肝癌的发病、分期、诊断、治疗手段，以及预防策略等内容，可大致分为"概述篇"、"治疗篇"和"预防篇"。第一章是对肝癌发病地区分布、性别、生存率等的调查概览；第二、三章分别介绍了肝癌的病理学诊断方法和肝癌的影像学诊断进展；第四章概述肝癌分期系统；第五章讨论了肝癌的起源、肝癌的生物标记物及其在靶向治疗中的应用；第六至十一章分别介绍了目前肝癌的治疗手段及其进展；第十二章总结了各诱因导致的原发性肝癌的预防策略。

本书适合从事肿瘤预防和控制的研究人员阅读参考，亦是从事肝癌诊治工作的临床内外科、肿瘤科、影像科等医务人员的重要参考资料。

图书在版编目（CIP）数据

肝癌发病调查报告及诊疗进展/陆骊工，陈万青主编. —沈阳：辽宁科学技术出版社，2019.7

ISBN 978 - 7 - 5591 - 1203 - 3

Ⅰ. ①肝… Ⅱ. ①陆… ②陈… Ⅲ. ①肝癌—发病—调查报告—中国 ②肝癌—诊疗 Ⅳ. ①R735.7

中国版本图书馆 CIP 数据核字（2019）第 112832 号

出版发行：辽宁科学技术出版社

　　　　　北京拂石医典图书有限公司

　　　　　　地址：北京海淀区车公庄西路华通大厦 B 座 15 层

联系电话：010-57262361/024-23284376

E - mail：fushimedbook@163.com

印 刷 者：中煤（北京）印务有限公司

经 销 者：各地新华书店

幅面尺寸：185mm×260mm

字　　数：362 千字　　　　　　　　　印　　张：14.5

出版时间：2019 年 7 月第 1 版　　　　印刷时间：2019 年 7 月第 1 次印刷

责任编辑：李俊卿　　　　　　　　　　责任校对：梁晓洁

封面设计：潇　潇　　　　　　　　　　封面制作：潇　潇

版式设计：天地鹏博　　　　　　　　　责任印制：丁　艾

如有质量问题，请速与印务部联系　联系电话：010-57262361

定　　价：88.00 元

编委会名单

何　旭（暨南大学附属珠海医院）

何晓峰（南方医科大学南方医院）

忻勇杰（暨南大学附属珠海医院）

张志人（暨南大学附属珠海医院）

张福君（中山大学肿瘤防治中心）

张德景（暨南大学附属珠海医院）

陆骊工（暨南大学附属珠海医院）

陈万青（国家癌症中心/中国医学科学院肿瘤医院

　　　　癌症早诊早治办公室）

郑游冰（暨南大学附属珠海医院）

赵　炜（暨南大学附属珠海医院）

黄国敏（暨南大学附属珠海医院）

黄建文（暨南大学附属珠海医院）

崔　敏（暨南大学附属珠海医院）

彭永军（暨南大学附属珠海医院）

彭秀斌（暨南大学附属珠海医院）

程光森（暨南大学附属珠海医院）

傅思睿（暨南大学附属珠海医院）

魏矿荣（广东省中山市人民医院）

主编简介

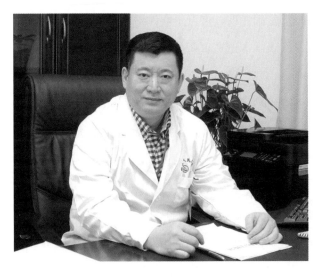

陆骊工　医学博士，主任医师，教授，博导，博士后合作导师。珠海市人民医院（暨南大学附属珠海医院）院长，珠海市介入诊疗中心主任，暨南大学介入医学研究所所长，广东省放射介入医疗质控中心主任，广东省肿瘤微创诊疗转化医学创新平台主任，粤港澳大湾区介入医学联盟主任。广东省人大代表，珠海市党外知识分子联谊会会长。

国之名医，全国卫生计生系统先进工作者，广东省医学领军人才，首届广东省医师奖获得者，珠海市高层次人才获得者。从事临床介入诊疗 25 年，领导建立了华南地区最大规模的介入诊疗中心和介入医学研究中心。近五年已在 *Nature communications*，*J Natl Cancer Inst*，*J Vasc Interv Radiol* 等期刊发表 SCI 论文 60 余篇。目前主持国家重点研发计划子课题、国家自然科学基金等省部级以上课题 10 余项，获中国抗癌协会科技二等奖 1 项，广东省科技进步三等奖 1 项，主编专著 3 部，获受理国家专利 12 项，授权 4 项。《国家卫计委原发性肝癌诊疗规范》（2017 版）编委会介入组副组长。

学术任职：中国医师协会介入医师分会综合介入专委会主任委员，中华医学会放射学分会介入学组副组长，中国非公立医疗机构协会介入医学分会副会长，中国抗癌协会肿瘤微创治疗专委会副主任委员，广东省医学会介入分会主任委员，广东省医师协会副会长，广东省医院协会副会长。

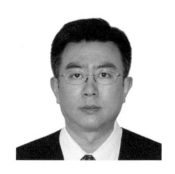

陈万青 研究员，博士，博士导师，现任国家癌症中心中国医学科学院肿瘤医院癌症早诊早治办公室主任。1995年毕业于白求恩医科大学临床医学系，在中国医学科学院肿瘤医院放射治疗科从事临床工作5年。2004年获澳大利亚悉尼大学公共卫生学院国际公共卫生荣誉硕士学位，2014年获悉尼大学Ph.D学位。曾先后在新南威尔士州癌症协会、州癌症研究所从事肿瘤登记及研究工作。在肿瘤登记、肿瘤流行病学和生物统计领域具有一定的理论基础和实践经验。2005年到全国肿瘤防治研究办公室工作，任常务副主任。参与、牵头多项国家级科研项目，包括十一五、十二五攻关课题，科技部基础专项，重点研发计划，卫计委公益行业专项，北京自然基金等。以第一作者或通讯作者发表学术论文300余篇，其中SCI影响因子合计500余分，主编、副主编专著13部。

社会兼职：《中国肿瘤》杂志副主编，编辑部主任，《Journal of Epidemiology》副主编，《Chinese Journal of Cancer Research》副主编，《APJCP》东亚区副主编，《现代肿瘤医学》副主编，中国抗癌协会癌症筛查与早诊早治专业委员会主任委员，中国抗癌协会肿瘤样本整合研究分会副主任委员，北京乳腺病防治学会转化医学专业委员会主任委员，国家大气污染防治攻关联合中心研究室首席专家，中国卫生信息与健康医疗大数据学会慢病大数据应用发展联盟副理事长，中华预防医学会慢病预防与控制分会常委，肿瘤组副组长，中国抗癌协会期刊出版专业委员会常委，中华预防医学会健康风险评估与控制专业委员会委员，中华预防医学会肿瘤预防与控制专业委员会委员副秘书长，中华预防医学会健康传播分会常委，中华预防医学会健康保险专业委员会委员，中国控制吸烟协会肺癌防治控烟专业委员会副主任委员，中国抗癌协会肿瘤流行病学专业委员会常委，中国健康促进基金会乳腺癌防治专项基金专家委员会专家，亚洲肿瘤登记联盟常委，北京乳腺病协会国际医疗专委会副主委，中国卫生信息学会健康医疗大数据肿瘤专业委员会委员，中国研究型医院学会肿瘤放射生物与多模态诊疗专业委员会委员，中国抗衰老促进会专家委员会执行委员，北京肿瘤学会理事，中国医院协会疾病与健康管理分会委员，《中国肺癌杂志》《实用肿瘤学》《肿瘤学》《肿瘤防治研究》《中华预防医学杂志》《Thoracic Cancer》《the Journal of Thoracic Disease》《Chinese Journal of Cancer》《Journal of Tumor》《Annals of Translational Medicine》《中华乳腺病杂志（电子版）》《全球健康杂志（英文）》等杂志编委。

序 一

在我国，原发性肝癌（PLC，以下简称肝癌）高发且已成为临床上最常见的恶性肿瘤之一，发病率逐年增长，每年新发人数超过全球一半以上。肝癌恶性程度高、浸润和转移性强，目前治疗手段主要是以肝切除和微创介入治疗为核心的个体化综合治疗。随着医学科学技术的进步和临床治疗需求的不断增长，尤其在强调"精准医疗"的新时代，对肝脏肿瘤的诊疗技术及新技术、新进展进行系统的汇编、整理，加强对各级从业人员及研究人员的技术培训与能力提升，显得越来越重要。

陆骊工教授是我国卫健委《原发性肝癌诊疗规范》的制定者之一，长期从事肝脏肿瘤诊疗的研究，在各类良恶性肿瘤，特别是肝癌的微创介入综合治疗方面积累了丰富的经验。他带领团队主编的《肝癌发病调查报告及诊疗进展》内容涵盖了我国肝癌最新流行病学、外科手术、介入治疗、消融治疗、分子靶向治疗和免疫治疗等各领域的新进展、新技术、新理念，并对这些内容进行了系统的整理。顺应国家"精准医疗"的理念，实现肝癌综合治疗的"精准化"、"微创化"、"个体化"和"智能化"是未来的发展趋势和必然，本书融合了国内外肝脏肿瘤各项诊疗规划及指南等，叙述生动，图文并茂，很好地贯彻了循证医学证据的客观分析，值得同行们学习、参考、借鉴。

相信本书的出版发行，对规范肝癌的多学科综合治疗具有积极的推动作用。

欣以为序，推荐本书。

2019 年 7 月

序 二

党的十九大作出"实施健康中国战略"的重大决策，将维护人民健康提升到国家战略的高度。原发性肝癌作为我国临床上最常见的恶性肿瘤之一，恶性程度高，预后差，已严重危害我国公民的健康。临床上肝癌的诊疗手段多样，包括外科切除、介入治疗、靶向治疗、局部消融及最新的免疫治疗等，然而随着精准医学的发展，如何加强肝癌的全程管理、监控、实现患者的高度个体化治疗以切实提高患者的远期预后一直是临床的重要难题。我国人口庞大，如何切实提升基层医院肝癌诊疗的专业化、规范化尤其重要。

陆骊工教授与陈万青教授分别是我国肝癌诊疗和癌症流行病学研究领域的知名专家，他们组织团队联合主编的《肝癌发病调查报告及诊疗进展》内容丰富而全面，除总结了肝癌最新的流行病学和各种诊疗手段的最新进展之外，还深入概括了肝癌分期系统、生物标志物和预防策略等各方面信息的国内外最新动态，很好地展示了"精准医疗"时代下的新理念、新技术和新思考。全书图文并茂，内容详尽，值得同行们学习、参考、借鉴。

相信本书的出版发行，对规范和提升地方及基层医院的肝癌综合诊疗水平将起到积极的推动作用，以更好地贯彻"健康中国"的发展战略。

乐以为序，推荐本书。

丁健

2019 年 7 月

前　言

《肝癌发病调查报告及诊疗进展》终于要和读者见面了，就像见证自己的孩子学会了走路一样，我的内心被不明情绪填得满满当当。从医这么些年，白袍加身，一针一线，所见所闻、所记所思颇多，日子长了，就攒了写不成文的"随记随思"。此刻，有机会将这些"随记随思"编在一本称为书的集子里，细细浏览，才发现理文成册很有必要。这就像把散落的单个文字排列成有主有宾的故事，娓娓道来。

本书分为十二章，书中融合了肝癌的发病、分期、诊断、治疗手段，以及预防策略等内容，可大致分为"概述篇"、"治疗篇"和"预防篇"。第一章是对肝癌发病地区分布、性别、生存率等的一个调查概览；第二、三章分别介绍了肝癌的病理学诊断方法和肝癌的影像学诊断进展；而第四章则是对肝癌分期系统的一个小概述；第五章讨论了肝癌的起源、肝癌的生物标记物及其在靶向治疗中的应用；第六至十一章分别介绍了目前肝癌的治疗手段及其进展。其中第六章对肝功能储备的评估及常用肝切术、适应证、并发症作了系统的概述；第七章则讨论了肝移植的现实状况；第八章着重介绍了消融治疗中微波消融与纳米刀消融的进展；第九章详细阐述了 TACE 治疗的作用机制、临床应用、并发症以及研究进展；第十章将肝癌的放射治疗提上了日程，挑战与机遇并存；而在第十一章我们系统介绍了肝癌全身治疗的现状及其进展，包括分子靶向治疗、免疫治疗、全身系统性化疗、中医药辅助治疗，以及疗效的评估进展。对于肝癌来说，防大于治，在第十二章中我们总结了各诱因导致的原发性肝癌的预防策略。

我是本书的作者之一，注定不能以读者的心态去评判本书的价值所在。医学发展日新月异，立足当下，展望未来，是我们编撰此书的初衷。而现在，我更希望无论是科研工作者还是临床医务工作者，在看这本书的时候都能有所收获。

在此感谢一路上相伴相助的各位同仁。如本书有不妥之处，敬请批评指正。

陆骊工

2019 年 7 月于珠海

目 录

第一章

肝癌流行病学进展

一、肝癌概况

肝癌主要是欠发达地区的健康问题，2012 年全球 83% 的肝癌新发于欠发达地区，50% 新发在中国，是全球发病第 7 位常见癌症。肝癌男性发病东亚和东南亚地区最高，北欧和中南亚地区最低；女性发病东亚和西非地区最高，北欧和密克罗尼西亚地区最低，女性发病通常明显低于男性。肝癌预后极差，是全球第 2 位常见癌症死因，死亡地理分布和发病相似。

GLOBOCAN 2012 估计 2012 年全球肝癌发病 782 451 例，占全球同期癌症发病总数的 5.6%，世界年龄标化率（ASR - W）为 10.1/10 万；死亡 745 517 例，占全球同期癌症死亡总数的 9.1%，ASR - W 为 9.5/10 万；5 年患病数为 633 170 例，占全球同期癌症患病总数的 1.9%，5 年患病率为 12.2/10 万。估计 2012 年中国肝癌新发 394 770 例，占中国同期癌症发病总数的 12.9%，ASR - W 为 22.3/10 万；死亡 383 203 例，占中国同期癌症死亡总数的 17.4%，ASR - W 为 21.4/10 万；5 年患病数为 290 910 例，占中国同期癌症患病总数的 5.8%，5 年患病率为 26.3/10 万。中国肝癌发病和死亡率分别是全球的 2.21 和 2.25 倍，欠发达地区的 1.86 和 1.86 倍，发病最高地区东亚的 1.07 和 1.09 倍，发病最高国家蒙古的 0.29 和 0.30 倍（表 1 - 1）。

表 1 - 1　2012 年世界肝癌流行概况

地区	发病			死亡			5 年患病		
	例数 （N）	构成 （%）	ASR - W （1/10 万）	例数 （N）	构成 （%）	ASR - W （1/10 万）	例数 （N）	构成 （%）	患病率 （1/10 万）
全球	782451	5.6	10.1	745517	9.1	9.5	633170	1.9	12.2
发达地区	134302	2.2	5.4	123061	4.3	4.6	163807	1.0	15.8
欠发达地区	648149	8.1	12.0	622456	11.7	11.5	469363	3.0	11.3
东亚	466336	11.3	20.9	443948	16.1	19.6	405303	5.1	31.2
北非	19653	8.9	12.3	18704	13.0	11.8	11792	2.5	8.2
蒙古	1518	37.5	78.1	1345	43.1	70.3	905	16.9	44.1
中国	394770	12.9	22.3	383203	17.4	21.4	290910	5.8	26.3

全国肿瘤登记中心根据 2014 年我国 339 个人群肿瘤登记处的资料，估计 2014 年我国肝癌发病 364.77 万例，分别占同期全国癌症发病总数的 9.59% 和顺位的第 4 位，发病粗率（CR）、中国年龄标化率（ASR－C）和世界年龄标化率（ASR－W）分别为 26.67/10 万、18.13/10 万和 17.81/10 万，男性发病率明显高于女性，农村发病率高于城市，西部地区发病率最高，东部最低（表 1－2）。

表 1－2   中国 2014 年肝癌发病概况

地区	性别	例数（N）×10000	CR（1/10 万）	构成（%）	ASR－C（1/10 万）	ASR－W（1/10 万）	累积率（%）（0～74 岁）	截缩率（1/10 万）	顺位
全国	合计	364.77	26.67	9.59	18.13	17.81	2.08	33.49	4
	男性	268.87	38.37	12.72	27.28	26.74	3.12	52.97	3
	女性	95.90	14.38	5.68	8.94	8.86	1.03	13.55	7
城市地区	合计	192.16	25.65	8.49	16.38	16.13	1.88	29.72	4
	男性	141.90	37.39	11.55	24.90	24.48	2.85	47.95	4
	女性	50.27	13.60	4.86	7.95	7.88	0.91	11.32	7
农村地区	合计	172.60	27.90	11.21	20.48	20.07	2.35	38.56	3
	男性	126.97	39.52	14.34	30.39	29.69	3.47	59.57	3
	女性	45.63	15.34	6.97	10.32	10.22	1.19	16.67	6
东部地区	合计	125.80	24.60	8.02	15.53	15.31	1.78	29.17	5
	男性	93.45	36.00	11.10	23.84	23.48	2.72	47.44	3
	女性	32.35	12.84	4.45	7.32	7.25	0.83	10.79	7
中部地区	合计	122.86	26.73	9.78	18.46	18.23	2.16	32.77	3
	男性	88.56	37.38	12.56	27.05	26.67	3.15	50.55	3
	女性	34.30	15.40	6.22	9.79	9.73	1.16	14.52	6
西部地区	合计	116.11	29.27	11.88	21.41	20.85	2.41	40.48	2
	男性	86.86	42.52	15.33	32.27	31.32	3.62	63.50	3
	女性	29.25	15.20	7.12	10.30	10.17	1.17	16.52	4

估计 2014 年全国肝癌死亡 318.81 万例，分别占同期全国癌症死亡总数的 13.88% 和顺位的第 2 位，死亡 CR、ASR－C 和 ASR－W 分别为 23.31/10 万、15.53/10 万和 15.29/10 万，男性死亡率明显高于女性，农村死亡率高于城市，西部地区死亡率最高，东部最低（表 1－3）。

表1-3　中国2014年肝癌死亡概况

地区	性别	例数（N）×10000	CR（1/10万）	构成（%）	ASR-C（1/10万）	ASR-W（1/10万）	累积率（%）（0~74岁）	截缩率（1/10万）	顺位
全国	合计	318.81	23.31	13.88	15.53	15.29	1.77	27.13	2
	男性	233.54	33.32	16.08	23.37	22.98	2.65	43.33	2
	女性	85.27	12.78	10.10	7.69	7.62	0.86	10.56	3
城市地区	合计	166.13	22.18	12.72	13.82	13.64	1.56	23.49	2
	男性	121.52	32.02	14.87	20.96	20.69	2.38	38.32	2
	女性	44.61	12.07	9.13	6.80	6.70	0.75	8.53	4
农村地区	合计	152.68	24.68	15.42	17.83	17.52	2.04	32.05	2
	男性	112.02	34.86	17.64	26.54	25.99	3.02	49.94	2
	女性	40.66	13.67	11.44	8.94	8.89	1.03	13.41	3
东部地区	合计	113.36	22.17	12.25	13.71	13.52	1.56	24.25	2
	男性	83.35	32.11	14.50	20.96	20.66	2.38	39.66	2
	女性	30.01	11.91	8.55	6.58	6.51	0.73	8.75	4
中部地区	合计	109.20	23.76	14.20	16.17	15.97	1.87	27.41	3
	男性	78.22	33.01	15.99	23.65	23.35	2.72	42.61	3
	女性	30.98	13.91	11.06	8.66	8.59	1.00	11.79	3
西部地区	合计	96.24	24.26	16.00	17.34	16.98	1.94	30.82	2
	男性	71.97	35.23	18.52	26.33	25.73	2.95	49.15	2
	女性	24.27	12.61	11.40	8.18	8.09	0.91	11.73	2

二、顺位

GLOBOCAN 2012估计2012年肝癌发病ASR-W分别占同期全球男、女和合计癌症发病顺位的第5、9和7位，分别占同期我国男、女和合计癌症发病顺位的第2、5和4位；死亡分别占同期全球男、女和合计癌症死亡顺位的第2、6和3位，分别占同期我国男、女和男女合计癌症死亡顺位的第2、2和2位（图1-1至图1-6）。

肝癌发病ASR-W分别占《五大洲癌症发病》第11卷收录中国35个登记处（不包括香港）男女癌症发病顺位的第3和7位（表1-4），分别占2014年我国男、女和合计癌症发病顺位的第3、7和4位（表1-5），死亡ASR-W分别占2014年我国男、女和合计癌症死亡顺位的第2、3和2位（表1-6）。

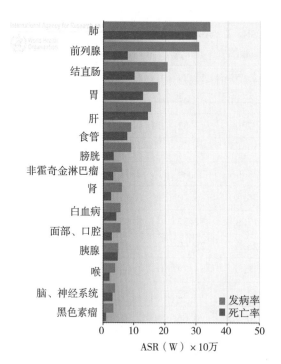

图 1-1   全球男性癌症发病和死亡顺位

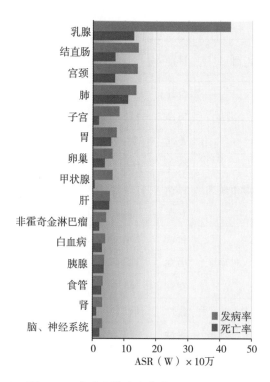

图 1-2   全球女性癌症发病和死亡顺位

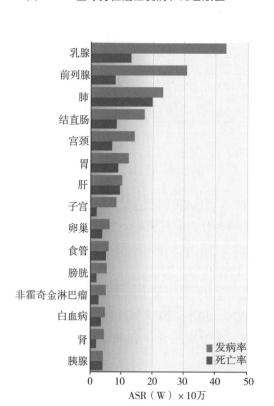

图 1-3   全球癌症发病和死亡顺位

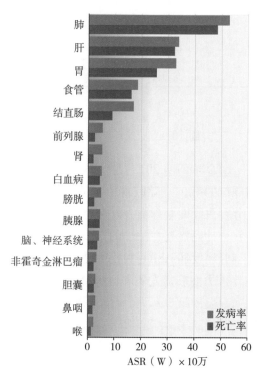

图 1-4   我国男性癌症发病和死亡顺位

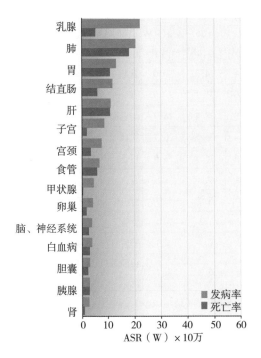

图1-5 我国女性癌症发病和死亡顺位

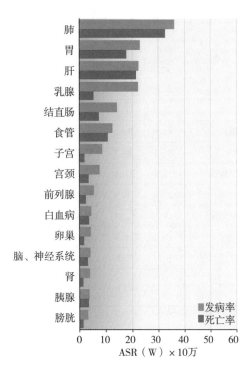

图1-6 我国癌症发病和死亡顺位

表1-4 2008-2012年我国28个登记地区癌症发病顺位（1/10万）

顺位	男性			女性		
	部位	CR	ASR-W	部位	CR	ASR-W
1	肺（C33-34）	75.3	46.1	乳腺（C50）	51.7	33.4
2	胃（C16）	42.8	26.8	肺（C33-34）	38.9	21.5
3	肝（C22）	39.8	25.8	胃（C16）	20.6	11.8
4	食管（C15）	23.7	15.0	甲状腺（C73）	15.3	10.9
5	结肠（C18）	19.4	11.9	结肠（C18）	17.5	9.7
6	直肠（C19-20）	17.9	11.2	宫颈（C53）	14.4	9.7
7	前列腺（C61）	13.9	7.8	肝（C22）	14.2	8.1
8	膀胱（C67）	11.5	6.9	直肠（C19-20）	13.1	7.5
9	胰腺（C25）	9.3	5.7	卵巢（C56）	8.9	5.9
10	肾（C64）	7.3	4.8	宫体（C54）	9.1	5.8

表 1-5 2014 年我国发病前 10 位恶性肿瘤

序号	全部				男性				女性			
	部位	例数 (×10⁴)	CR (1/10⁵)	ASR-W (1/10⁵)	部位	例数 (×10⁴)	CR (1/10⁵)	ASR-W (1/10⁵)	部位	例数 (×10⁴)	CR (1/10⁵)	ASR-W (1/10⁵)
1	肺	78.1	57.1	36.6	肺	52.1	74.3	50.0	乳腺	27.9	41.8	28.8
2	乳腺	27.9	41.8	28.8	胃	28.8	41.1	27.9	肺	26.1	39.1	23.6
3	胃	41.0	30.0	19.5	肝	26.9	38.4	26.7	结直肠	15.6	23.4	14.4
4	肝	36.5	26.7	17.8	结直肠	21.4	30.6	20.7	甲状腺	12.7	19.0	14.1
5	结直肠	37.0	27.1	17.5	食管	18.5	26.5	18.0	胃	12.2	18.4	11.3
6	食管	25.8	18.9	12.2	前列腺	6.9	9.8	6.1	宫颈	10.2	15.3	10.6
7	甲状腺	17.0	12.4	9.3	膀胱	6.1	8.7	5.7	肝	9.6	14.4	8.9
8	宫颈	10.2	15.3	10.6	胰腺	5.2	7.5	5.0	食管	7.2	10.9	6.1
9	神经系统	10.1	7.4	5.6	神经系统	4.8	6.8	5.3	子宫	6.4	9.6	6.6
10	胰腺	9.2	6.7	4.3	淋巴瘤	4.7	6.8	4.9	神经系统	5.3	8.0	5.8

表 1-6 2014 年我国死亡前 10 位恶性肿瘤

序号	全部				男性				女性			
	部位	例数 (×10⁴)	CR (1/10⁵)	ASR-W (1/10⁵)	部位	例数 (×10⁴)	CR (1/10⁵)	ASR-W (1/10⁵)	部位	例数 (×10⁴)	CR (1/10⁵)	ASR-W (1/10⁵)
1	肺	62.6	45.8	28.3	肺	42.8	61.1	40.21	肺	19.8	29.7	16.9
2	肝	31.9	23.3	15.3	肝	23.4	33.3	22.98	胃	8.9	13.3	7.6
3	胃	29.4	21.5	13.3	胃	20.5	29.2	19.21	肝	8.5	12.8	7.6
4	食管	19.3	14.1	8.8	食管	14	19.9	13.22	结直肠	7.6	11.3	6.3
5	结直肠	18.0	13.1	7.9	结直肠	10.4	14.8	9.58	乳腺	6.6	9.9	6.4
6	胰腺	8.1	5.9	3.7	胰腺	4.7	6.6	4.4	食管	5.3	8.0	4.4
7	乳腺	6.6	9.9	6.4	脑、神经系统	3.1	4.5	3.36	胰腺	3.5	5.2	3.0
8	脑、神经系统	5.6	4.1	3.0	白血病	3	4.3	3.34	宫颈	3.0	4.6	3.0
9	白血病	5.2	3.8	2.9	前列腺	3	4.3	2.46	脑、神经系统	2.5	3.8	2.6
10	淋巴瘤	4.7	3.5	2.3	淋巴瘤	2.9	4.1	2.84	卵巢	2.2	3.4	2.2

三、地区分布

(一) 全球分布

肝癌高发于欠发达地区，GLOBOCAN 2012 估计 2012 年全球 83% 的肝癌新发于欠发达地区，50% 新发于中国。根据 GLOBOCAN 2012 全球肝癌发病高低判断标准，男性和男女合计东亚和东南亚地区肝癌高发，中南亚和北欧地区低发；女性肝癌东亚和西非地区高发，玻里尼西亚和密克罗尼西亚/玻里尼西亚地区低发（表 1-7）。肝癌预后甚差，其死亡发病比为 0.95，死亡地理分布和发病相似。此外，女性发病明显低于男性（图 1-7 至图 1-10）。

表1-7 全球肝癌发病地区分布（1/10万）

序号	全部		男性		女性	
1	东亚	20.9	东亚	31.9	东亚	10.2
2	东南亚	14.2	东南亚	22.2	西非	8.1
3	亚洲	13.3	亚洲	20.0	美拉尼西亚	7.6
4	北非	12.3	北非	18.0	东南亚	7.2
5	西非	12.1	西非	16.4	北非	7.0
6	美拉尼西亚	10.9	美拉尼西亚	14.8	亚洲	6.9
7	非洲	8.9	密克罗尼西亚	12.5	中美洲	6.6
8	中非	8.0	非洲	12.4	非洲	5.8
9	中东和北非	7.8	中东和北非	11.1	中非	5.7
10	撒哈拉以南非洲	7.6	中非	10.5	撒哈拉以南非洲	5.4
11	南部非洲	4.8	澳大利亚/新西兰	6.4	西亚	2.6
12	欧洲	4.3	玻里尼西亚	6.4	欧洲	2.2
13	南美	4.2	加勒比	6.1	西欧	2.2
14	澳大利亚/新西兰	4.2	拉丁美洲和加勒比	5.7	澳大利亚/新西兰	2.1
15	东非	4.0	南非	5.2	中南亚	2.1
16	玻里尼西亚	3.8	西亚	5.0	中欧及东欧	2.0
17	西亚	3.8	东非	4.9	北欧	1.8
18	中欧及东欧	3.1	中欧及东欧	4.8	密克罗尼西亚	1.6
19	北欧	3.1	北欧	4.6	密克罗尼西亚/玻里尼西亚	1.4
20	中南亚	2.9	中南亚	3.7	玻里尼西亚	1.3

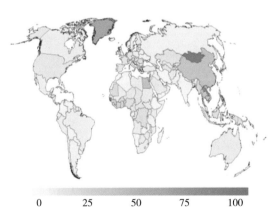

图1-7 全球男性肝癌2012年发病地理分布

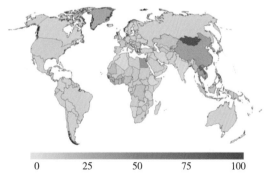

图1-8 全球男性肝癌2012年死亡地理分布

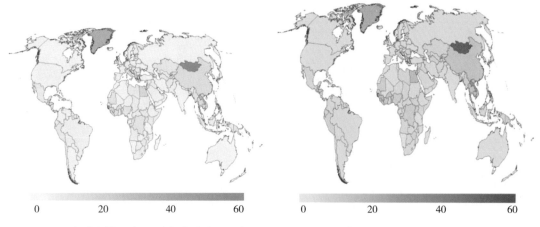

图1-9　全球女性肝癌2012年发病地理分布　　　图1-10　全球女性肝癌2012年死亡地理分布

2012年全球肝癌5年患病率男女均以东亚、东南亚和北美地区最高，玻里尼西亚、密克罗尼西亚和美拉尼西亚最低，患病率分布与其发病和死亡地理分布有所不同（图1-11）。

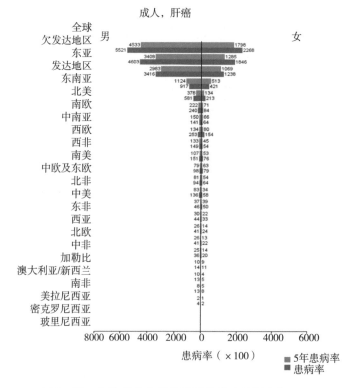

图1-11　全球2012年肝癌患病和发病地理分布

GLOBOCAN 2012估计2012年全球184个国家男性肝癌发病ASR-W最高国家依次为蒙古、老挝和越南，最低依次为尼泊尔、突尼斯和摩洛哥，最高是最低的81.5倍，中国发病居第8位，是最高国家蒙古的0.35倍；女性发病最高国家依次为蒙古、老挝和危地马拉，最低依次为西撒哈拉、尼泊尔和突尼斯，中国居第13位，是最高国家蒙古的0.18倍；合计发病最高国家依次是蒙古、老挝和赞比亚，最低依次为尼泊尔、突尼斯和摩洛哥，最高是最低的 86.8 倍，中国居第 8 位，是最高国家蒙古的 0.29 倍（表 1 - 8）。

表 1 - 8 2012 年全球肝癌发病国家顺位（1/10 万）

男			女			合计		
国家/地区	CR	ASR - W	国家/地区	CR	ASR - W	国家/地区	CR	ASR - W
蒙古	63.3	97.8	蒙古	43.7	61.1	蒙古	53.4	78.1
老挝	46.7	78.7	老挝	19.7	29.7	老挝	33.2	52.6
越南	37.9	40.2	危地马拉	10.5	16.0	冈比亚	13.0	25.8
埃及	29.6	38.1	冈比亚	6.7	15.3	埃及	21.0	25.6
韩国	51.9	36.7	几内亚	8.3	14.4	越南	24.5	24.6
赞比亚	19.5	36.3	柬埔寨	11.1	14.2	韩国	34.8	22.8
泰国	42.9	34.8	埃及	12.3	14.1	泰国	29.3	22.3
中国	41.5	33.7	利比里亚	6.8	12.5	中国	29.0	22.3
柬埔寨	20.4	32.7	塞拉利昂	6.4	12.7	柬埔寨	15.6	22.0
朝鲜	28.1	25.8	泰国	16.1	11.3	几内亚	10.5	19.5
几内亚	12.7	25.3	洪都拉斯	7.7	11.2	塞拉利昂	8.8	18.2
利比里亚	11.6	24.0	越南	11.4	10.9	利比里亚	9.2	17.9
塞拉利昂	11.4	23.8	中国	15.5	10.9	科特迪瓦	10.9	17.0
瓦努阿图	16.4	23.6	布基纳法索	5.4	10.9	朝鲜	20.2	16.2
科特迪瓦	15.2	22.6	科特迪瓦	6.4	10.7	危地马拉	10.2	16.0
挪威	4.7	2.9	立陶宛	3.6	1.3	挪威	3.8	2.1
伊朗	2.3	2.8	坦桑尼亚	0.8	1.3	坦桑尼亚	1.2	2.1
巴哈马	2.9	2.7	巴哈马群岛	1.7	1.3	白俄罗斯	3.4	2.1
纳米比亚	1.6	2.6	白俄罗斯	2.5	1.2	乌克兰	3.5	2.1
加蓬	2.2	2.6	赤道几内亚	1.1	1.2	埃塞俄比亚	1.2	2.0
荷兰	4.1	2.4	摩洛哥	0.9	1.0	巴哈马群岛	2.3	1.9
毛里求斯	2.3	2.3	纳米比亚	0.7	1.0	马拉维	1.3	1.8
冰岛	3.6	2.1	马耳他	2.8	1.0	乌拉圭	3.0	1.7
马拉维	1.4	1.8	荷兰	1.6	0.9	纳米比亚	1.1	1.7
埃塞俄比亚	1.0	1.8	萨摩亚群岛	1.1	0.9	冰岛	3.0	1.7
巴巴多斯岛	2.9	1.8	乌拉圭	1.9	0.9	荷兰	2.8	1.6
阿尔及利亚	1.2	1.7	突尼斯	0.8	0.8	阿尔及利亚	1.2	1.5
摩洛哥	1.2	1.5	尼泊尔	0.5	0.7	摩洛哥	1.0	1.2
突尼斯	1.3	1.4	西撒哈拉	0.0	0.0	突尼斯	1.1	1.1
尼泊尔	0.7	1.2	马尔代夫	0.0	0.0	尼泊尔	0.6	0.9

　　GLOBOCAN 2012 估计 2012 年全球 184 个国家和地区男性肝癌死亡 ASR – W 最高国家依次为蒙古、老挝和埃及，最低依次为尼泊尔、突尼斯和摩洛哥，最高是最低的 81.2 倍，中国居第 8 位，是最高国家蒙古的 0.36 倍；女性死亡最高国家依次为蒙古、老挝和危地马拉，最低依次为马尔代夫、西撒哈拉和尼泊尔，中国居第 11 位，是最高国家蒙古的 0.20 倍；合计死亡最高国家依次是蒙古、老挝和埃及，最低依次为尼泊尔、突尼斯和摩洛哥，最高是最低的 78.1 倍，中国居第 8 位，是最高国家蒙古的 0.30 倍（表 1 – 9）。无论男女，蒙古和老挝肝癌的发病与死亡均占同期全球癌症发病和死亡的前 2 位。

表 1 – 9　2012 年全球肝癌死亡国家顺位（1/10 万）

男			女			合计		
国家/地区	CR	ASR – W	国家/地区	CR	ASR – W	国家/地区	CR	ASR – W
蒙古	56.4	89.3	蒙古	38.5	54.1	蒙古	47.3	70.3
老挝	44.7	77.0	老挝	18.8	28.4	老挝	31.7	50.9
埃及	28.3	37.0	危地马拉	10.0	15.0	埃及	20.0	24.5
越南	36.0	39.1	冈比亚	6.4	14.2	冈比亚	12.3	24.1
冈比亚	18.4	33.8	柬埔寨	10.5	13.6	越南	23.3	23.7
泰国	40.8	33.1	几内亚	7.8	13.6	柬埔寨	14.9	21.5
柬埔寨	19.4	32.9	埃及	11.6	13.3	泰国	27.8	21.5
中国	39.9	32.3	利比里亚	6.5	11.9	中国	28.1	21.4
韩国	38.0	26.7	塞拉利昂	6.0	11.9	几内亚	10.0	18.5
朝鲜	27.5	25.3	泰国	15.3	11.3	塞拉利昂	8.4	17.1
几内亚	12.2	24.1	中国	15.5	10.7	利比里亚	8.8	16.9
瓦努阿图	16.4	23.6	布基纳法索	5.3	10.6	科特迪瓦	10.4	16.1
利比里亚	11.1	22.7	洪都拉斯	7.3	10.4	韩国	25.3	15.9
塞拉利昂	10.9	22.6	越南	10.9	10.4	朝鲜	19.6	15.8
科特迪瓦	14.5	21.4	科特迪瓦	6.1	10.2	瓦努阿图	10.3	15.1
坦桑尼亚	1.6	2.7	挪威	3.0	1.3	巴巴多斯岛	4.0	2.1
巴哈马群岛	2.9	2.7	马耳他	3.3	1.2	冰岛	3.7	2.0
冰岛	4.2	2.6	荷兰	2.9	1.2	坦桑尼亚	1.2	2.0
纳米比亚	1.6	2.6	坦桑尼亚	0.8	1.2	巴哈马群岛	2.3	1.9
伊朗	2.2	2.6	赤道几内亚	1.1	1.2	荷兰	4.1	1.9
荷兰	5.2	2.6	白俄罗斯	2.0	1.0	白俄罗斯	3.0	1.9
加蓬	2.2	2.6	丹麦	2.6	1.0	埃塞俄比亚	1.1	1.8
挪威	3.9	2.1	纳米比亚	0.7	1.0	马拉维	1.3	1.8

男			女			合计		
国家/地区	CR	ASR－W	国家/地区	CR	ASR－W	国家/地区	CR	ASR－W
马拉维	1.4	1.8	摩洛哥	0.8	0.9	纳米比亚	1.1	1.7
巴巴多斯岛	2.9	1.8	乌拉圭	1.8	0.9	挪威	3.5	1.7
埃塞俄比亚	0.9	1.7	萨摩亚群岛	1.1	0.9	乌拉圭	2.9	1.7
阿尔及利亚	1.1	1.6	突尼斯	0.7	0.7	阿尔及利亚	1.1	1.5
摩洛哥	1.2	1.5	尼泊尔	0.5	0.6	摩洛哥	1.0	1.2
突尼斯	1.3	1.3	西撒哈拉	0.0	0.0	突尼斯	1.0	1.0
尼泊尔	0.7	1.1	马尔代夫	0.0	0.0	尼泊尔	0.6	0.9

GLOBOCAN 2012 估计 2012 年全球 184 个国家中肝癌 5 年患病率男性最高国家依次为日本、韩国和蒙古，最低依次为马尔代夫、尼泊尔和摩洛哥，中国居第 6 位，是最高国家日本的 0.41 倍；女性最高国家依次为日本、蒙古和韩国，最低依次为西撒哈拉、法属圭亚那和马尔代夫，中国居第 9 位，是最高国家日本的 0.29 倍；合计最高国家依次是日本、韩国和蒙古，最低依次为马尔代夫、尼泊尔和摩洛哥，中国居第 6 位，是最高国家日本的 0.38 倍（表 1－9）。无论男女，日本、韩国和蒙古肝癌 5 年患病率均居前 3 位（表 1－10）。

表 1－10　全球肝癌 5 年患病率国家/地区顺位（1/10^5）

全部		男性		女性	
日本	68.9	日本	94.3	日本	45.3
韩国	53.9	韩国	82.2	蒙古	34.9
蒙古	44.1	蒙古	53.7	韩国	26.3
老挝	29.9	老挝	42.9	老挝	17.2
泰国	27.8	泰国	41.3	卢森堡	16.0
中国	26.3	中国	38.8	泰国	15.2
意大利	22.7	意大利	31.7	意大利	14.1
越南	19.4	越南	30.6	危地马拉	14.0
埃及	18.4	法国（大都会）	27.0	中国	13.1
卢森堡	17.4	埃及	26.3	埃及	10.5
冈比亚	16.8	冈比亚	25.5	洪都拉斯	9.6
法国（大都会）	16.5	朝鲜	22.0	几内亚	9.5
朝鲜	15.3	西班牙	20.9	柬埔寨	9.5
柬埔寨	14.0	克罗地亚	20.3	波黑	9.1

续表

患病率		男性		女性	
坦桑尼亚	1.5	纳米比亚	1.9	巴勒斯坦	1.1
伊朗	1.5	印度	1.8	印度	1.1
印度	1.5	也门	1.8	阿曼	1.1
西撒哈拉	1.5	厄立特里亚	1.8	也门	1.1
也门	1.4	马拉维	1.7	坦桑尼亚	1.0
巴林	1.4	伊朗	1.7	阿联酋	1.0
纳米比亚	1.4	冰岛	1.5	阿尔及利亚	0.9
埃塞俄比亚	1.3	巴林	1.4	纳米比亚	0.9
阿联酋	1.1	阿联酋	1.2	突尼斯	0.7
阿尔及利亚	0.9	埃塞俄比亚	1.0	摩洛哥	0.5
突尼斯	0.9	突尼斯	1.0	尼泊尔	0.5
冰岛	0.8	阿尔及利亚	0.9	冰岛	0.0
摩洛哥	0.7	摩洛哥	0.9	马尔代夫	0.0
尼泊尔	0.5	尼泊尔	0.7	法属圭亚那	0.0
马尔代夫	0.0	马尔代夫	0.0	西撒哈拉	0.0

2012 年亚洲男性肝癌发病和死亡 ASR - W 最高国家依次均为蒙古、老挝和越南，中国居第 6 位；女性依次均为蒙古、老挝和柬埔寨，中国居第 6 位（图 1 - 12）。非洲男性发病和死亡最高国家依次均为埃及、冈比亚和几内亚，女性依次均为冈比亚、几内亚和埃及（图 1 - 13）。

WHO 资料显示 2013 年男性肝癌死亡 ASR - W 最高依次是泰国（24.5/10 万）、韩国（23.1/10 万）和中国香港（17.2/10 万），女性依次是危地马拉（12.3/10 万）、泰国（9.0/10 万）和尼加拉瓜（6.7/10 万）。WHO 和 GLOBOCAN 2012 数据库包括的国家和地区不同，故两者结果不同。

《五大洲癌症发病》第 11 卷收录全球 65 个国家 345 个登记处 2008 - 2012 年的癌症发病资料显示，男性肝癌发病最高地区依次是中国盐亭、启东和仙居，发病前 20 位地区基本上为中国、韩国和泰国等亚洲国家的地区，其中中国有 13 个地区，最低地区依次是牙买加的金斯顿和圣安德鲁、阿尔及利亚的塞提夫和巴特纳（表 1 - 11）。

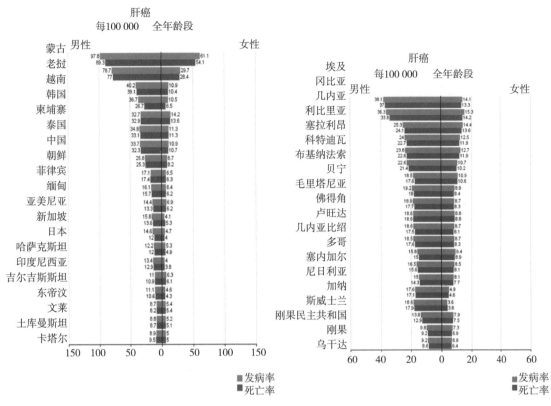

图 1 – 12 亚洲肝癌发病和死亡前 20 位国家/地区　　图 1 – 13 非洲肝癌发病和死亡前 20 位国家/地区

表 1 – 11　《五大洲癌症发病》第 11 卷收录登记处男性肝癌发病地区顺位（1/10 万）

顺位	最高			最低		
	登记地区	CR	ASR – W	登记地区	CR	ASR – W
1	中国，盐亭县	69.3	69.1	*牙买加，金斯顿和圣安德鲁	0.8	0.8
2	中国，启东县	111.4	60.9	*阿尔及利亚，塞提夫	0.9	1.4
3	中国，仙居	68.5	50.0	*阿尔及利亚，巴特纳	1.1	1.5
4	中国，海门县	80.4	46.1	*印度，丁迪古尔，安比利凯	1.8	1.8
5	泰国，孔敬	59.3	45.9	*哥伦比亚，马尼萨雷斯	1.9	1.8
6	中国，中山市	55.0	44.4	*加拿大，西北地区	2.7	1.9
7	韩国，釜山	63.2	43.9	*印度，艾哈迈达巴德	1.4	1.9
8	韩国，济州岛	57.1	43.8	*约旦：约旦人	1.0	1.9
9	中国，珠海	46.5	42.6	*印度，特里普拉	1.6	2.0
10	中国，柳州	53.3	42.5	*印度，瓦尔达	2.4	2.3
11	中国，衡东	50.7	40.3	*印度，博帕尔	1.8	2.3
12	中国，岳阳楼	33.9	39.9	巴西，Jau	2.7	2.3

顺位	最高			最低		
	登记地区	CR	ASR－W	登记地区	CR	ASR－W
13	中国，射阳	59.1	39.3	*波兰，卢布林	3.8	2.5
14	中国，淮安市淮阴区*	54.4	39.3	*印度，卡恰尔	1.9	2.6
15	中国，江门	50.8	38.3	哥伦比亚，帕斯托	2.6	2.6
16	韩国，光州	42.8	37.3	*荷兰	4.6	2.7
17	韩国，蔚山	40.0	37.1	挪威	4.8	2.8
18	泰国，南邦	60.6	37.0	*印度；巴尔斯希，帕兰达，Bhum	2.9	2.9
19	中国，灌云	45.4	36.7	波兰，凯尔采	5.0	3.0
20	韩国，大邱	46.6	36.3	波兰，喀尔巴阡山省	4.2	3.0

女性发病最高地区依次为中国盐亭、启东和西平，发病前 20 个地区均为中国、韩国、泰国和日本等亚洲国家地区，其中中国有 13 个地区，发病最低地区依次为印度艾哈迈达巴德、巴西卡尔达斯波科和印度丁迪古尔，安比利凯，印度的 6 个地区发病较低（表 1 - 12）。男女发病前 5 位地区中有 4 位是中国地区，其中中国的盐亭和启东分别居男女肝癌发病顺位的第 1 和 2 位。

表 1 - 12 　《五大洲癌症发病》第 11 卷收录登记处女性肝癌发病地区顺位（1/10^5）

顺位	最高			最低		
	登记地区	CR	ASR－W	登记地区	CR	ASR－W
1	中国，盐亭县	34.3	28.2	*印度，艾哈迈达巴德	0.2	0.2
2	中国，启东县	42.9	21.5	巴西，卡尔达斯波科	0.3	0.3
3	中国，西平	22.1	17.2	*印度，丁迪古尔，安比利凯	0.5	0.5
4	泰国，孔敬	23.5	16.5	塞舌尔	0.6	0.5
5	中国，仙居	23.0	15.6	*牙买加、金斯顿和圣安德鲁	0.5	0.6
6	中国，磁县	13.1	15.6	*印度，博帕尔	0.5	0.7
7	中国，岳阳楼	13.3	15.3	*印度，瓦尔达	0.8	0.8
8	中国，射阳	23.5	14.2	*哥伦比亚，马尼萨雷斯	1.3	0.9
9	泰国，南邦	24.8	14.0	马耳他	2.6	0.9
10	中国，灌云	16.8	13.9	葡萄牙，亚速尔群岛	1.6	0.9
11	中国，海门县	27.7	13.5	巴西，Jau	1.2	0.9
12	中国，衡东	17.1	12.9	*约旦：约旦人	0.5	0.9
13	*泰国，华富里	18.4	12.7	*荷兰	1.9	1.0

续表

顺位	最高			最低		
	登记地区	CR	ASR－W	登记地区	CR	ASR－W
14	韩国，釜山	22.1	12.6	阿根廷，恩特雷里奥斯	1.9	1.0
15	*中国，淮安市淮阴区	17.4	11.8	乌拉圭	1.7	1.0
16	泰国，清迈	17.2	11.7	*阿尔及利亚，巴特纳	0.9	1.1
17	韩国，济州岛	20.2	11.4	土耳其，特拉布宗	1.7	1.1
18	中国，嘉山县	24.5	11.3	*印度，特里普拉	0.9	1.1
19	中国，本溪市	13.0	10.8	*加拿大，爱德华王子岛	2.8	1.1
20	韩国，蔚山	12.8	10.5	*印度，特里凡德拉姆	1.3	1.1

（二）中国分布

我国肝癌发病和死亡具有明显地区分布特征，1973－1975 和 1990－1992 年我国第 1 和 2 次死因调查发现，我国肝癌高发地区主要集中在江苏、浙江、福建、山东、广东和广西等东南沿海一带，江苏、福建和广西死亡最高，贵州、云南和宁夏最低。东北部分地区如黑龙江肝癌高发，而华东如北京和天津等地低发，同时部分地区肝癌散在高发，部分地区高低发区相邻，呈不均匀分布，且东南和东北地区肝癌死亡率随经度和纬度升高而升高，经度每升高 1 度，死亡率增加 0.24/10 万，纬度每升高 1 度，死亡率增加 0.39/10 万。此外，我国农村地区肝癌发病和死亡高于城市地区，全国第 2 和 3 次死因调查显示，我国农村地区肝癌死亡 ASR－W 分别是城市地区的 1.21 和 1.26 倍，2003－2007 年我国 32 个肿瘤登记地区资料显示，我国农村地区肝癌发病和死亡分别是城市地区的 1.51 和 1.52 倍，2010 和 2014 年我国农村地区肝癌发病和死亡也高于城市地区。全国第 3 次死因调查显示，2004－2005 年我国肝癌死亡 ASR－C 中部大于东部，西部最低，但全国肿瘤登记中心估计 2010 和 2014 年我国西部地区肝癌发病和死亡率最高，中部地区次之，东部地区最低。七大行政区中，华南地区发病和死亡最高，华北地区最低（图 1－14）。

全国第 2 次死因调查显示 1990－1992 年我国肝癌死亡 ASR－C 最高地区依次为广西崇左县（51.20/10 万）、江苏海门县（46.49/10 万）和江西南城县（46.26/10 万），最低依此为贵州惠水县（3.73/10 万）、湖南凤凰县（3.91/10 万）和贵州普安县（4.97/10 万），最高是最低的 13.73 倍。全国第 3 次死因调查则显示 2004－2005 年我国肝癌死亡 ASR－C 最高地区依次为黑龙江省依安县（42.38/10 万）、湖北云梦（37.81/10 万）和黑龙江大庆市大同区（35.57/10 万），最低依次为新疆维吾尔自治区和田县（0.99/10 万）、莎车县（2.47/10 万）和云南省兰坪白族普米族自治县（3.14/10 万），最高是最低的 13.50 倍。2003－2007 年全国 32 个肿瘤登记地区资料显示肝癌发病 ASR－C 最高地区依次为江苏启东（50.37/10 万）、广西扶绥（40.49/10 万）和四川盐亭（34.16/10 万），均为农村地区，最低依次为安徽马鞍山（6.93/10 万）、江苏金坛（7.41/10 万）和北京（8.25/10 万），最高是最低的 7.27 倍；死亡 ASR－C 最高地区依次为江苏启东（42.59/10 万）、广西扶绥

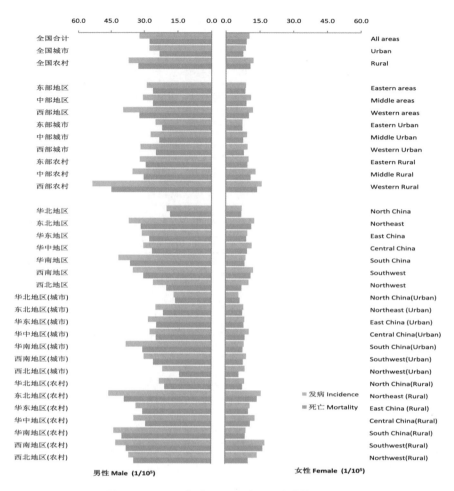

图 1-14 2014 年我国不同地区肝癌发病和死亡

（36.90/10 万）和四川盐亭（30.49/10 万），最低依次为北京（7.71/10 万）、上海（8.86/10 万）和河南林州（9.56/10 万），最高是最低的 5.52 倍。《五大洲癌症发病》第 11 卷资料显示，2008－2012 年我国 36 个登记地区男性肝癌发病 ASR－W 最高地区依次为四川盐亭、江苏启东和仙居，女性依次为四川盐亭、江苏启东和西平，男女最低均为北京、上海和江苏射阳（表 1-13）。

表 1-13 五大洲发病第 11 卷收录我国登记地区肝癌发病顺位（1/10⁵）

	男			女	
地区	CR	ASR（W）	地区	CR	ASR（W）
盐亭	69.3	69.1	盐亭	34.3	28.2
启东	111.4	60.9	启东	42.9	21.5
仙居	68.5	50.0	西平	22.1	17.2
海门	80.4	46.1	仙居	23.0	15.6

男			女		
地区	CR	ASR（W）	地区	CR	ASR（W）
中山	55.0	44.4	磁县	13.1	15.6
珠海	46.5	42.6	岳阳楼	13.3	15.3
柳州	53.3	42.5	射阳	23.5	14.2
衡东	50.7	40.3	灌云	16.8	13.9
岳阳楼	33.9	39.9	海门	27.7	13.5
射阳	59.1	39.3	衡东	17.1	12.9
淮安淮阴区	54.4	39.3	淮安淮阴区	17.4	11.8
江门	50.8	38.3	嘉善	24.5	11.3
灌云	45.4	36.7	本溪	13.0	10.8
西平	41.9	35.7	建湖	15.4	10.4
本溪	39.8	35.4	柳州	13.4	10.1
广州	41.6	31.3	铜陵	11.9	10.0
磁县	23.1	30.9	林州	12.4	9.8
铜陵	34.3	29.9	偃师	13.1	9.6
建湖	38.0	28.0	嘉兴	19.4	9.6
连云港	36.3	27.9	珠海	10.1	9.5
嘉善	53.1	26.7	涉县	10.3	9.0
哈尔滨	35.2	25.3	合肥	11.2	8.5
武汉	36.5	25	连云港	12.3	8.3
偃师	27.9	24.9	哈尔滨	12.8	8.3
鞍山	41.1	24.7	武汉	13.2	7.9
嘉兴	44.1	24.3	中山	10.5	7.9
香港	41.3	24.2	鞍山	14.3	7.6
杭州	37.4	23.8	杭州	12.4	7.5
涉县	25.9	23.6	马鞍山	8.9	6.9
林州	23.2	22.6	广州	10.2	6.8
合肥	25.9	21.8	无锡	12.9	6.5
马鞍山	27.5	21.6	香港	11.8	6.5
无锡	35.8	20.6	江门	8.9	6.4
上海	39.6	18.6	射阳	12.1	6.1
射阳	30.7	18.3	上海	15.9	5.8
北京	28.6	16.0	北京	10.9	5.3

  浙江省肝癌死亡率从西向东逐渐升高，越近沿海地区死亡率越高，上海市肝癌发病郊县最高，郊区其次，市区最低，河北肝癌死亡率沿海高于山区，平原最低。

四、发病、死亡性别和年龄

(一) 性别

肝癌发病、死亡和患病男性均高于女性，GLOBOCAN 2012 估计 2012 年全球男女肝癌发病、死亡 ASR - W 和 5 年患病率比分别为 2.83、2.80 和 2.54，发达地区分别为 3.19、2.84 和 2.37，欠发达地区分别为 2.48、2.42 和 2.63，中国分别为 3.09、3.01 和 2.96，而发病最高国家蒙古分别为 1.60、1.65 和 1.54 (表 1 - 14)。

表 1 - 14　2012 年全球部分国家和地区肝癌发病、死亡和患病 (1/10 万)

地区	发病率			死亡率			5 年患病率		
	男	女	比	男	女	比	男	女	比
全球	15.3	5.4	2.8	14.3	5.1	2.8	17.5	6.9	2.5
发达地区	8.6	2.7	3.2	7.1	2.5	2.8	22.5	9.5	2.4
欠发达地区	17.8	6.6	2.5	17.0	6.4	2.4	16.3	6.2	2.6
东亚	31.9	10.2	3.1	29.9	9.6	3.1	45.2	16.8	2.7
北非	18.0	7.0	2.6	17.4	6.7	2.6	11.7	4.8	2.4
蒙古	97.8	61.1	1.6	89.3	54.1	1.7	53.7	34.9	1.5
中国	33.7	10.9	3.1	32.2	10.7	3.0	38.8	13.1	3.0

《五大洲癌症发病》第 11 卷收录我国 28 个登记处男女肝癌发病 ASR - W 比为 3.19，2014 年我国男女肝癌发病和死亡中标率比分别为 3.04 和 3.03，与《五大洲癌症发病》第 10 卷和 2010 年中国登记资料中国男女肝癌发病比基本一致。但全国死因调查资料显示我国肝癌男女死亡率比略低，1990 - 1992 和 2004 - 2005 年分别为 2.59 和 2.60。

(二) 年龄

GLOBOCAN 2012 资料显示 2012 年全球、发达地区、欠发达地区、东亚、北非和中国肝癌发病和死亡均自 40 岁左右开始上升，65 岁左右迅速上升，75 岁以上年龄组达高峰。中国和东亚肝癌年龄别发病和死亡接近，且明显高于全球、发达、欠发达和北非地区 (图 1 - 15，图 1 - 16)。

北欧地区 2015 年肝癌发病和死亡 40 岁左右开始迅速上升，男性发病 80 ~ 84 岁达高峰，女性 75 ~ 79 岁达高峰，男女死亡 85 + 岁年龄组达高峰，男性发病与死亡明显高于女性，男性 75 岁女性 70 岁开始死亡高于发病 (图 1 - 17)。

2014 年我国肝癌年龄别发病和死亡率 30 岁前较低，30 岁后快速上升，80 ~ 84 岁或 85 + 岁达到高峰，男性发病和死亡明显高于女性，且发病和死亡开始上升年龄早于女性，75 ~ 79 岁左右开始男女死亡高于发病，城乡地区年龄别发病和死亡模式类同 (图 1 - 18)，《五大洲癌症发病》第 11 卷收录我国 35 个登记处肝癌年龄别发病模式和 2013 年香港肝癌年龄别死亡模式也基本一致 (图 1 - 19，图 1 - 20)。

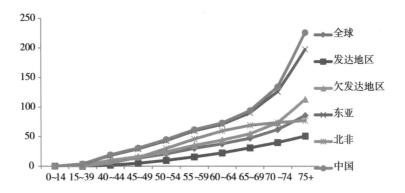

图 1 − 15 2012 年全球部分地区肝癌年龄别发病率

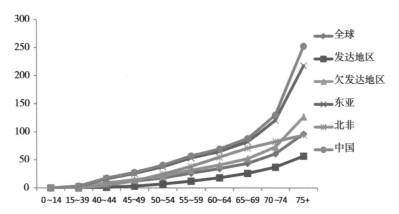

图 1 − 16 2012 年全球部分地区肝癌年龄别死亡率

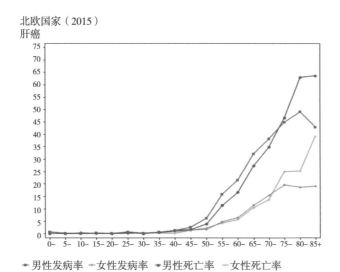

图 1 − 17 北欧国家肝癌年龄别发病和死亡率

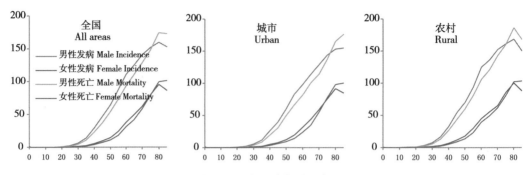

图 1-18　我国 2014 年肝癌年龄别发病和死亡率

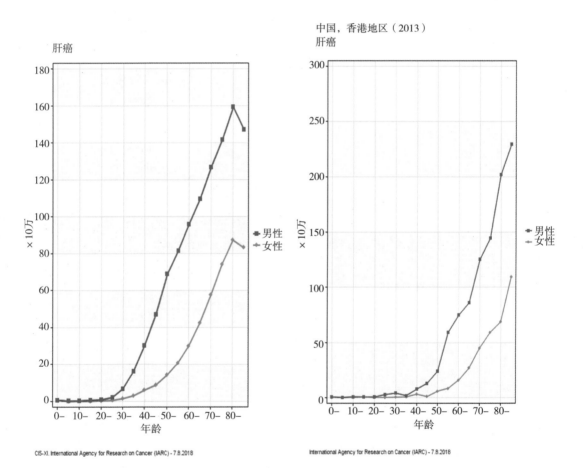

图 1-19　《五大洲癌症发病》第 11 卷收录我国 35 个登记处肝癌年龄别发病率

图 1-20　2013 年中国香港地区肝癌年龄别死亡率

　　我国 3 次死因抽样调查结果显示，我国肝癌年龄别死亡率 30 岁以前较低，30 岁后迅速上升，70～74 岁或 80～84 岁年龄组达高峰，各年龄组死亡率 1973-1975 年较低，1990-1992 年中等，2004-2005 年最高，且年龄越大，差别越大。

不同地区肝癌年龄别发病和死亡模式基本相同，只是高峰年龄略有不同，如 2010 年河南省发病和死亡高峰在 85 + 岁年龄组，广西 2004 - 2005 年死亡高峰在 75~79 岁年龄组，1972 - 2011 年启东发病与死亡高峰在 60~64 岁年龄组。

五、趋势

（一）全球趋势

GLOBOCAN 资料显示，全球男女肝癌发病 1999 - 2008 年期间略有上升，其后略有下降，1999 - 2012 年期间总体无明显升降趋势，死亡从 2002 年开始略有下降，总体也无明显升降（图 1 - 21）。

1990 - 2008 年期间，欧洲肝癌死亡总体下降，男女每年分别下降 0.4% 和超过 2%，不同国家死亡趋势近年趋向一致，但大部分国家肝内胆管癌死亡明显上升。1960 - 2015 年期间，北欧国家男女肝癌发病总体分别上升了 145% 和 73.83%，男性死亡 1953 - 2015 年总体上升了 27.74%，但女性下降了 106.11%（图 1 - 22）。1960 - 2015 年期间，瑞典男性肝癌发病上升，女性发病和男性死亡略有下降，女性死亡明显下降（图 1 - 23），而 1953 - 2015 年期间，挪威除女性死亡下降外，男性肝癌发病、死亡与女性发病明显上升（图 1 - 24）。

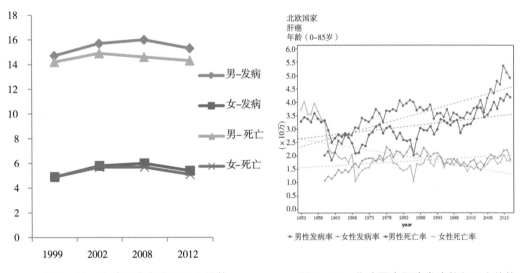

图 1 - 21　全球肝癌发病和死亡趋势　　　　图 1 - 22　北欧国家肝癌发病数和死亡趋势

2000 - 2013 年期间，欧洲的比利时和爱尔兰肝癌发病上升，奥地利和乌克兰相对稳定，克罗地亚男性发病上升，而女性相对稳定（图 1 - 25，图 1 - 26）。除女性克罗地亚和比利时死亡略有上升外，2000 - 2013 年奥地利、乌克兰、爱尔兰、克罗地亚和比利时肝癌死亡相对稳定（图 1 - 27，图 1 - 28）。

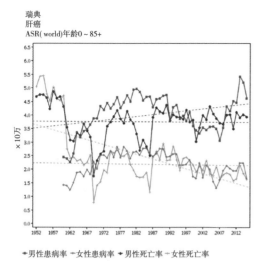

图 1 - 23　瑞典肝癌发病和死亡趋势

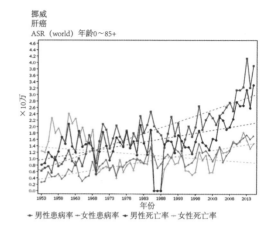

图 1 - 24　挪威肝癌发病和死亡趋势

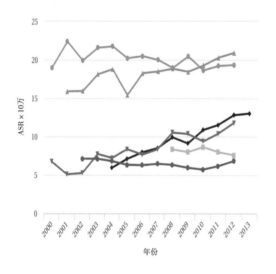

指标	登记处	性别	癌症类型	年龄段	
发病率	AT Austria	男性	肝癌和胆管癌	0-85+	▲
发病率	BE Belgium	男性	肝癌和胆管癌	0-85+	■
发病率	BY Belarus	男性	肝癌和胆管癌	0-85+	
发病率	HR Croatia	男性	肝癌和胆管癌	0-85+	■
发病率	IE Ireland	男性	肝癌和胆管癌	0-85+	
发病率	UA Ukraine	男性	肝癌和胆管癌	0-85+	●

图 1 - 25　部分欧洲国家男性肝癌发病趋势

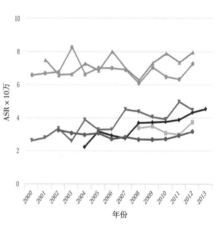

指标	登记处	性别	癌症类型	年龄段	
发病率	AT Austria	女性	肝癌和胆管癌	0-85+	—
发病率	BE Belgium	女性	肝癌和胆管癌	0-85+	—
发病率	BY Belarus	女性	肝癌和胆管癌	0-85+	—
发病率	HR Croatia	女性	肝癌和胆管癌	0-85+	—
发病率	IE Ireland	女性	肝癌和胆管癌	0-85+	—
发病率	UA Ukraine	女性	肝癌和胆管癌	0-85+	—

图 1 - 26　部分欧洲国家女性肝癌发病趋势

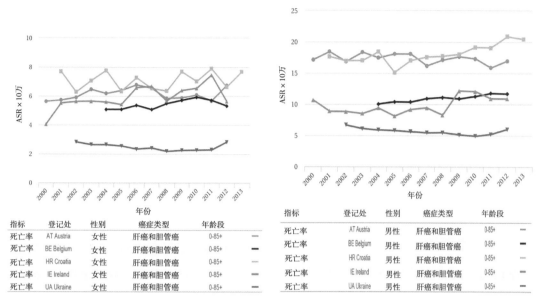

指标	登记处	性别	癌症类型	年龄段	
死亡率	AT Austria	女性	肝癌和胆管癌	0-85+	
死亡率	BE Belgium	女性	肝癌和胆管癌	0-85+	
死亡率	HR Croatia	女性	肝癌和胆管癌	0-85+	
死亡率	IE Ireland	女性	肝癌和胆管癌	0-85+	
死亡率	UA Ukraine	女性	肝癌和胆管癌	0-85+	

图 1-27　部分欧洲国家女性肝癌死亡趋势

指标	登记处	性别	癌症类型	年龄段	
死亡率	AT Austria	男性	肝癌和胆管癌	0-85+	
死亡率	BE Belgium	男性	肝癌和胆管癌	0-85+	
死亡率	HR Croatia	男性	肝癌和胆管癌	0-85+	
死亡率	IE Ireland	男性	肝癌和胆管癌	0-85+	
死亡率	UA Ukraine	男性	肝癌和胆管癌	0-85+	

图 1-28　部分欧洲国家男性肝癌死亡趋势

　　其他欧洲国家如丹麦、芬兰、法国、斯洛伐克、西班牙和英国发病缓慢上升，但死亡除法国和英国略有上升外，其余国家相对稳定或略有下降（图 1-29，图 1-30）。美洲和大洋洲部分国家如澳大利亚、加拿大、哥伦比亚、哥斯达黎加、新西兰和美国等肝癌发病和死亡缓慢上升（图 1-31，图 1-32），但一项研究显示加拿大发病和死亡明显上升。亚洲的中国、新加坡和菲律宾发病与死亡明显下降，日本的发病和死亡 1995 年前明显上升，其后显著下降，印度略有上升（图 1-33，图 1-34）。可能由于 HBV 疫苗的使用，某些肝癌高危地区的发病率下降，如台湾年轻人肝癌发病下降了三分之二。

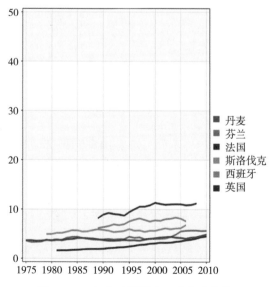

图 1-29　部分欧洲国家肝癌发病趋势

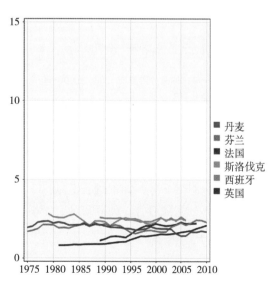

图 1-30　部分欧洲国家肝癌死亡趋势

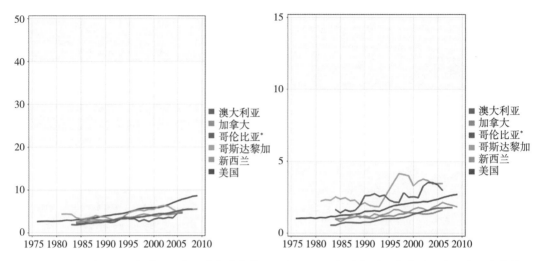

图 1 - 31　部分美洲和大洋洲国家肝癌发病趋势　　图 1 - 32　部分美洲和大洋洲国家肝癌死亡趋势

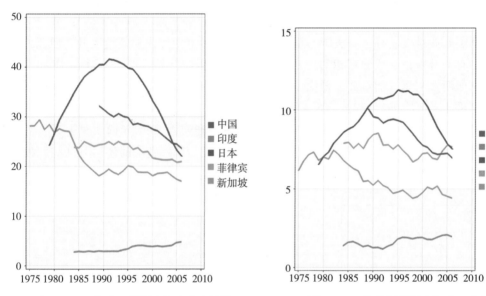

图 1 - 33　部分亚洲国家肝癌发病趋势　　　　图 1 - 34　部分亚洲国家肝癌死亡趋势

　　WHO 资料显示全球肝癌高发国家和地区的肝癌死亡趋势不同，部分国家和地区明显上升，如埃及、马尔代夫、尼加拉瓜、罗马尼亚、新加坡、葡萄牙、加拿大、意大利、英国和美国，部分明显下降，如中国香港地区、菲律宾和阿美尼亚，部分先升后降，如韩国、日本和泰国，部分先降后升，如西班牙，部分波动上升或下降，如克罗地亚（图 1 - 35，图 1 - 36，表 1 - 15，表 1 - 16）。

肝癌死亡率
年龄标化率：男性，全年龄段

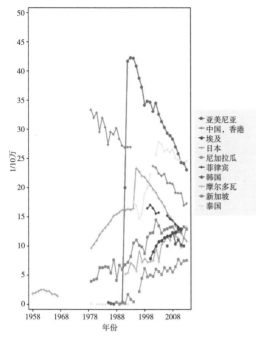

肝癌死亡率
年龄标化率：女性，全年龄段

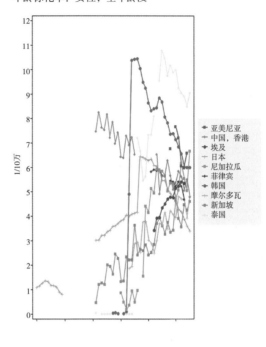

图 1 - 35　部分国家男性肝癌死亡率　　　　图 1 - 36　部分国家女性肝癌死亡率

表 1 - 15　世界部分肝癌高发地区男性肝癌死亡趋势（ASR - W，1/10 万）

年份	克罗地亚	葡萄牙	罗马尼亚	西班牙	加拿大	意大利	美国
1979	–	–	–	–	1.54	4.45	1.36
1980	–	0.85	2.36	9.26	1.54	5.04	1.29
1981	–	0.80	1.51	8.51	1.33	5.03	1.44
1982	–	0.91	1.84	9.19	1.33	5.50	1.48
1983	–	1.03	1.62	6.16	1.26	6.53	1.61
1984	–	1.08	1.62	2.54	1.84	6.16	1.70
1985	–	0.92	1.46	1.95	1.74	4.89	1.69
1986	–	0.88	1.73	2.75	1.93	5.16	1.72
1987	–	1.03	2.29	3.26	1.96	6.76	1.80
1988	–	1.37	2.56	3.61	2.20	6.90	1.91
1989	–	2.08	2.62	4.02	2.17	7.73	2.00
1990	–	1.78	3.39	4.12	1.83	7.59	2.20
1991	–	1.74	3.61	4.64	1.84	7.47	2.16

续表

年份	克罗地亚	葡萄牙	罗马尼亚	西班牙	加拿大	意大利	美国
1992	–	2.43	2.88	4.71	1.88	7.98	2.38
1993	–	2.53	3.48	5.19	2.08	9.10	2.42
1994	–	2.98	8.27	5.16	2.20	9.31	2.53
1995	6.50	3.22	8.55	5.71	2.17	7.19	2.65
1996	6.07	3.78	8.18	5.64	2.24	7.97	2.78
1997	7.08	3.49	8.45	5.78	2.37	6.99	2.83
1998	6.84	3.22	8.30	5.85	2.64	6.30	2.94
1999	6.75	3.90	7.96	8.10	2.66	7.79	4.15
2000	6.30	3.80	8.51	7.72	3.68	7.59	4.30
2001	7.20	–	8.88	7.97	4.06	6.97	4.37
2002	7.32	5.20	8.84	7.87	3.83	6.89	4.57
2003	7.00	5.30	9.10	7.56	3.93	10.80	4.67
2004	7.50	–	9.08	7.51	3.91	–	4.79
2005	6.80	–	9.36	7.28	4.36	–	5.01
2006	6.93	–	10.06	7.17	4.05	9.92	4.98
2007	6.64	5.69	9.08	7.33	4.42	9.60	5.13
2008	7.96	5.87	10.34	7.15	4.37	9.18	5.42
2009	7.70	6.23	10.21	7.01	4.30	9.45	5.61
2010	8.21	6.23	10.69	7.31	–	8.80	5.72
2011	7.88	6.89	10.12	7.44			6.00
2012							6.22
2013							6.36

表 1 - 16   世界部分肝癌高发地区女性肝癌死亡趋势（ASR - W，1/10 万）

年份	克罗地亚	葡萄牙	罗马尼亚	西班牙	加拿大	意大利	美国
1979	–	–	–	–	1.54	4.45	0.58
1980	–	0.27	1.04	6.06	1.54	5.04	0.64
1981	–	0.55	0.70	5.33	1.33	5.03	0.58
1982	–	0.42	0.80	5.28	1.33	5.50	0.64
1983	–	0.28	0.93	3.45	1.26	6.53	0.68
1984	–	0.53	0.71	0.91	1.84	6.16	0.70

续表

年份	克罗地亚	葡萄牙	罗马尼亚	西班牙	加拿大	意大利	美国
1985	–	0.42	0.58	0.74	1.74	4.89	0.75
1986	–	0.33	0.77	0.81	1.93	5.16	0.72
1987	–	0.41	1.11	1.17	1.96	6.76	0.76
1988	–	0.40	1.17	1.29	2.20	6.90	0.78
1989	–	0.59	1.31	1.39	2.17	7.73	0.81
1990	–	0.69	1.52	1.45	1.83	7.59	0.92
1991	–	0.71	1.46	1.35	1.84	7.47	0.91
1992	–	0.60	1.45	1.62	1.88	7.98	0.98
1993	–	0.84	1.74	1.56	2.08	9.10	1.00
1994	–	0.95	3.73	1.64	2.20	9.31	1.01
1995	3.56	1.13	3.83	1.75	2.17	7.19	1.12
1996	3.17	1.16	3.65	1.82	2.24	7.97	1.10
1997	2.92	1.34	4.03	1.77	2.37	6.99	1.15
1998	3.32	1.07	3.97	1.84	2.64	6.30	1.14
1999	2.54	1.20	3.51	2.89	2.66	7.79	1.77
2000	3.23	1.14	3.88	2.69	3.68	7.59	1.76
2001	2.78	–	3.71	2.65	4.06	6.97	1.78
2002	2.52	1.90	3.63	2.68	3.83	6.89	1.79
2003	2.78	1.69	3.68	2.48	3.93	10.80	1.88
2004	3.06	–	3.80	2.48	3.91	–	1.91
2005	2.43	–	3.86	2.35	4.36	–	1.91
2006	2.54	–	3.84	2.32	4.05	9.92	1.95
2007	2.32	1.63	3.63	2.18	4.42	9.60	1.94
2008	2.52	1.54	3.83	2.26	4.37	9.18	1.91
2009	2.84	1.68	4.03	2.37	4.30	9.45	2.05
2010	2.36	1.82	4.08	2.29	–	8.80	2.13
2011	3.10	1.82	4.05	2.13			2.17
2012							2.29
2013							2.34

日本男性肝癌死亡率 55 岁前明显下降，55 岁后先明显上升后迅速下降，女性 55 岁前下降幅度较男性小，而 55 岁后变化趋势相同（图 1-37，图 1-38）；韩国男女各年龄组死亡率均明显下降，尤其女性（图 1-39，图 1-40）。美国男女各年龄组肝癌死亡率上升，英国 45~49 岁以上年龄组上升，加拿大 40~44 岁以上年龄组上升，尤其是老年组（图 1-41 至图 1-46）。

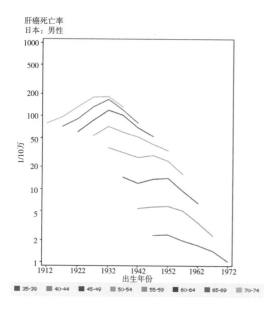

图 1-37　日本男性肝癌不同年龄组死亡趋势

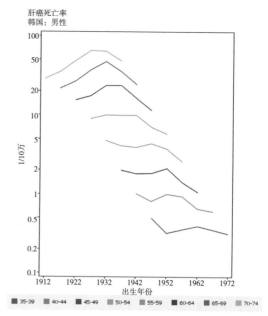

图 1-38　日本女性肝癌不同年龄组死亡趋势

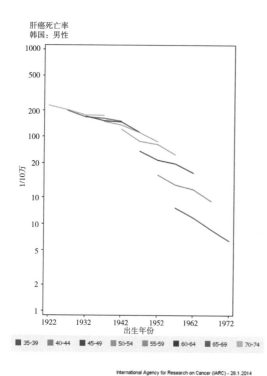

图 1-39　韩国男性肝癌不同年龄组死亡趋势

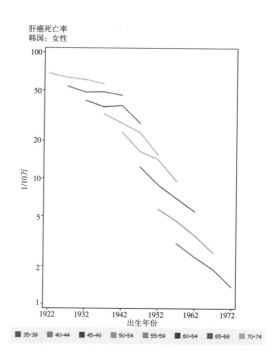

图 1-40　韩国女性肝癌不同年龄组死亡趋势

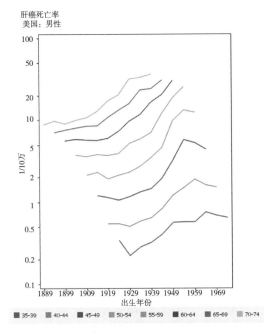

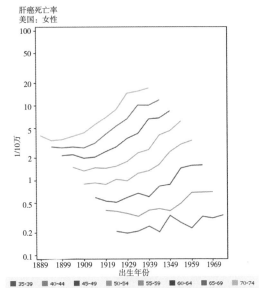

图 1-41 美国男性肝癌不同年龄组死亡趋势

图 1-42 美国女性肝癌不同年龄组死亡趋势

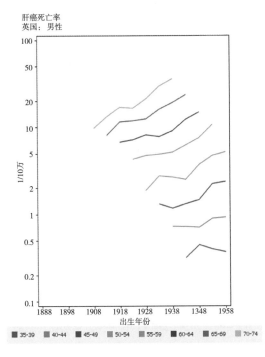

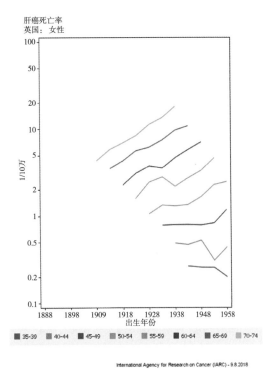

图 1-43 英国男性肝癌不同年龄组死亡趋势

图 1-44 英国女性肝癌不同年龄组死亡趋势

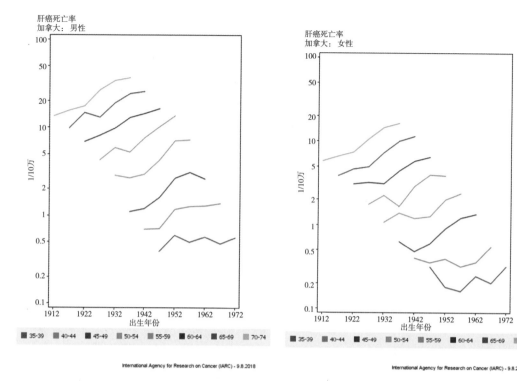

图 1-45　加拿大男性肝癌不同年龄组死亡趋势　图 1-46　加拿大女性肝癌不同年龄组死亡趋势

（二）中国趋势

GLOBOCAN 资料显示近期中国男女肝癌发病和死亡略有下降（图 1-47），20 世纪 80 年代至 21 世纪初发病和死亡明显下降（图 1-33，图 1-34），全国肿瘤登记资料也显示 2010-2014 年我国肝癌发病和死亡逐步下降（图 1-48）。

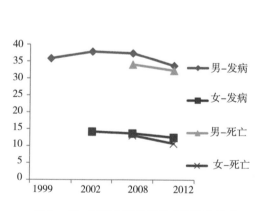

图 1-47　近期中国肝癌发病和死亡趋势

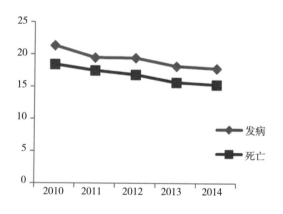

图 1-48　2010-2014 中国肝癌发病和死亡趋势

全国 3 次死因调查结果显示全国肝癌死亡上升，与第 1 次相比，第 3 次死因调查我国肝癌死亡粗率上升了 57.84%，城市和农村分别上升了 22.72% 和 85.77%，男女分别上升了

68.41%和48.39%，农村上升高于城市，男性上升高于女性。但我国肝癌死亡上升主要在1990年代前，其后仅略有上升。此外，尽管全国肝癌死亡CR持续明显上升，但其ASR-C 1990-1992年之前明显上升，其后农村略有上升，城市略有下降。总体而言，3次死因调查显示我国肝癌死亡有如下特征：（1）粗率上升速度和幅度较大，占癌症总死亡构成上升，可能是中老年人口增加所致；（2）中、西部及农村上升速度可能高于东部及城市地区；（3）部分以前未被注意地区的CR也相对较高，为其病因研究提供了新线索。全国3次死因调查显示的1970-2005年我国肝癌死亡上升，与GOLOBOCAN资料显示的我国20世纪80年代至21世纪初我国肝癌死亡明显下降的结果不一致。

　　1998-2007年期间，我国40个人群肿瘤登记地区资料显示，我国城市地区男性肝癌发病粗率上升，世界标化率下降，女性发病粗率和世标率均下降，农村地区男女发病粗率和世标率均下降，不同年龄、不同出生队列发病率变化接近，20~35岁发病较低，60岁以上发病较高。2000-2011年期间，我国22个人群肿瘤登记处肝癌发病和死亡资料也显示，我国肝癌发病和死亡粗率上升，但世标率分别每年下降1.8%和2.3%。2003-2007年期间，我国32个人群肿瘤登记地区肝癌发病与死亡相对稳定，1988-2007年期间，北京发病和死亡相对稳定，上海发病和死亡略有下降，林州和启东发病波动上升，2004年后林州死亡略有上升，而启东1990年代中期开始缓慢下降。

　　《五大洲癌症发病》Plus资料显示，1993-2007年期间，我国3个登记处（香港、上海和嘉善）男女肝癌发病总体分别下降了34.04%和45.08%（图1-49），各登记处发病均明显下降（图1-50）。启东1972-2011年肝癌发病和死亡下降，ASR-W分别下降了37.24%和37.49%。山东、广西和河南死亡上升，但1992年前上升速度较快，其后速度减慢。河北死亡略有上升，某些县明显上升。广西扶绥虽然1974-2003年肝癌总体发病无明显变化，但0~34和35~44岁年龄组明显下降。大连市区虽然1991-2005年发病粗率上升，但世标率略有下降。2000-2011年江苏昆山肝癌死亡下降，而安徽灵璧过去30年惊人上升，广东中山1970-2010年男性肝癌发病和死亡明显上升。

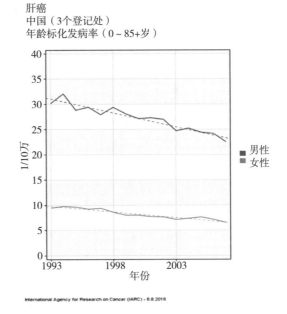

肝癌
中国（3个登记处）
年龄标化发病率（0~85+岁）

International Agency for Research on Cancer (IARC) - 8.8.2018

图1-49　我国3个登记处肝癌发病趋势

肝癌
年龄标化发病率（0~85+岁）

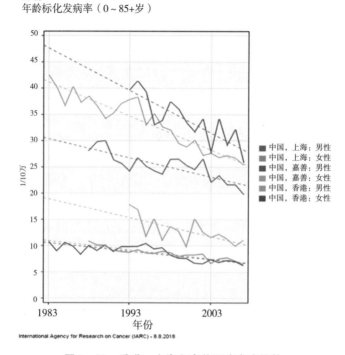

International Agency for Research on Cancer (IARC) - 8.8.2018

图1－50　香港、上海和嘉善肝癌发病趋势

六、生存率

肝癌预后极差，生存率较低，明显低于其他常见恶性肿瘤。全球人群癌症生存监测两大项目SURCAN和CONCORD中覆盖人群和国家最多的Concord－3资料显示，2000－2014年期间，全球60个国家290个人群肿瘤登记处的肝癌5年年龄标化净生存率为5%~40%，而2010－2014年仅6个国家肝癌的5年年龄标化净生存率大于20%（约旦40%，日本30%，韩国、卡塔尔、新加坡、台湾、比利时和意大利位于20%~30%），丹麦、斯洛文尼亚、泰国、捷克、俄罗斯、印度、哥伦比亚和爱沙尼亚8个国家小于10%，其他位于10%~20%，我国21个登记处总体为14.1%。1995－2014年期间，大部分国家和地区登记处的肝癌生存率稳定，仅少数上升，其中韩国、新加坡和挪威上升大于10%，台湾、荷兰、瑞典和新西兰上升了5%~10%，美国、日本、意大利、葡萄牙和澳大利亚上升小于5%。

NORDCAN（北欧国家癌症统计数据库）资料显示，2011－2015年北欧5国肝癌5年年龄标化相对生存率除女性挪威外，均低于20%，男性冰岛最高，女性挪威最高（图1－51）。而1966－2015年期间，北欧5国男女肝癌5年年龄标化相对生存率不同程度上升（图1－52，图1－53），丹麦不同年龄组5年生存率也上升，以0~49岁上升最明显（图1－54，图1－55）。

肝癌：确诊时间2011-2015
5年年龄标化相对生存率，确诊年龄0～89岁

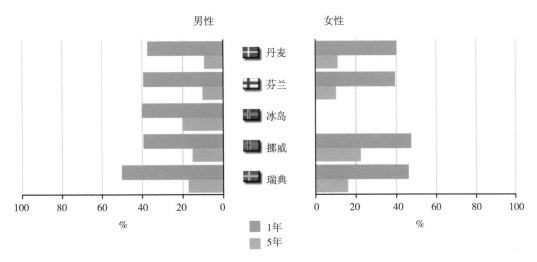

NORDCAN © Association of the Nordic Cancer Registries (10.8.2018)

图1-51　北欧国家肝癌5年年龄标化相对生存率

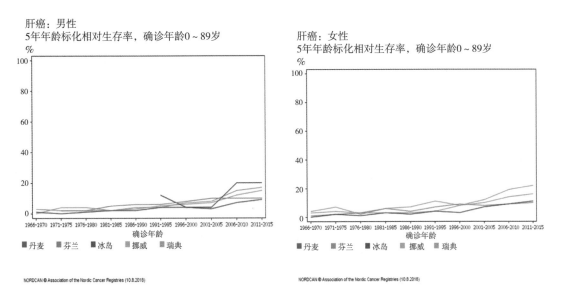

图1-52　北欧五国男性肝癌5年生存率趋势　　　　**图1-53　北欧五国女性肝癌5年生存率趋势**

　　2000-2007年期间，欧洲国家15岁以上男女肝癌年龄别5年相对生存率总体以15～44岁最高，75＋岁最低（图1-56）。除冰岛外，北欧5国男女肝癌年龄别5年相对生存率以0～49岁最高，80～89岁最低，年龄越大，生存率越低（图1-57，图1-58）。

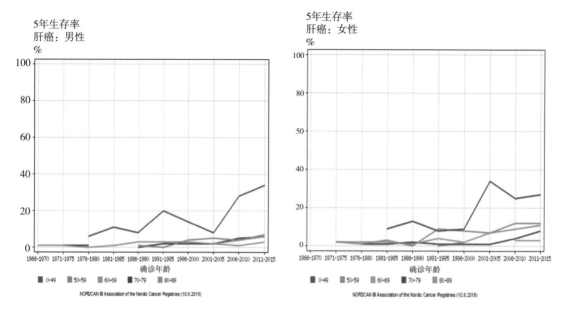

图1-54 丹麦男性肝癌不同年龄组5年生存率趋势 **图1-55 丹麦女性肝癌不同年龄组5年生存率趋势**

欧洲国家，两性，肝癌，15岁以上，2000-2007

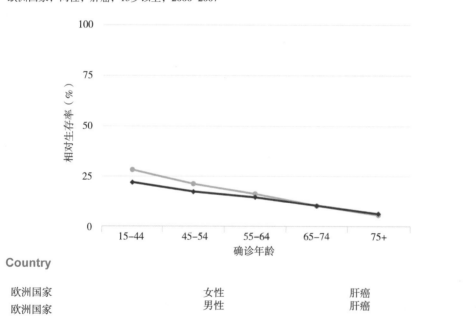

Country			
欧洲国家	女性	肝癌	
欧洲国家	男性	肝癌	

图1-56 欧洲国家肝癌年龄别5年相对生存率

2003-2015年期间，我国肝癌5年标化相对生存率明显低于其他癌症，仅高于胰腺癌，女性略高于男性（图1-59，图1-60），城市高于农村。虽然期间我国男女生存率总体略有上升，但城市地区男女生存率下降，农村地区上升（表1-17）。

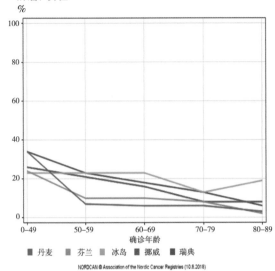

不同年龄组5年生存率，确诊时间2000-2007
肝癌：男性

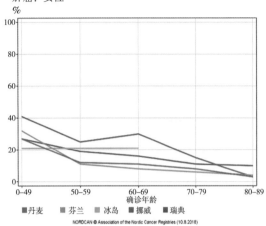

不同年龄组5年生存率，确诊时间2000-2007
肝癌：女性

图1-57 北欧五国男性肝癌不同年龄组5年生存率　　图1-58 北欧五国女性肝癌不同年龄组5年生存率

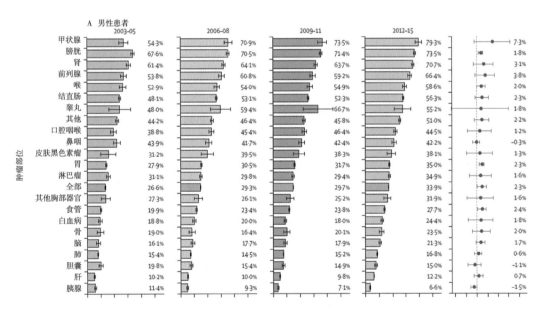

图1-59 2003-2015年我国男性癌症5年标化相对生存率及趋势

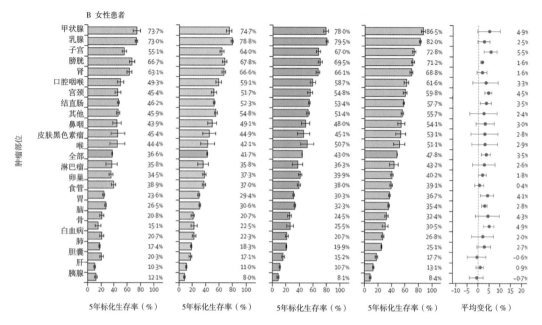

图 1 - 60　2003 - 2015 年我国女性癌症 5 年标化相对生存率及趋势

全球癌症另一大人群生存监测项目 SURCAN - 1《发展中国家癌症生存》评估了中国、古巴、印度、菲律宾和泰国 5 个国家 10 个登记处 1982 - 1991 年的癌症人群生存率，SurCan - 2《非洲、亚洲、加纳比和中美洲癌症生存》评估了非洲、亚洲、加纳比和中美洲地区 14 个国家 27 个人群登记处 1990 - 2001 年 40 个癌症的生存率，SurCan - 3 正在进行中，预计 2018 年底完成，可提供至少 50 个登记处所有癌症的生存率估计。

SurCan - 2 资料显示，1990 - 2001 年亚洲、非洲、加勒比和中美洲地区 14 个国家 27 个人群肿瘤登记处肝癌 5 年相对生存率位于 0 ~ 25.4% 之间，中国天津（25.4%）和香港（22.4%）最高，印度巴什（0%）和乌干达坎帕拉（1.1%）最低，多数低于 10%（表 1 - 18）。

男性 5 年相对生存率中国天津和香港最高，分别是 27.0% 和 21.5%，女性中国香港和天津最高，分别是 21.8% 和 20.8%（图 1 - 61），中国香港和天津男女 5 年和不同年龄组相对生存率均位于前 2 位（表 1 - 19）。

表 1-17　我国 2003－2015 年不同地区和性别肝癌 5 年年龄标化相对生存率

		城市					农村				
		2003－2005	2006－2008	2009－2011	2012－2015	平均生存率	2003－2005	2006－2008	2009－2011	2012－2015	平均生存率
全部		39.5% (39.1~39.9)	43.1% (42.8~43.5)	42.9% (42.6~43.3)	46.7% (46.5~47.0)	2.2% (-0.2~4.5)	21.8% (21.4~22.2)	25.4% (25.1~25.8)	27.6% (27.2~28.0)	33.6% (33.3~33.9)	3.9% (1.7~6.1)
	男性患者	33.9% (33.1~34.4)	36.6% (36.1~37.0)	35.9% (35.4~36.4)	39.5% (39.1~39.9)	1.7% (-0.8~4.1)	19.6% (19.1~20.0)	21.8% (21.3~22.2)	23.3% (22.8~23.7)	28.5% (28.2~28.9)	2.9% (0.5~5.4)
	女性患者	45.3% (44.7~46.0)	49.6% (49.0~50.1)	49.8% (49.3~50.3)	53.6% (53.2~54.0)	2.5% (0.2~4.8)	25.6% (24.9~26.2)	30.8% (30.2~31.3)	33.7% (33.1~34.3)	40.2% (39.7~40.7)	4.8% (2.9~6.6)
肺		19.5% (18.8~20.3)	19.7% (19.1~20.4)	20.3% (19.6~20.9)	23.8% (23.2~24.3)	1.5% (-0.9~3.9)	11.2% (10.5~11.9)	10.8% (10.2~11.4)	13.0% (12.3~13.7)	15.4% (14.9~15.9)	1.6% (-0.4~3.6)
	男性患者	19.0% (18.1~19.9)	18.1% (17.3~18.9)	18.2% (17.4~19.0)	19.3% (18.6~20.0)	0.2% (-1.1~1.5)	10.9% (10.0~11.7)	10.4% (9.7~11.1)	12.0% (11.2~12.8)	14.3% (13.7~15.0)	1.3% (-0.6~3.2)
	女性患者	20.5% (19.4~21.7)	22.6% (21.5~23.7)	23.9% (22.8~25.0)	30.8% (29.9~31.7)	3.4% (-0.3~7.2)	11.8% (10.5~23.2)	11.9% (10.8~13.0)	15.3% (14.0~16.6)	17.7% (16.7~18.7)	2.2% (0.2~4.2)
胃		32.5 (31.1~33.8)	36.6% (35.4~37.9)	36.7% (35.5~38.0)	36.9% (35.9~37.9)	1.2% (-1.6~3.9)	24.9% (24.1~25.8)	27.6% (26.8~28.4)	29.3% (28.4~30.1)	34.4% (33.7~35.1)	3.1% (1.0~5.1)
	男性患者	31.8% (30.2~33.4)	36.4% (34.8~37.9)	36.0% (34.5~37.5)	36.8% (35.5~38.0)	1.3% (-1.6~4.3)	26% (24.9~27.1)	27.7% (26.7~28.7)	29.5% (28.5~30.6)	34.5% (33.6~35.4)	2.8% (0.4~5.2)
	女性患者	34.3% (31.9~36.8)	37.3% (35.1~39.5)	38.6% (36.4~40.8)	37.3% (35.5~39.0)	0.8% (-2.0~3.7)	22.9% (21.6~24.3)	27.5 (26.1~28.8)	28.9% (27.4~30.3)	34.6% (33.3~35.8)	3.7% (1.5~5.9)
肝		16.1% (14.9~17.2)	14.8% (13.9~15.7)	12.7% (11.9~13.5)	14.0% (13.3~14.7)	-0.7% (-3.1~1.8)	6.3% (5.6~7.0)	7.0% (6.4~7.6)	7.8% (7.1~8.4)	11.2% (10.6~11.8)	1.6% (-0.4~3.6)
	男性患者	16.1% (14.8~17.5)	14.6% (13.5~15.7)	13.1% (12.1~14.1)	14.2% (13.3~15.0)	-0.5% (-2.6~1.5)	6.3% (5.4~7.2)	6.8% (6.0~7.5)	7.3% (6.5~8.0)	11.1% (10.4~11.9)	1.6% (-1.0~4.1)
	女性患者	16.8% (14.7~18.9)	16.4% (14.5~18.2)	13.3% (11.7~14.9)	15.3% (13.8~16.8)	-0.6% (-3.9~2.6)	6.8% (5.8~7.9)	7.9% (6.9~9.0)	9.3% (8.2~10.5)	12.4% (11.4~13.5)	1.8% (0.5~3.2)

表 1-18　部分地区肝癌 1、3 和 5 年绝对和相对生存率与 5 年年龄标化相对生存率（ASRS）

国家-地区	时期	总计	绝对生存率（%）			相对生存率（%）			5 年 ASRS（%）	
			1 年	3 年	5 年	1 年	3 年	5 年	全年龄段	0~74 岁
中国 - 天津	1991-1999	6525	32.5	22.6	21.3	33.5	24.8	25.1	25.4	25.8
中国 - 香港	1996-2001	9256	36.9	23.0	18.9	38.0	24.9	21.6	22.4	24.6
韩国 - 首尔	1993-1997	9872	38.7	21.9	17.5	39.4	23.1	19.2	18.9	20.3
韩国 - 仁川	1997-2001	2328	32.4	18.6	14.9	33.0	19.6	16.3	16.0	16.8
泰国 - 南邦	1990-2000	1455	19.4	13.2	12.2	19.6	13.7	13.0	14.0	11.9
韩国 - 釜山	1996-2001	6507	32.4	14.5	8.7	33.0	15.3	9.6	9.6	10.0
中国 - 上海	1992-1995	6954	18.4	8.9	7.5	19.0	9.6	8.6	8.9	9.8
新加坡	1993-1997	1550	18.3	6.8	4.4	19.0	7.5	5.1	6.0	6.5
中国 - 启东	1992-2000	7090	13.3	6.5	5.2	13.5	6.8	5.6	5.6	5.4
印度 - 卡鲁纳加利	1991-1997	54	34.6	9.2	2.3	35.7	10.3	2.8	4.3	4.5
泰国 - 清迈	1993-1997	705	17.0	4.5	3.0	17.1	4.7	3.2	3.2	3.3
冈比亚	1993-1997	123	8.2	3.3	3.3	8.4	3.4	3.4	2.6	3.2
泰国 - 宋卡	1990-1999	271	29.2	8.1	2.2	29.4	8.3	2.3	2.2	2.5
乌干达 - 坎帕拉	1993-1997	116	33.0	8.0	2.7	34.0	8.7	3.1	1.1	1.4
印度 - 巴什	1993-2000	47	2.1	0	0	2.2	0	0	0	0

　　新加坡肝癌 5 年相对生存率从 1973-1977 年的 2.7% 上升至 1993-1996 年的 4.9%，10 年相对生存率从 1978-1982 年的 2.2% 上升至 1993 年的 3.1%，15 年相对生存率从 1983-1987 年的 2.1% 上升至 1993-1997 年的 3.4%，韩国肝癌 5 年生存率从 1996-2000 年的 13.2% 上升到 2003-2008 年的 23.3%。

　　1972-1976 年至 2002-2005 年期间，上海市区肝癌生存率明显上升，男性肝癌 RS 从 2.0% 上升至 16.62%，女性从 2.70% 升至 15.65%，男性 1~5 年 OS 和 RS 均高于女性（图 1-62，图 1-63），不同年龄段 5 年生存率不同，年龄越大，生存率越低。1972-2011 年期间，江苏启东 1，3，5，10 和 15 年相对生存率分别为 15.47%、6.60%、4.69%、3.41% 和 3.29%，生存率明显上升，5 年生存率从 1972 年 1.07% 上升至 2003-2007 年的 6.26%，10 年生存率从 1972 年的 0.36% 上升至 1998-2002 年的 2.95%，且年龄越大，观察生存率越低，而 5 和 10 年相对生存率越高。

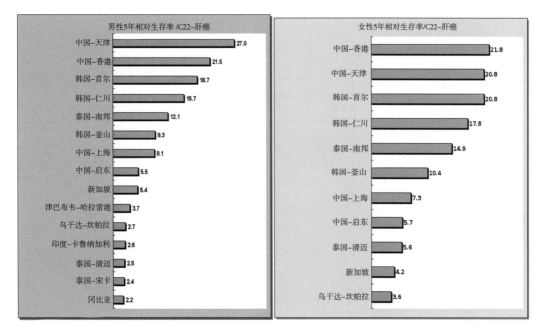

图 1-61　SurCan-2 不同地区男女肝癌 5 年相对生存率

表 1-19　不同性别肝癌 5 年绝对和相对生存率与不同年龄组相对生存率（%）

国家-地区	时期	男性 5 年生存率		女性 5 年生存率		不同年龄组相对生存率				
		绝对	相对	绝对	相对	<45	45~54	55~64	65~74	75+
中国-香港	1996-2001	18.9	21.5	19.1	21.8	33.8	25.8	20.6	18.5	13.1
中国-启东	1992-2000	5.1	5.5	5.3	5.7	5.5	6.1	5.2	5.0	7.8
中国-上海	1992-1995	7.9	9.1	6.4	7.3	12.2	10	9	8.0	5.1
中国-天津	1991-1999	22.7	27.0	18.0	20.8	26.6	27.2	24.7	25.0	24.8
冈比亚	1993-1997	2.1	2.2			3.7	0	0	0	0
印度-巴什	1993-2000					0	0	0	0	0
印度-卡鲁纳加利	1991-1997	2.2	2.6			0	0	13.9	0	0
新加坡	1993-1997	4.6	5.4	3.6	4.2	10.9	6.9	4.3	3.7	4.1
韩国-釜山	1996-2001	8.4	9.3	9.6	10.4	12.6	10.6	9.6	6.0	8.0
韩国-仁川	1997-2001	14.2	15.7	16.8	17.8	20.0	16.6	17.8	12.7	14.3
韩国-首尔	1993-1997	16.9	18.7	19.4	20.8	25.3	18.8	18.8	18.3	13.1
泰国-清迈	1993-1997	2.4	2.5	5.3	5.6	1.1	6.1	4.4	1.2	0
泰国-南邦	1990-2000	11.3	12.1	13.9	14.9	12.4	11.5	11.9	11.8	23.4
泰国-宋卡	1990-1999	2.2	2.4			7.0	0	3.5	0	0
乌干达-坎帕拉	1993-1997	2.3	2.7	3.1	3.6	6.7	0	0	0	0
津巴布韦-哈拉雷港	1993-1997	2.9	3.7			10.0	0	0	0	0

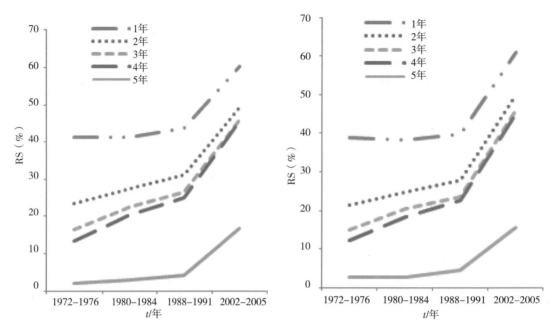

图 1 – 62　1972 – 2005 年上海市区男性肝癌 RS 趋势　　图 1 – 63　1972 – 2005 年上海市区女性肝癌 RS 趋势

七、疾病负担

伤残调整生命年（disability adjusted life years，DALYs）能综合评估人群死亡与幸存者的失能时间，可用于不同疾病和国家的疾病负担比较，在国际癌症疾病负担评价领域日益受到重视。研究显示 2016 年我国人群肝癌所致 DALYs 负担为 1153.9 万人年，其中早死损失生命年（YLLs）和伤残损失生命年（YLDs）分别占 98.9% 和 1.1%（提示早死是造成我国肝癌负担最主要原因），标化 DALY 率为 844.1/10 万，男性为女性的 3.4 倍。2016 年我国人群肝癌所致 DALYs 负担占同期全球肝癌所致 DALYs 负担的 54.6%，标化 DALY 率为全球平均水平的 3.0 倍，是全球肝癌所致 DALYs 负担最高国家。1990 – 2016 年期间，我国肝癌标化 DALY 率尤其近 5 年（ARC = 1.75%）上升（ARC = 0.57%），其中男性（ARC = 0.77%）上升，而女性（ARC = - 0.11%）下降（提示未来我国不同性别间的肝癌疾病负担差距将继续增大），且期间我国肝癌标化 DALY 率上升高于全球。估计 2050 年我国肝癌 DALYs 将达到 1436.7 万人年，较 2017 年增加 20.0%。肝癌约占我国 1990 – 2016 年所有癌症所致 DALYs 负担的 20%，且始终居癌症所致 DALYs 负担前两位。乙型肝炎居肝癌归因首位（约占 57%），且逐步上升（ARC = 0.43%），酒精性肝病虽然居我国肝癌归因第 3 位，但增长最快，且女性是我国酒精性肝病 DALYs 增长幅度最明显人群，因此，应加强我国女性人群酒精摄入限制。尽管期间我国肝癌标化 DALY 率峰值基本稳定在 65 ~ 69 岁，但 DA-LYs 人群负担峰值从 1990 年的 55 ~ 59 岁后移至 2016 年的 60 ~ 64 岁，提示我国肝癌 DALYs 负担以中老年群体为主。随着人口老龄化加剧，未来我国肝癌 DALYs 负担将持续增加，应加强对乙肝等危险因素和肝癌高危人群的防控。

八、预测

GLOBOCAN 2012 预计到 2020 年，全球男、女和合计肝癌发病数将分别有 676 733 例、277 008 例和 953 741 例，分别较 2012 年增加 22.07%、21.45% 和 21.89%；男、女和合计死亡数将分别有 637 015 例、272 727 例和 909 742 例，分别上升 22.26%、21.49% 和 22.03%（图 1-64）。中国男、女和合计发病数将分别有 367 361 例、126 981 例和 494 342 例，分别上升 25.24%、25.16% 和 25.22%，男、女和合计死亡数将分别有 354 002 例、126 737 例和 480 739 例，分别上升 25.62%、24.99% 和 25.45%（图 1-65）。

WHO 预计 2009-2013 至 2034-2038 年期间，日本男女和韩国男性肝癌死亡 CR 和 ASR（W）持续下降，韩国女性 CR 略有下降，但 ASR（W）明显下降，罗马尼亚男性 CR、ASR（W）和女性 CR 率上升，但女性 ASR（W）相对稳定（表 1-20）。

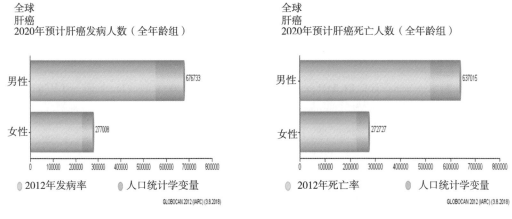

图 1-64 全球肝癌男女发病和死亡预测

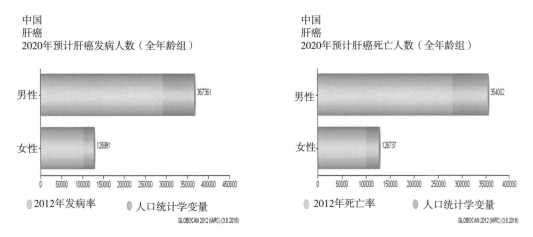

图 1-65 我国肝癌男女发病和死亡预测

表 1 – 20　部分国家肝癌死亡率预测

时期	男						女					
	日本	日本	罗马尼亚	罗马尼亚	韩国	韩国	日本	日本	罗马尼亚	罗马尼亚	韩国	韩国
	CR	ASR（W）	CR	ASR（W）	CR	ASR（W）	CR	ASR（W）	CR	ASR（W）	CR	ASR（W）
2009 – 2013	47.7	16.6	20.1	11.7	41.5	30.3	30.7	6.9	12.2	5.2	18.9	9.9
2014 – 2018	44.0	13.3	23.1	12.3	40.8	24.7	29.3	5.5	13.7	5.4	19.1	8.1
2019 – 2023	38.9	10.5	26.2	12.9	39.3	20.0	26.9	4.5	15.1	5.5	18.8	6.5
2024 – 2028	33.8	8.5	28.9	13.1	38.4	16.7	23.9	3.7	16.4	5.5	18.5	5.4
2029 – 2033	31.5	7.4	30.7	12.8	38.0	14.3	22.5	3.3	17.5	5.4	18.3	4.6
2034 – 2038	30.9	7.0	31.5	12.3	38.8	12.8	22.9	3.2	18.0	5.1	18.5	4.1

全国肿瘤防办预测 2020 年我国肝癌新发例数将为 33.2 万例，其中男性 24.5 万例，女性 8.7 万例，发病粗率和世标率分别为 23.7/10 万和 14.2/10 万，较 2010 年明显下降。

参考文献

［1］　Ferlay J, Soerjomataram I, Ervik M, et al. GLOBOCAN 2012 v1.0, Cancer Incidence and Mortality World-wide: IARC CancerBase No. 11［Internet］. Lyon: International Agency for Research on Cancer. 2013. A-vailable from: http://globocan. iarc. fr.

［2］　陈万青，李贺，孙可欣，等. 2014 年中国恶性肿瘤发病和死亡分析［J］. 中华肿瘤杂志，2018，1：5 – 13.

［3］　Mery M, L, Piñeros M, Znaor A, et al. 2017. Cancer Incidence in Five Continents, Vol. XI（electronic version）. Lyon: International Agency for Research on Cancer. Available from: http://ci5. iarc. fr, accessed［08/21/2018］.

［4］　World Health Organization, Department of Information, Evidence and Research, mortality database（accessed）. http://www – dep. iarc. fr/WHOdb/WHOdb. htm.［08/09/2018］

［5］　全国肿瘤防治研究办公室，全国肿瘤登记中心，卫生部疾病预防控制局. 中国肿瘤死亡报告——全国第三次死因回顾抽样调查［M］. 北京：人民卫生出版社，2010.

［6］　The Editoarial Committee for the Atlas of Cancer Mortality in the People's Republic of China. Atlas of cancer mortality in the People's Republic of China［M］. Beijing: Sino Maps Press China, 1979: 40 – 46.

［7］　陈万青，邹小农，张思维. 中国肝癌死亡率地理分布分析［J］. 实用肿瘤学杂志，2008，22（3）：201 – 203.

［8］　张思维，李连弟，鲁凤珠，等. 中国 1990 – 1992 年原发性肝癌死亡调查分析［J］. 中华肿瘤杂志，1999，21（4）：245 – 249.

［9］　陈竺. 全国第三次死因回顾抽样调查报告［M］. 北京：中国协和医科大学出版社，2008. 37 – 51.

［10］　陈建国，张思维，陈万青. 中国 2004 – 2005 年全国死因回顾抽样调查肝癌死亡率分析［J］. 中华预防医学，2010，44（5）：383 – 389.

［11］　赵平，陈万青，孔灵芝. 中国癌症发病与死亡 2003 – 2007［M］. 北京：军事医学科学出版社，2012：79 – 90.

［12］　陈万青，张思维，曾红梅，等．中国 2010 年恶性肿瘤发病与死亡［J］．中国肿瘤，2014，23（1）：1 - 10.

［13］　王浩，胡如英，张新卫．浙江省肝癌死亡率地理特征分析［J］．浙江预防医学，2009，21（11）：1 - 3.

［14］　郑莹，李德錄，沈玉珍，等．上海市原发性肝癌流行状况和趋势分析［J］．外科理论与实践，2004，9（4）：292 - 294.

［15］　Xu H，He YT，Zhu JQ. Liver cancer mortality trends during the last 30 years in Hebei province：comparison results from provincial death surveys conducted in the 1970ś, 1980ś, 1990ś and 2004 - 2005［J］. Asian Pac J Cancer Prev, 2012；13（5）：1895 - 1899.

［16］　Forman D，Bray F，Brewster DH，et al.（2014）Cancer Incidence in Five Continents, Vol. X IARC Scientific Publication No. 164. Lyon：International Agency for Research on Cancer.

［17］　Engholm G，Ferlay J，Christensen N，et al. Cancer Incidence, Mortality, Prevalence and Survival in the Nordic Countries，Version 8. 1（28. 06. 2018）. Association of the Nordic Cancer Registries. Danish Cancer Society. Available from http：//www. ancr. nu, accessed on［22/08/2018.］

［18］　陈建国．启东癌症报告 1972 - 2011［M］．北京：军事医学科学出版社，2013：81 - 94.

［19］　王成增，孙喜斌．2013 河南省肿瘤登记年报［M］北京：军事医学科学出版社，2013：48 - 51.

［20］　张春燕，黄天壬，余家华，等．2004 - 2005 年广西肝癌的流行现况［J］．肿瘤，2011，31（5）：474 - 475.

［21］　Parkin DM，Pisani P，Ferlay J. Global Cancer Statistics［J］. CA Cancer J Clin, 1999, 49：33 - 64.

［22］　Parkin DM，Bray F，Ferlay J，et al. Global Cancer Statistics, 2002［J］. CA Cancer J Clin, 2005, 55：74 - 108.

［23］　Jacques Ferlay，Hai - Rim Shin，Freddie Bray，et al. Estimates of worldwide burden of cancer in 2008：GLOBOCAN 2008［J］. Int J Cancer, 2010, 127（12）：2893 - 2917.

［24］　Bertuccio P，Bosetti C，Levi F，et al. A comparison of trends in mortality from primary liver cancer and intrahepatic cholangiocarcinoma in Europe［J］. Ann Oncol, 2013, 24（6）：1667 - 1674.

［25］　De P，Dryer D，Otterstatter MC，et al. Canadian trends in liver cancer：a brief clinical and epidemiologic overview［J］. Curr Oncol, 2013, 20（1）：e40 - 43

［26］　Ahmedin Jemal，Freddie Bray，Melissa M，et al. Global Cancer Statistics［J］. CA Cancer J Clin, 2011, 61：69 - 90.

［27］　Peter B，Bernard L. World Cancer Report 2008［M］. Lyon：IARC Press, 2008：55 - 56.

［28］　陈万青，郑荣寿，曾红梅，等．2011 年中国恶性肿瘤发病和死亡分析［J］．中国肿瘤，2014，23（1）：1 - 10.

［29］　陈万青，郑荣寿，张思维，等．2012 年中国恶性肿瘤发病和死亡分析［J］．中国肿瘤，2016，25（1）：1 - 18.

［30］　陈万青，郑荣寿，曾红梅，等．2013 年中国恶性肿瘤发病和死亡分析［J］．中国肿瘤，2017，26（1）：1 - 7.

［31］　张思维，郑荣寿，李霓，等．中国肝癌发病的趋势分析和预测［J］．中华预防医学，2012，46（7）：581 - 586.

［32］　左婷婷，郑荣寿，曾红梅，等．中国肝癌发病状况与趋势分析［J］．中华肿瘤杂志，2015（9）：691 - 696.

［33］ 郑荣寿，左婷婷，曾红梅，等．中国肝癌死亡状况与生存分析［J］．中华肿瘤杂志，2015，（9）：697－702.

［34］ Ferlay J，Bray F，Steliarova－Foucher E，et al.（2014）Cancer Incidence in Five Continents，CI5plus. IARC CancerBase No. 9 Lyon：International Agency for Research on Cancer；2014. Available from：http：//ci5. iarc. fr，accessed［21/08/2018］.

［35］ 高静，吴春晓，谢丽，等．上海市 2006－2008 年原发性肝癌发病及死亡资料分析［J］．肿瘤，2012，32（7）：526－530.

［36］ Gao S，Yang WS，Bray F，et al．Declining rates of hepatocellular carcinoma in urban Shanghai：incidence trends in 1976－2005［J］．Eur J Epidemiol，2011，27（1）：39－46.

［37］ 刁玉涛，李会庆，尹畅，等．山东省 1970－2005 年肝癌死亡率的变化趋势［J］．实用肿瘤杂志，2009，24（6）：578－582.

［38］ 姜永晓，马臣，全培良，等．河南省居民 1984－2009 年肝癌死亡率趋势分析及预测［J］．肿瘤，2012，32（7）：522－525.

［39］ 韦忠亮，梁任祥，汪凯波，等．扶绥县 1974－2003 年肝癌发病率变化趋势分析［J］．中国肿瘤，2007，16（9）：679－680.

［40］ 张莉梅，林红，姜海洋，等．大连市 1991－2005 年原发性肝癌流行趋势分析［J］．中国公共卫生，2009，25（4）：485－486.

［41］ 许寒冰，张婷，秦威．江苏省昆山市 2000－2011 年肝癌死亡率分析［J］．中国肿瘤，2012，21（9）：659－661.

［42］ Guo QG，Zhao H，Zhang YW，et al．Analysis on the clustering of liver cancer mortality in Lingbi county，Anhui province，from 2005 to 2010［J］．Zhonghua Liu Xing Bing Xue Za Zhi，2013，34（7）：696－700.

［43］ 梁智恒，彭侠彪，岑惠珊，等．广东省中山市 1970～2010 年肝癌发病概况［J］．中国肿瘤，2015，24（8）：631－637.

［44］ 梁智恒，彭侠彪，岑惠珊，等．广东省中山市 1970～2010 年肝癌死亡概况［J］．中国肿瘤，2015，24（8）：638－644.

［45］ Allemani C，Matsuda T，Di Carlo V，et al．Global surveillance of trends in cancer survival 2000－14（CONCORD－3）：analysis of individual records for 37 513 025 patients from 322 population－based registries in 71 countries．THE LANCET－D－17－06977R2 S0140－6736（17）33326－3.

［46］ Allemani C，Weir HK，Carreira H，et al．Global surveillance of cancer survival 1995－2009：analysis of individual data for 25 676 887 patients from 279 population－based registries in 67 countries（CONCORD－2）．Lancet，2015，385：977－1010.

［47］ Sankaranarayanan R，Black RJ，Parkin DM，editors（1998）．Cancer survival in developing countries. Lyon：International Agency for Research on Cancer．IARC Scientific Publication No. 145. Available from：http：//publications. iarc. fr/300.

［48］ Sankaranarayanan R，Swaminathan R，Lucas E．Cancer survival in Africa，Asia，the Caribbean and Central America（SurvCan）［M］．Lyon：International Agency for Research on Cancer，IARC Scientific Publications volume 162，2011.

［49］ Sankaranarayanan R，Swaminathan R，Brenner H，et al．Cancer survival in Africa，Asia，and Central America：a population－based study［J］．Lancet Oncol，2010，11（2）：165－173.

［50］ ECIS – European Cancer Information System From https：//ecis. jrc. ec. europa. eu, accessed on 22/08/2018 © European union, 2018

［51］ Zeng HM, Chen WQ, Zheng RS, et al. Changing cancer survival in China during 2003 – 15：a pooled analysis of 17 population – based cancer registries ［J］. Lancet Glob Health, 2018, 6：e555 – 567.

［52］ Zeng H, Zheng R, Guo Y, et al. Cancer survival in China, 2003 – 2005：a population – based study ［J］. Int J Cancer, 2015, 136 （8）：1921 – 1930.

［53］ SURVCAN – 3：Cancer Survival in Countries in Transition. From http：//survival. iarc. fr/Survcan/en/eu, accessed on 22/08/2018

［54］ 彭慧, 郑莹, 彭鹏, 等. 上海市人群 2002—2006 年肝癌生存率分析 ［J］. 中国癌症杂志, 2016, 26 （7）：561 – 568.

［55］ 冉建朝, 王乐, 张玥, 等. 中国人群肝癌所致 DALYs 疾病负担：1990～2016 年长期分析及预测 ［J］. 中国循证医学杂志, 2018, 18 （5）：1 – 9.

第二章

肝癌的病理诊断学进展

一、概述

病理学是肝脏疾病或肿瘤诊疗最主要的支撑学科，规范的病理诊断能够为临床提供专业准确的肿瘤分级及预后评估，其涉及肝脏病理、外科、内科、介入等多个学科。本章概述了最常见的肝脏病理学检查方法及其在肝细胞癌（hepatocellular carcinoma，HCC）、肝内胆管癌（intrahepatic cholangiocarcinoma，ICC）和结直肠癌（colorectal cancer，CRC）肝转移方面的应用进展。

二、肝脏病理学检查方法

（一）大体标本的处理

1. 标本固定　手术医师应在病理申请单上标注送检标本的种类和数量，对手术切缘、可疑病变以及重要血管和胆管切缘可用染料染色或缝线标记，对切除的小组织标本及淋巴结等应单独放置于容器内并贴好标签说明；为最大限度地保持细胞内核酸和蛋白质的完整性，防止细胞自溶，应尽可能在离体30分钟以内将肿瘤标本送达病理科切片固定[1]；病理科接收标本后，在不影响病理诊断的前提下切取新鲜组织冻存于组织库，以备分子病理学检查之用，沿瘤体最大直径，每隔1cm做一个剖面，并保持标本的连续性；常温下置于4~5倍于标本体积10%中性缓冲福尔马林溶液中固定12~24小时为宜[2,3]。

2. 标本取材　根据目前对肝癌异质性和微环境特点的认识，肝癌的外周区域是肿瘤异质性区域、高侵袭性细胞群体分布的集中区域、微血管侵犯（microvascular invasion，MVI）和卫星结节形成的高发区域、影响转移复发和预后的高风险区域[4,5]。因此，应特别重视在癌与癌旁肝组织交界处取材，以便在相互对照中客观评估肝癌的生物学特性。推荐以下肝癌标本"7点"基线取材方法（图2-1）：

（1）选取出血坏死少、组织完整的剖面，分别在12、3、6和9点的位置上于癌与癌旁肝组织交界处取材，癌与癌旁肝组织的比例约为1:1，着重观察肿瘤对包膜、微血管以及邻近肝组织的侵犯。

（2）肿瘤无出血和坏死的部位至少取材1块，以便分子病理学检查，对质地和色泽有差异的肿瘤区域应增加取材（图2-1）。

（3）对距肿瘤边缘≤1cm（近癌旁肝组织或切缘）和>1cm（远癌旁肝组织或切缘）范围内的肝组织分别取材，以观察肿瘤卫星结节、异型增生结节以及肝组织背景病变（肝纤维化和肝硬化）等情况。

（4）取材时应做好部位编号，组织块大小为（1.5~2.0）cm×1.0cm×0.2cm。

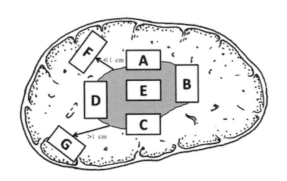

图2-1　肝脏肿瘤标本基线取材部位示意图

编号A、B、C和D：分别对应12点、3点、6点和9点的癌与癌旁肝组织交界处；编号E：肿瘤区域；编号F：近癌旁肝组织区域；编号G：远癌旁肝组织区域［引自：中国抗癌协会肝癌专业委员会，中华医学会肝病学分会肝癌学组，中国抗癌协会病理专业委员会，等．原发性肝癌规范化病理诊断指南（2015年版）．解放军医学杂志，2015，40（11）：865-872．］

（二）大体标本特点描述

除描述送检肝脏标本的一般特点外，应重点描述肿瘤的大小、数量、颜色、质地、肿瘤与血管和胆管的关系、包膜形成与侵犯、周围肝组织病灶、肝硬化类型、肿瘤至切缘的最近距离以及切缘受累等情况，并对形态特殊的肿瘤标本拍照存档。肝细胞癌的大体分型可参照中国肝癌病理协作组分类[6]和原国家卫生部《原发性肝癌诊疗规范（2011版）》分类[7]，其中单个肿瘤直径≤1cm为微小癌，1~3cm为小肝细胞癌（small hepatocellular carcinoma，SHCC）；肝内胆管癌的大体类型可参照WHO（2010版）的分类，分为块状型、管周浸润型和管内生长型[8]。

SHCC是临床早诊、早治的重要病理学基础，目前国际上有多个SHCC体积标准，瘤体直径2~5cm不等[9]。有研究显示，SHCC生长至直径约3cm时，是其生物学特性由相对良性向高度恶性转变的重要时期[10]；≤3cm的SHCC可出现特定基因改变[11,12]；>3cm肝癌发生MVI、卫星结节以及不良预后的风险明显增加[10,13]；≤3cm的SHCC患者术后5年总生存率和无复发生存率分别为67.8%和52%，显著好于>3cm肝癌患者的42.3%和29.3%（$P<0.001$）[10]。≤2cm的SHCC，目前多是基于多中心的长时期病例汇总，单中心报道的病例还较少，生物学特性研究不多[9,13,14]。

（三）显微镜下特点描述[15]

（1）肝细胞癌的组织学类型：常见有细梁型、粗梁型、假腺管型和团片型等；（2）肝细胞癌的特殊细胞类型：如透明细胞型、富脂型、梭形细胞型和未分化型等；（3）肝细胞癌的分化程度：可采用国际上常用的Edmondson-Steiner四级（Ⅰ~Ⅳ）分级法（表2-1）；

（4）肿瘤坏死（如介入治疗后）、淋巴细胞浸润及间质纤维化的范围和程度；（5）肝内胆管癌：以腺癌最为常见，也可以出现多种组织学和细胞学特殊类型，分化程度分为高、中、低分化；（6）肿瘤生长方式：包括癌周浸润、包膜侵犯或突破、MVI 和卫星结节等；（7）慢性肝病评估：肝癌常伴不同程度的慢性病毒性肝炎或肝硬化，应采用公认的组织学分级和分期系统进行评估。

表 2 - 1　原发性肝癌的组织学分级

肝细胞癌 Edmondson - Steiner 分级	特征
Ⅰ级	分化良好，核/质比接近正常，瘤细胞体积小，排列成细梁状
Ⅱ级	细胞体积和核/质比较Ⅰ级增大，核染色加深，有异型性改变，胞浆呈嗜酸性颗粒状，可有假腺样结构
Ⅲ级	分化较差，细胞体积和核/质比较Ⅱ级增大，细胞异型性明显，核染色深，核分裂多见
Ⅳ级	分化最差，胞质少，核深染，细胞形状极不规则，黏附性差，排列松散，无梁状结构

（四）癌前病变描述

1. 肝细胞癌癌前病变的主要类型[15-17]　（1）肝细胞异型增生：①大细胞改变，肝细胞与细胞核体积均增大，核染色质浓染及多核；②小细胞改变，肝细胞体积缩小，核体积增大伴轻度异型，细胞核呈拥挤表象；（2）异型增生灶：多由小细胞改变构成的直径≤1.0mm 病灶；（3）低度异型增生结节（low - grade dysplastic nodules，LGDN）：以大细胞改变为主构成的结节，细胞无明显异型性，间质内无孤立性动脉，无膨胀性生长；（4）高度异型增生结节（high - grade dysplastic nodules，HGDN）：以小细胞改变为主构成的结节，肝细胞异型性增加，间质内出现孤立性动脉，有膨胀性生长，局部发生癌变时称为结节内结节；（5）肝细胞腺瘤（hepatocellular adenoma，HCA）：WHO（2010 版）将 HCA 分为 HNF1α 失活型、β - catenin 活化型、炎症型和未分类型等 4 种亚型，其中 β - catenin 活化型 HCA 的癌变风险明显增加。见图 2 - 2 至图 2 - 4。

2. 肝内胆管癌癌前病变的主要类型[8]　（1）胆管上皮内瘤变（biliary intraepithelial neoplasia，BilIN）：根据胆管上皮的异型程度，可分为 BilIN - 1（低级别）、BilIN - 2（中级别）和 BilIN - 3（高级别或原位癌）；（2）胆管内乳头状肿瘤：限于胆管腔内生长的管状 - 乳头状肿瘤，可伴不同级别的 BilIN；（3）其他：胆管黏液性囊性肿瘤和胆管错构瘤等也可有不同程度的恶变风险，需结合 BilIN 程度考虑。

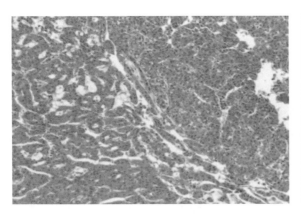

图 2-2 早期肝细胞肝癌 高细胞密度和不规则细小梁状结构，伴有时出现的假腺是典型表现

［引自：Bosma FT, Carneive F, Hruban RH, et al. 消化系统肿瘤 WHO 分类. 崔全才，孟宏宇，王鲁平译. 4 版. 北京：诊断病理学杂志社，2012：438］

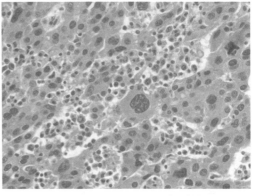

图 2-3 肝细胞肝癌 异型肝细胞呈梁状，弥漫片状生长，其中部分细胞可见核怪异

（五）微血管侵犯的病理诊断

微血管侵犯（microvascular invasion，MVI），也称微血管癌栓，主要指在显微镜下于内皮细胞衬覆的血管腔内见到癌细胞巢团。MVI 多见于癌旁肝组织内的门静脉小分支（含肿瘤包膜内血管），这与门静脉血流动力学紊乱成为肝癌主要的输出血管有关[18,19]。肝静脉分支作为肝癌次要的输出血管也可发生MVI，当两者不易区分时诊断为 MVI 即可；偶见肝癌侵犯肝动脉、胆管以及淋巴管等脉管小分支，应单独另报[20-22]；区分脉管的性质可选用 CD34（血管内皮）、SMA（血管壁平滑肌层）、弹力纤维（微小血管壁弹力纤维层）以及 D2-40（淋巴管内皮）染色等。有研究

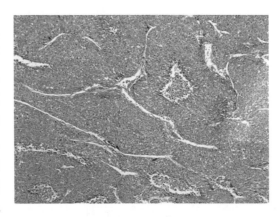

图 2-4 肝细胞肝癌 肝细胞呈不规则梁索排列，癌巢间宽窄不一，其中部分细胞可见核怪异，并见局灶伴坏死

显示，MVI 癌细胞数量 ≥50 个与肝癌患者的预后密切相关，如果脉管内仅有少量松散悬浮癌细胞（<50 个），应在病理报告中另行说明，此类 MVI 被视为低度复发风险[22]。

MVI 是肝癌术后复发风险的重要预测指标，也是临床肝癌术后抗复发治疗的重要病理学指征。文献资料显示，肝癌 MVI 的发生率为 15%～57.1%[1]，其差异可能与标本取材和诊断标准的不同有关。临床研究表明，MVI 与肝癌患者的不良预后密切相关，包括复发风险增加和远期生存率降低，即使 ≤3cm 的 SHCC 也是如此[23]。Roayaie 等[24]报道 MVI 发生血管壁肌层侵犯以及 MVI 数量在 5 个以上时与术后复发率显著相关，MVI 发生于癌旁肝组织 >1cm 范围与术后生存率显著相关。Sumie 等[25]根据 MVI 的数量将患者分为无 MVI 组、轻度MVI 组（1～5 个 MVI）和重度 MVI 组（>5 个 MVI），结果显示，MVI 数量越高，患者的疾

病特异性生存期和无复发生存期越短。不仅如此，肝移植患者发生 MVI 也可显著降低移植术后 3 年无病生存率［RR = 3.41（2.05 ～ 5.70）］和 3 年总生存率［RR = 2.41（1.72 ～ 3.37）］[20]。

此外，Pawlik 等[26]发现，MVI 的发生与肝癌瘤体大小呈正相关。MVI 的发生率在瘤体直径 < 3cm、3.1 ～ 5cm、5.1 ～ 6.5cm 和 > 6.5cm 的肝癌中分别为 25%、40%、50% 和 63%（$P < 0.005$）。肝癌的瘤体大小和数量均是预测 MVI 的重要指标。

（六）卫星结节的病理诊断

卫星结节（子灶）主要是指主瘤周边近癌旁肝组织内出现的肉眼或显微镜下小癌灶，与主瘤分离，两者的组织学特点相似。卫星结节起源于 MVI，当两者在组织学上不易区分时可诊断为卫星结节[27]。Lim 等[28]发现，卫星结节发生率在 < 5cm 和 > 5cm 肝癌中分别为 7% 和 23%（$P < 0.0001$），是总生存率差的预测因素（$P = 0.0054$）。另有研究显示，92.3% 的肝癌标本近端和 91.7% 的肝癌标本远端出现微转移灶的最大扩散距离分别为 < 1.5cm 和 < 3cm[29]，可作为检查和治疗的重点区域，且卫星结节还是术后复发风险的重要预测因素[30]。MVI 和卫星结节的病理诊断对临床治疗模式的选择也有实际参考价值，如 Meniconi 等[31]发现，首次切除肝癌标本中无 MVI 和卫星结节的患者出现早期肝内复发时，选择再次肝切除（$P = 0.01$）或射频消融（$P = 0.007$）治疗后的总生存率要明显好于肝动脉插管化疗栓塞（TACE）。

三、免疫组化检测

1. 常用诊断标志物[16,32,33]

（1）肝细胞癌：①肝细胞抗原（HepPar – 1，肝细胞特异性，不能区别肝细胞性肿瘤的性质）；②磷脂酰肌醇蛋白聚糖 – 3（GPC – 3）；③CD34（标记肿瘤新生血管）；④多克隆性癌胚抗原（pCEA，肝细胞特异性，不能区别肝细胞性肿瘤的性质）；⑤CD10（肝细胞特异性，不能区别肝细胞性肿瘤的性质）；⑥精氨酸酶 – 1（arginase – 1，肝细胞特异性，不能区别肝细胞性肿瘤的性质）；⑦热休克蛋白 70（HSP70）；⑧谷氨酰胺合成酶（GS）；⑨甲胎蛋白（AFP）。

（2）肝内胆管癌：①细胞角蛋白 CK19、CK7；②黏蛋白 – 1（MUC – 1）。

（3）双表型肝细胞癌（dual phenotype of hepatocellular carcinoma，DPHCC）[4]：是肝细胞癌的特殊亚型，形态学表现为典型的肝细胞癌但又同时显著表达肝细胞癌和胆管癌的标志物，因有双重表型特征而更具有侵袭性[4,34]。亚型诊断依靠免疫组化检测。

2. 生物学特性标志物　有文献提出与肝癌侵袭能力、复发风险和远期生存等生物学特性相关的免疫组化标志物[35]，但实际应用意义还需要进一步验证。

四、分子病理学检查

1. 分子分型　分子分型是肝癌分子病理学研究发展的方向和趋势，目前有文献报道肝癌分子分型和分子预测标志物的检测方案[36]，但其临床实际意义尚有待多中心和大样本的验证。

2. 分子靶点检测　肝癌药物分子靶点检测的临床应用仍处于研究和开发中，但一些临床试验结果的进一步验证值得期待[37]。

3. 克隆起源分析　肝癌术后复发是严重制约肝癌远期疗效的瓶颈之一。肝癌克隆起源理论认为，肝癌存在单中心（单克隆性）和多中心（多克隆性）两种起源模式。理论上单中心复发性肝癌来自首次切除肝癌的残留癌细胞，更适合介入和靶向药物等综合治疗；而多中心复发性肝癌在本质上属于新生肿瘤，更适合再次手术切除或肝移植[38]。由于体内残留癌细胞具有长期"休眠"的生物学特性，即使是临床远期复发（术后 > 2 年）的肝癌仍有可能是单中心复发[39]。此外，也有学者提出了肝癌复发方式的组织学判断标准，但还需要分子克隆检测的验证。

肝癌克隆起源理论也同样适用于多结节性肝癌的发生。Finkelstein 等[40]报道，多中心起源的多结节性肝癌患者的肝移植术后生存期要明显好于单中心起源的多结节性肝癌，提示分子克隆检测可为肝移植受体的筛选以及预后评估提供参考依据。Gehrau 等[41]还提出肝癌诊疗路线图，其中对多结节性肝癌若经分子检测证实为多中心起源，可进入肝移植候选评估队列，如果是单中心起源，则侧重介入治疗或索拉非尼靶向药物治疗。

五、肝脏肿瘤病理学诊断

（一）肝细胞癌（HCC）

1. HCC 大体检查　多数 HCC 是结节状病变，大体表现依肿瘤大小和是否伴有肝硬化而不同。有肝硬化时，HCC 常有纤维性假包膜，而无肝硬化的 HCC 多没有包膜。典型的 HCC 比背景肝质地软，可单灶或多灶。多灶定义为肿瘤结节清楚地被非肿瘤肝组织分隔。多灶肿瘤可为同时发生的独立的多个 HCC（即多中心 HCC），也可能是单个原发肿瘤的肝内转移。单灶肿瘤可以生长为单个结节或表现为密集成簇及连续结节的病变。

2. 经典 HCC 组织病理学　HCC 含有的肿瘤细胞常类似肝细胞，间质由衬覆单层内皮细胞的血窦样腔隙所组成。与正常的肝组织血窦内皮细胞不同，HCC 的细胞显示"毛细血管化"改变，即它们像正常毛细血管，内皮细胞免疫组化 CD34、Ⅷ因子相关抗原、内皮下层粘连蛋白和Ⅳ型胶原阳性[42]。超微结构观察证实在内皮细胞和肿瘤细胞小梁之间有基底膜样结构。HCC 的血液由新形成的动脉供给，称为"非配对"或"非成组"动脉，因为它们不在汇管区内走行。HCC 组织内没有汇管区；但是在肿瘤周边，浸润性肿瘤细胞间可在内陷的汇管区。

HCC 组织结构和细胞形态变化很大。不同的结构和细胞形态常组合在一起。免疫组化染色，HCC 特征性的胞浆阳性染色、氨甲酰磷酸合成酶 1（HepPar1）染色阳性[43]。有报道约 90% 的 HCC 显示 HepPar1 阳性；低分化或硬化性 HCC 的阳性率较低。免疫组化染色多克隆癌胚抗原（CEA）或 CD10 或 ABCB1/MDR1 可见胆小管结构。HCC 也常显示 AFP、纤维蛋白原、细胞角蛋白 CK8 和 CK18 阳性，但细胞角蛋白 CK19 和 CK20 及上皮膜抗原呈阴性。

3. 分子病理　大多数 HCC 发生在慢性肝疾病的患者，是一个遗传和表观遗传改变累积的结果，与肝细胞和/或肝前体细胞的克隆性扩张相一致。当肝硬化发生时，HCC 的发生概率增加，反映了细胞增生的增加（因为结构重建和血管改变）和可能的复制衰老。然而，导致肝细胞癌变的早期分子改变显示在肝硬化发生之前就建立了，其本质是表观遗传的，包括生长因子的过表达，如肿瘤变性因子 α（TDFα）、胰岛素样生长因子 -2（IGF -2）以及前体甲基化导致的基因失活。不仅如此，在慢性乙型肝炎，病毒 X 蛋白表现为一个癌蛋白，而 HBV DNA 整合到宿主基因组导致基因组不稳定、细胞信号和复制基因［如编码周期蛋白 A（cyclin A）的基因和人端粒酶反转录酶（TERT）基因］的解除管制。其他结构 DNA 的改变，如等位基因缺失也发生于慢性肝炎的肝脏，可有或无肝硬化[44,45]。但是，从慢性肝炎和肝硬化到异型增生病变和 HCC，基因组改变的发生率迅速增高。

4. 早期 HCC 分子诊断　多数早期 HCC 的血浆标记 AFP 和维生素 K 缺乏诱导蛋白（PIVKA - Ⅱ）阴性，缺乏典型的影像学发现，显示相对微小的组织学不典型性。缺乏经典 HCC 的典型表现导致难以发现和确定诊断早期 HCC。因此，已有许多基因表达的方法用于检测免疫组化标记物，帮助诊断早期 HCC。

（1）热休克蛋白 70（HSP70）的 mRNA（信使核糖核酸）和蛋白在早期 HCC 中上调，在肝癌发生过程中的多阶段呈阶梯式增加。正常胆管上皮细胞的 HSP70 免疫表达可作为内部阳性对照（非肿瘤肝细胞阴性）。阳性表达（定义为至少 10% 的肿瘤细胞免疫阳性）报道见于约 80% 的早期 HCC 和仅少数 DN 或其他非肿瘤结节。

（2）磷脂酰肌醇蛋白聚糖 -3（GPC3）是一种癌胚蛋白，在胚胎肝内表达丰富，在正常成人肝中失活，常在 HCC 中再活化。GPC3 的免疫组化表达在小 HCC 中远高于肝硬化和 DN[46]。已报道 GPC3 有 77% 的敏感性和 96% 的特异性。

（3）谷氨酰胺合成酶是 β - 连环蛋白（β - catenin）信号的一个靶点，其免疫组化表达，从癌前病变到进展期 HCC 也呈阶梯式升高[47]。正常肝组织内谷氨酰胺合成酶表达于终末肝静脉周围的肝细胞，肝硬化肝实质阳性区 <10%；因此 10% 或更多肝细胞染色提示恶性。

以上标记（HSP70，GPC3，谷氨酰胺合成酶）作为一组染色可提高活检标本的诊断准确率，尤其当没见到确定的间质浸润时。将来再继续寻找其他标记。

（二）肝内胆管癌（ICC）

1. ICC 大体　ICC 多发生于非硬化性肝脏。ICC 大体上可分为三型：肿块（MF）型、管周浸润（PI）型和管内生长（IG）型[48]。MF 型在肝实质内形成结节或肿块，癌组织呈灰至灰白色，实性，质韧。PI 型沿门脉系统蔓延，受累的胆管狭窄，胆管周围显示梗阻性扩张及胆管炎。IG 型在扩张的胆管腔内形成息肉样或乳头状肿物，代表了胆管内乳头状肿瘤的恶性进展。以上三种亚型可在同一病例中同时出现。根据近来北美和欧洲国家的研究报道，MF 型见于 34 例（65%），MF + PI 型见于 13 例（25%），PI 型见于 3 例（6%），IG 型见于 2 例（4%）。以上各型中均无纤维包裹。起源于肝内小胆管或胆小管的 ICC 常表现为 MF 型，而起源于肝内大胆管的 ICC（肝门周 ICC）可表现为上述三种亚型的任何一种。累及肝门的 ICC 与胆汁淤积、胆道纤维化、肝内胆管炎有关。在高级别病变，ICC 表现为大小不等的结节，且结节常融合。MF 型肿块可很大，中央坏死或瘢痕常见，切面肉眼可见黏液（图 2 -5）。

2. 组织病理学　大多数 ICC 为不同分化程度的腺癌,伴纤维间质反应,类似于肝门、肝外胆管或胰腺的腺癌。虽然 ICC 的前驱胆管病变没有特定的组织学类型,但是起源于非胆汁性肝硬化的 ICC 常表现为胆管细胞分化,可能起源于肝脏祖细胞。

3. 分子病理学　胆管细胞连续暴露于染色体毒性损伤,如慢性炎症、氧化应激和疏水性胆汁酸,易发生遗传学和表观遗传学改变,同时伴随炎性介质的增加。细胞膜表面上皮细胞钙黏蛋白（E – cadherin）、α – 连环蛋白（α – catenin）和 β – catenin 表达的减少导致细胞间黏附性降低,这与高级别 ICC 和肿瘤浸润相

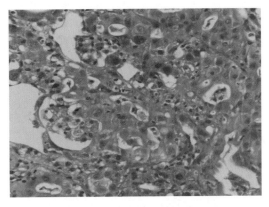

图 2 – 5　肝内胆管细胞癌　肝细胞间见异型腺体呈腺管状、筛状排列,其中可见少量黏液形成

关[49]。白细胞介素 6（IL – 6）在胆管细胞癌发生过程中起重要作用;肿瘤细胞分泌 IL – 6,可激活细胞生存通路,并通过自分泌机制促进肿瘤生长。IL – 6 还可调节 DNA 甲基转移酶的活性,过表达导致许多基因,包括表皮生长因子受体（EGFR）启动子的甲基化。端粒酶活性在几乎所有 ICC 病例的肿瘤细胞中都可检测到。EGFR 表达是重要的预后因素,并且是肿瘤复发的危险因素。原癌基因人表皮生长因子受体 – 2（ERRB2）基因信号的增加与肿瘤的进展相关。启动子突变导致 CDKN2A/p16INK4a（细胞周期相关基因）失去转录活性,可见于多能干细胞相关的胆管细胞癌,而多梳蛋白 EZH2 的过表达可诱导 CDKN2A 启动子甲基化,以及之后肝内胆管结石相关的 ICC 的 CDKN2A 表达降低。

参考文献

[1]　William H, Ralph H, Timothy H, et al. Surgical pathology dissection: an illustrated guide [M]. New York: Springer, 2003: 7 – 9.

[2]　中华医学会. 临床技术操作规范: 病理学分册 [M]. 北京: 人民军医出版社, 2004: 27 – 41.

[3]　Bass BP, Engel KB, Gremk SR, et al. A review of preanalytical factors affecting molecular, protein, and morphological analysis of formalin – fixed, paraffin – embedded（FFPE）tissue: how well do you know your FFPE specimen? [J]. Arch Pathol LabMed, 2014, 138 (11): 1520 – 1530.

[4]　Lu XY, Xi T, Lau WY, et al. Hepatocellular carcinoma expressing cholangiocyte phenotype is a novel subtype with highly aggressive behavior [J]. Ann Surg Oncol, 2011, 18 (8): 2210 – 2217.

[5]　Cai SW, Yang SZ, Gao J, et al. Prognostic significance of mast cell count following curative resection for pancreatic ductal adenocarcinoma [J]. Surgery, 2011, 149 (4): 576 – 584.

[6]　Ying YH. Pathology of hepatocellular carcinoma [M]. In: Tang ZY. Primary liver cancer. Shanghai: Shanghai Science and Technology Press, 1981: 115 – 146.

[7]　中华人民共和国卫生部. 原发性肝癌诊疗规范（2011 年版）[J]. 临床肝胆病杂志, 2011, 27 (11): 1141 – 1159.

［8］　Nakanuma Y, Curado MP, Franceschi S, et al. Intrahepatic cholangiocarcinoma ［M］. In: Bosman FT, Carneire F, Hruban RH, et al. WHO Classification of Tumours of the Digestive System. 4th ed. Lyon: IARC Press, 2010: 217 – 227.

［9］　Cong WM, Wu MC. Small hepatocellular carcinoma: current and future approaches ［J］. Hepatol Int, 2013, 7 (3): 805 – 812.

［10］　Lu XY, Xi T, Lau WY, et al. Pathobiological features of small hepatocellular carcinoma: correlation between tumor size and biological behavior ［J］. J Cancer Res Clin Oncol, 2011, 137 (4): 567 – 575.

［11］　Moribe T, Iizuka N, Miura T, et al. Methylation of multiple genes as molecular markers for diagnosis of a small, well – differentiated hepatocellular carcinoma ［J］. Int J Cancer, 2009, 125 (2): 388 – 397.

［12］　Llovet M, Chen Y, Wurmbach E, et al. A molecular signature to discriminate dysplastic nodules from early hepatocellular carcinoma in HCV cirrhosis ［J］. Gastroenterology, 2006, 131 (6): 1758 – 1767.

［13］　Ueno S, Kubo F, Sakoda M, et al. Efficacy ofanatomic resection vs nonanatomic resection for small nodular hepatocellular carcinoma based on gross classification ［J］. J Hepatobiliary Pancreat Surg, 2008, 15 (5): 493 – 500.

［14］　Farinati F, Sergio A, Baldan A, et al. Early and very early hepatocellular carcinoma: when and how much do staging and choice of treatment really matter? A multi – center study ［J］. BMC Cancer, 2009, 9: 33.

［15］　Theise ND, Curado MP, Franceschi S, et al. Hepatocellular carcinoma ［M］. In: Bosman FT, Cameire F, Hruban RH, et al. WHO Classification of Tumours of the Digestive System. 4th ed. Lyon: IARC Press, 2010: 205 – 216.

［16］　International Consensus Group for Hepatocellular Neoplasia. Pathologic diagnosis of early hepatocellular carcinoma: a report of the international consensus group for hepatocellular neoplasia ［J］. Hepatology, 2009, 49 (2): 658 – 664.

［17］　Di Tommaso L, Sangiovanni A, Borzio M, et al. Advanced precancerous lesions in the liver ［J］. Best Pract Res Clin Gastroenterol, 2013, 27 (2): 269 – 284.

［18］　Toyosaka A, Okamoto E, Mitsunobu M, et al. Pathologic and radiographic studies of intrahepatic metastasis in hepatocellular carcinoma: the role of efferent vessels ［J］. HPB Surg, 1996, 10 (2): 97 – 103.

［19］　Toyosaka A, Okmnoto E, Mitsunobu M, et al. Intrahepatic metastases in hepatocellular carcinoma: evidence for spread via the portal veinas an efferent vessel ［J］. Am J Gastroenterol, 1996, 91 (8): 1610 – 1615.

［20］　Rodriguez – Peralvarez M, Luong TV, Andreana L, et al. A systematic review of microvascular invasion in hepatocellular carcinoma: diagnostic and prognostic variability ［J］. Ann Surg Oncol, 2013, 20 (1): 325 – 339.

［21］　Eguchi S, Takatsuki M, Hidaka M, et al. Predictor for histological microvascular invasion of hepatocellular carcinoma: a lesson from 229 consecutive cases of curative liver resection ［J］. World J Surg, 2010, 34 (5): 1034 – 1038.

［22］　Iguchi T, Shirabe K, Aishima S, et al. New pathologic stratification of microvascular invasion in hepatocellular carcinoma: predicting prognosis after living – donor liver transplantation ［J］. Transplantation, 2014. ［Epub ahead of print］

［23］　Du M, Chen L, Zhao J, et al. Microvascular invasion (MVI) is a poorer prognostic predictor for small hepatocellular carcinoma ［J］. BMC Cancer, 2014, 14：38.

［24］ Roayaie S, Blume IN, Thung SN, et al. A system of classifying microvascular invasion to predict outcome after resection in patients with hepatocellular carcinoma ［J］. Gastroenterology, 2009, 137 （3）：850 – 855.

［25］ Sumie S, Nakashima O, Okuda K, et al. The significance of classifying microvascular invasion in patients with hepatocellular carcinoma ［J］. Ann Surg Oncol, 2014, 21 （3）：1002 – 1009.

［26］ Pawlik TM, Delman KA, Vauthe JN, et al. Tumor size predicts vascular invasion and histologic grade：implications for selection of surgical treatment for hepatocellular carcinoma ［J］. Liver Transpl, 2005, 11 （9）：1086 – 1092.

［27］ OkusakaT, Okada S, UenoH, et al. Satellite lesions in patients with small hepatocellular carcinoma with reference to clinicopathologic features ［J］. Cancer, 2002, 95 （9）：1931 – 1937.

［28］ Lim C, Mise Y, Sakamoto Y, et al. Above 5 cm size does not matter anymore in patients with hepatocellular carcinoma ［J］. World J Surg, 2014, 38 （11）：2910 – 2918.

［29］ 石明，张昌卿，冯凯涛，等. 肝细胞癌周围微小转移分布的研究 ［J］. 中华肿瘤杂志, 2002, 24 （3）：257 – 260.

［30］ Chiche L, Menahem B, Bazille C, et al. Recurrence of hepatocellular carcinoma in noncirrhotic liver after hepatectomy ［J］. World J Surg, 2013, 37 （10）：2410 – 2418.

［31］ Menieoni RL, Komatsu S, Perdigao F, et al. Recurrent hepatocellular carcinoma：A Western strategy that emphasizes the impact of pathologic profile of the first resection ［J］. Surgery, 2014. ［Epub ahead of print］

［32］ Cong WM, Dong H, Xian ZH. Tumors of the liver and intrahepatic bile duct system ［M］. In：WuBQ, Liu YF. Immunohistochemical pathologic diagnosis. 2nd ed. Beijing：Beijing Science and Technology Press, 2013：334 – 345.

［33］ Ordonez NG. Avginse – 1 is a novel immunohistochemical marker of hepatocellular differentiation ［J］. Adv Anat Pathol, 2014, 21 （4）：285 – 290.

［34］ Govaere O, Komuta M, Berkem J, et al. Keratin 19：a key role player in the invasion of human hepatocellular carcinomas ［J］. Gut, 2014, 63 （4）：674 – 685.

［35］ Xia L, Huang W, Tian D, et al. Upregulated FoxM1 expression induced by hepatitis B virus X protein promotes tumor metastasis and indicates poor prognosis in hepatitis B virus – related hepatocellular carcinoma ［J］. J Hepatol, 2012, 57 （3）：600 – 612.

［36］ Roessler S, Budhu A, Wang XW. Deciphering cancer heterogeneity：the biological space ［J］. Front Cell Dev Biol, 2014, 2：12.

［37］ Yang X, Zhang XF, Lu X, et al. MicroRNA – 26 a suppresses all giogenesis in human hepatocellular carcinoma by targeting hepatocyte growth factor – cMet pathway ［J］. Hepatology, 2014, 59 （5）：1874 – 1885.

［38］ Wang B, Xia CY, Lau WY, et al. Determination of clonal origin of recurrent hepatocellular carcinoma for personalized therapy and outcomes evaluation：a new strategy for hepatic urgery ［J］. J Am Coll Surg, 2013, 217 （6）：1054 – 1062.

［39］ Zhu YY, Gu YJ, Lu XY, et al. The clonal characteristics of late recurrent hepatocellular carcinoma after resection：a study of 2 cases ［J］. Chin J Oncol, 2014, 36 （6）：450 – 452.

［40］ Finkelstein SD, Marsh W, Demetris AJ, et al. Microdissection – based allelotyping discriminates de novo-tumor from intrahepatic spread in hepatocellular carcinoma ［J］. Hepatology, 2003, 37 (4): 871 – 879.

［41］ Gehrau R, Mas V, Archer KJ, et al. Molecular classification and clonal differentiation of hepatocellular carcinoma: the step forward for patient selection for liver transplantation ［J］. Expert Rev Gastroenterol Hepatol, 2011, 5 (4): 539 – 552.

［42］ Cui DJ, Wu Y, Wen DH. CD34, PCNA and CK19 expressions in AFP hepatocellular carcinoma ［J］. Eur Rev Med Pharmacol Sci, 2018, 22 (16): 5200 – 5205.

［43］ Abbate V, Marcantoni M, Giuliante F, et al. Hep Parl – positive circulating microparticles are increased in subjects with hepatocellular carcinoma and predict early recurrence after liver resection ［J］. Int J Mol Sci, 2017, 18 (5): 1043.

［44］ Subat S, Mogushi K, Yasen M, et al. Identification of genes and pathways, including the CXCL2 axis, altered by DNA methylation in hepatocellular carcinoma ［J］. J Cancer Res Clin Oncol, 2018, 18. ［Epub ahead of print］

［45］ Ahodantin J, Bou – Nader M, Cordier C, et al. Single – stranded DNA binding protein 2 expression is associated with patient survival in hepatocellular carcinoma ［J］. Oncogene, 2018, 11. ［Epub ahead of print］

［46］ Zhang Q, Han Z, Tao J, et al. An innovative peptide with high affinity to GPC3 for hepatocellular carcinoma diagnosis ［J］. Biomater Sci, 2018, 7 (1): 159 – 167.

［47］ Yin Z, Xu W, Xu H, et al. Overexpression of HDAC6 suppresses tumor cell proliferation and metastasis by inhibition of the canonical Wnt/β – catenin signaling pathway in hepatocellular carcinoma ［J］. Oncol Lett, 2018, 16 (6): 7082 – 7090.

［48］ Sakonsinsiri C, Kaewlert W, Armartmuntree N, et al. Anti – cancer activity of asiatic acid against human cholangiocarcinoma cells through inhibition of proliferation and induction of apoptosis ［J］. Cell Mol Biol (Noisy – le – grand), 2018, 64 (10): 28 – 33.

［49］ Huang GL, Zhang W, Ren HY, et al. Retinoid X receptor α enhances human cholangiocarcinoma growth through simultaneous activation of Wnt/β – catenin and nuclear factor – κB pathways ［J］. Cancer Sci, 2015, 106 (11): 1515 – 1523.

第三章

肝癌的影像诊断学进展

一、肝细胞癌的影像诊断学进展

（一）简介

肝细胞癌通常称为原发性肝癌或肝癌，是严重危害人类健康的疾病，每年超过 70 万人被诊断为肝癌[1]，好发于 30~60 岁，男性多见。50%~90% 的肝细胞癌合并肝硬化，30%~50% 肝硬化并发肝细胞癌。

肝癌病理分三型：巨块型、结节型、弥漫型。CT（X 线计算机断层摄影）分型与病理分型相同，巨块型和结节型表现为单发或多发，圆形、类圆形或不规则形肿块，呈膨胀性生长，"假包膜征" 是 CT 诊断肝细胞癌的重要征象；弥漫型者结节分布广泛，境界不清；小肝癌表现为肝实质内 3cm 以下的类圆形肿块。肿块多表现为低密度，少部分病灶表现为等密度或高密度。较大病灶可表现为中央坏死而出现低密度区。动脉期，主要由肝动脉供血的肝癌表现为明显的强化；在门静脉期及延迟期，肿瘤强化程度迅速下降；平衡期，肝实质强化程度则继续下降。如有门静脉、肝静脉及下腔静脉侵犯或癌栓形成，则表现为门静脉、肝静脉或下腔静脉的扩张，增强后出现充盈缺损。

肝细胞癌磁共振成像（MRI）表现：T1WI（T1 加权像）上表现稍低或等信号，肿瘤出血或脂肪变性则表现为高信号，坏死或囊变则表现为低信号灶。假包膜则表现为 T1WI 低信号环，T2WI（T2 加权像）肿瘤表现为稍高信号。对比增强扫描强化方式与 CT 相似，呈 "快进快出" 征象（图 3 - 1）。

（二）肝癌的影像新进展

1. 肝细胞特异性对比剂　　肝细胞特异性对比剂主要有两种，普美显（Gd - EOB - DT-PA）和莫迪司（Dd - BOPTA）。两者一方面通过缩短组织 T1 弛豫时间，可得到与传统 MRI 对比剂相似的多期动态增强效果，从而观察肝脏病变的常规多期动态增强方式及表现；另一方面，含有正常肝细胞的肝实质增强，又可以得到肝脏特异期的双重信息。所以肝细胞特异性对比剂能够提供肝脏动态期和特异期的双重信息。普美显 50% 经肝脏排泄，50% 经肾脏排泄。而莫迪司 2%~4% 经肝脏排泄，其余均为肾脏排泄，因此特异性不如普美显。但应用普美显 3 分钟左右正常的肝细胞即开始摄取，动态期混杂特异期的双重信息；而莫迪司摄取起始时间较晚，因此莫迪司能够提供一个纯粹的动态期。肝细胞在注射普美显约20分

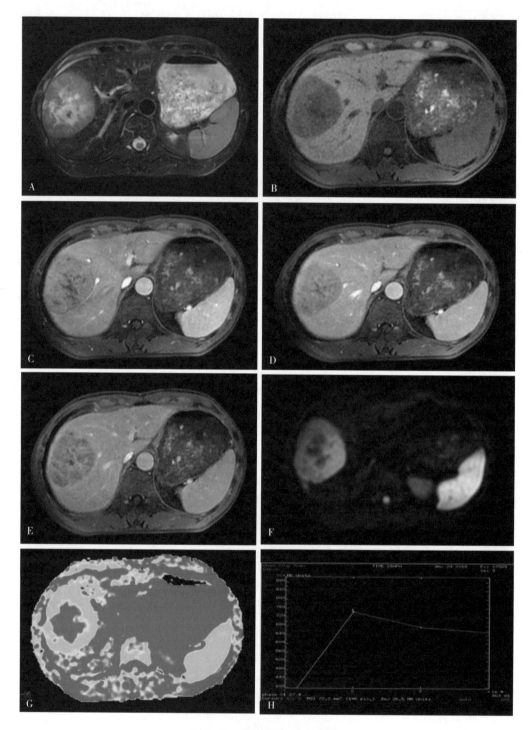

图 3-1 肝细胞癌 MRI 表现

男，60 岁，乙肝病史 20 年，肝右叶肝癌。A. T2WI 图像，病灶呈不均匀高信号；B. T1WI 平扫图像呈不均匀等或低信号；C. 增强扫描动脉期病灶不均匀明显强化；D. 增强扫描静脉期病灶强化程度减低；E. 增强扫描延迟期病灶呈相对低信号；F. 弥散加权图像病灶呈明显高信号；G. ADC 图，病灶实性成分 ADC 值减低；H. 强曲线为流出型钟时可产生很好的增强效果，而莫迪司最佳增强效果在 2 小时左右。肝细胞特异性对比剂能够帮助影像科医生发现早期肝癌以及一些小的病变，肝脏病灶检出率高于传统 MR 对比剂。有功能的肝细胞摄取肝特异性对比剂，肝脏背景变"白"；无功能肝病灶不摄取，病灶变"黑"，肝实质与病灶的对比反差增大，病灶更易于显示[2,3]。在临床上，普美显被应用得越来越多。普美显是一种新型的肝胆特异性对比剂，它以肝细胞为靶细胞，经过肝细胞摄取，并在肝细胞滞留相当一段时间，再通过胆道排泄至消化道的对比剂。普美显由拜耳先灵公司出产，2011 年 7 月被批准在中国上市并应用于临床，用于辅助诊断肝脏局灶性病变。

　　钆塞酸二钠是在钆螯合物钆喷酸葡胺（Gd – DTPA）侧链上添加了一条脂溶性乙氧基苯甲基（EOB 基）。这有两个作用，其一是使其增加对肝细胞膜有机阴离子转运系统的亲和力，易于被有机阴离子输送到肝细胞内；其二是增大化合物相对分子质量，使对比剂同时具有脂溶性和水溶性两种性质，水溶性的性质使其经肾小管被肾排泄，脂溶性的性质又使其经肝、胆排泄[1]。对于肝功能、肾功能正常的患者，钆塞酸二钠在人体内有 50% 是经肝细胞吸收，主要由胆道排泄的，而另外 50% 由肾脏排泄[4,5]。

　　钆塞酸二钠具有较高的弛豫率，而弛豫率是反映对比剂在组织内影响氢质子弛豫时间的能力，从而表明对比剂的对比效率。所以钆塞酸二钠只需用相当于 Gd – DTPA 的一半剂量[4]就能在 20 分钟内使肝脏 T1 加权像增强信号强度达到峰值，并且峰值期可持续约 2 小时[5,6]。

　　钆塞酸二钠在增强扫描时同时具有肝细胞外对比剂和肝细胞特异性对比剂的性质。在肝脏动态增强期显示病变的增强特点与肝细胞外对比剂相似，在肝细胞期可以帮助区分肿瘤是否来源于肝细胞。因此在静脉团注后应先做 T1 加权像动态扫描，在动态扫描期可以了解病灶的血供特点，10~20 分钟后进行肝细胞期扫描，双期扫描可提高对肝脏病灶诊断的准确性。

　　钆塞酸二钠有助于及早诊断肝细胞癌并对其进行分期[6]。动脉期，病灶明显强化；门脉期病灶呈等信号或低信号，多表现为"快进快出"征象；而在肝细胞特异期，肝癌由于不摄取钆塞酸二钠而呈低信号，肿瘤轮廓更清晰，这有助于鉴别由于使用肝细胞外对比剂强化特征不典型的、诊断困难的肝细胞癌。肝细胞特异期，部分肝细胞癌显示略低信号或等信号，并且低分化肝癌信号较高分化肝癌信号更低[7]。另外，钆塞酸二钠用于区分诊断肝再生结节、不典型增生结节和小肝癌的研究还有待深入。

　　中华医学会放射学分会临床专家对普美显的应用已经达成共识，对于超声、CT 或 Gd – DTPA 增强 MRI 的不典型肝细胞癌，尤其是早期 HCC，可进一步行普美显增强 MRI 检查，有助于提高诊断准确性或信心[4 - 7,9,10]；对于 AFP（甲胎蛋白）进行性升高，尤其伴有超高危因素（如乙型肝炎、丙型肝炎相关肝硬化等），而其他影像学检查（超声、CT 或 Gd – DTPA 增强 MRI）阴性的患者，推荐行普美显增强 MR 检查[11]（图 3 – 2）。

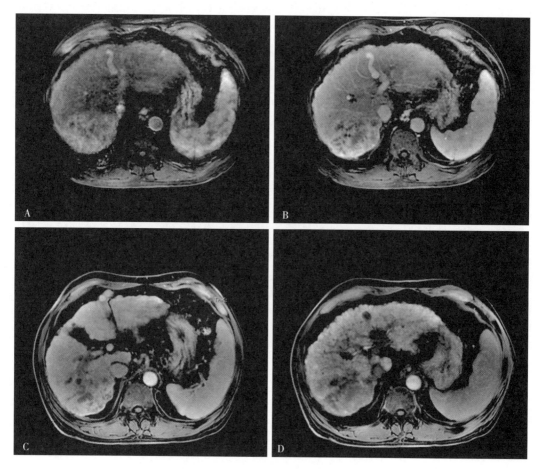

图 3-2　注入普美显后行 MRI 检查

A. 动脉期；B. 门静脉期；C. 延迟期；D. 肝细胞期

2. **迭代水脂分离（IDEAL IQ）序列**　一次成像采集多个不同回波时间，根据不同回波信号的变化可拟合得到 6 组图像，即水像图、脂像图、同相位图、反相位图及脂肪分量图和 R2 * 图，其中脂肪分量图和 R2 * 图可用来进行双定量测量。脂肪分量图可半定量评价肝脏脂肪变性程度，评估脂肪肝药物疗效，增加肝脏含脂病变的鉴别诊断信息。R2 * 值是组织 T2 * 值的倒数，肝内存在铁沉积、凝固性坏死及纤维化时，R2 * 值增加，含水量增多时，R2 * 值减低[8]。在肝内任意勾画感兴趣区，可测量该区域内脂肪及铁的沉积情况。

3. **DWI 相关技术——IVIM（体素内不相干弥散加权成像）**　DWI（弥散加权成像）是利用水分子扩散运动的原理，即各种原因造成细胞间隙变窄，水分子运动受限就会加重。肿瘤细胞异常增生，导致细胞外间隙的空间减小，位于细胞和细胞间的组织液弥散比正常细胞更加受限。常规 DWI 可用于判断肿瘤的组织分化程度，Nakanishi 等[12]的研究表明，在手术证实的肝细胞癌中，分化程度也是不同的，分化程度越高的区域，表观弥散系数（apparent diffusion coeffcient，ADC）值越高，分化程度越低的区域 ADC 值越低，坏死区 ADC 值较肿瘤区域明显增高。有研究[10]表明，b 值为 1000 时，在 ADC 值方面低分化肝细胞癌明显低于高分化肝细胞癌。常规 DWI 还可用于判断微血管侵犯，Xu 等[13]的研究表明，b 值为 500 时，存在微血管侵犯的病灶的 ADC 值较没有微血管侵犯的病灶更低。

目前影像学评估主要依靠肿瘤形态学改变来评价其疗效。功能性 MRI 检查如扩散加权成像可先于肿瘤形态学改变，从功能学角度对病变组织的扩散程度进行疗效评估[12]，而体素内不相干运动扩散加权成像（IVIM - DWI）优于 DWI，可提供细胞密度或肿瘤供血血管完整程度等信息，并进行定量分析[13]，从而帮助早期判断肿瘤治疗反应。IVIM - DWI 主要用于脑缺血性疾病、肝硬化的早期诊断，目前已扩展至前列腺癌、肾癌、乳腺癌、肝癌的诊断、鉴别诊断及疗效评估。IVIM - DWI 基于双指数模型，包括 3 个定量参数：纯扩散系数 D、伪扩散系数 D* 和灌注分数 f。D* 值与毛细血管网的微循环灌注相关，主要反映组织毛细血管血流速度，可以反映肿瘤的灌注情况，并为临床治疗提供定量信息。分化程度越差、恶性程度高的肿瘤具有更多的血供。有研究显示治疗前 D* 值高的预后差。D 值较单指数模型 ADC 值而言，可相对较真实地反映组织中水分子的扩散状态，代表了真正的水分子扩散状态。介入治疗后，肿瘤细胞密度和水分子运动受限降低，ADC 值、D 值升高。

4. 动态增强 MRI　T1 mapping 能够将亮度和造影剂浓度联系起来，并结合多期动态数据，显示肿瘤在增强各个时间点的状态、正常血管的血流情况，是一个可靠的血流动力学模型。定量参数有 Ktrans（min^{-1}）［血液渗漏到血管外细胞外液间隙（EES）速率］，Kep（min^{-1}）（血液从 EES 渗回血管的速率），Ve（对比剂 EES 容积，Ve = Ktrans/Kep），Vp（对比剂血浆容积）。半定量参数有 iAUC，MAX Slope，TTP。iAUC 为曲线下面积，单位为（s·mmol）/L；MAX Slope 表示最大斜率，单位为 mmol/（L·s）；TTP 表示达峰时间，单位为 s，如图 3 - 3 所示。半定量参数 iAUC，即对比剂浓度下峰面积，定义为在一定时间内分布并保留在组织内的对比剂的量，被认为是 Ktrans 和 Ve 混合参数，与肿瘤内流入的血量、肿瘤灌注及肿瘤组织间隙有关，可以综合反映 Ktrans、Kep 和 Ve 的变化。

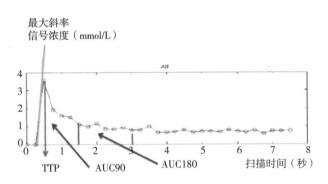

图 3 - 3　动态增强的各个时期信号浓度的变化

AUC 90 表示到 90 秒时曲线下面积；AUC180 表示到 180 秒时曲线下面积

［引自：张春雨，付宇，李晓东，等. 肝癌的影像学诊断进展. 临床肝胆病杂志，2017，33（7）：1266 - 1269］

5. CT 灌注成像　CT 灌注成像指静脉团注对比剂后对选定层面进行同层动态扫描，获得该层面内每一像素的时间 - 密度曲线（time density curve，TDC），根据该曲线利用不同的数学模型计算出各项灌注参数，并通过色阶赋值形成灌注影像，从而了解器官及病变的血流灌注特点及血管特性，是一种评价器官、组织血流灌注状态的无创性功能成像方法。典型HCC CT 灌注成像特点：血流量、血容量增高，肝动脉灌注量增高，门静脉灌注量减少，肝动脉灌注指数增高，可用来评价经肝动脉化疗栓塞术（TACE）的疗效。碘油栓塞治疗后，CT 增强检查未发现明显异常强化残留肿瘤的区域时，可通过灌注来明确是否有肿瘤存活。血管内皮生长因子（VEGF）是一种可诱导肿瘤内生成新生血管的诱导剂，其表达水平与肿瘤的发生、发展、浸润及转移密切相关。CT 灌注成像可对组织的灌注情况进行定量分析[14]。原发性肝癌（primary liver cancer，PLC）首选手术治疗，但手术切除具有严格的适应证和禁忌证，许多患者往往不能行肝切除手术。对于无法手术者，TACE 可使肿块显著缩小、肿瘤细胞坏死，其近期疗效理想，但复发率较高，单次治疗常无法取得满意的效果，通常需要多次治疗。TACE 术后随访手段主要包括甲胎蛋白（AFP）测定、CT 扫描、血管造影、MRI 等，但均有一定的局限。数字减影血管造影（DSA）是公认的 TACE 术后检查肿瘤复发及残留的金标准，但因其有创性不宜作为复查的常规手段。AFP 水平虽能一定程度上反映肝肿瘤情况，但无法反映肿瘤血管形成情况。彩色多普勒超声检查具有无创、操作简单、重复性好等优势，但受肿瘤部位深浅及心跳的干扰较大。CT 扫描具有空间分辨率高、速度快等优势，但常规 CT 扫描时间较长，受呼吸活动度的影响大，不易发现较小的病灶，对微小肝癌的检出率较低。VEGF 是一种糖基化分泌性的多肽因子，在各种诱导肿瘤新生血管的因子中作用最强，已有研究表明 VEGF 与 PLC 的发生和发展密切相关[15]。有研究显示 PLC组血清 VEGF 水平显著高于癌前病变组和健康对照组，VEGF 诊断 PLC 的 ROC 曲线的 AUC值为 0.659，说明通过检测血清 VEGF 水平对 PLC 的诊断与鉴别诊断具有一定的价值；TACE 治疗 30～40 天后，有效组与无效组血清 VEGF 水平较治疗前均有所降低，但有效组显著低于无效组，说明血清 VEGF 水平可以作为判断 TACE 疗效的有效指标。CT 灌注扫描成像是一种功能成像检查手段，可直观反映肝脏局部组织内肝动脉和门静脉血流灌注情况，通过获取时间 – 密度曲线可对肝局部组织灌注情况进行定量分析[16]。

二、肝内胆管细胞癌的影像诊断学进展

（一）概述

肝内胆管细胞癌（intrahepatic cholangiocarcinoma，ICC）为肝脏排序第 2 位的原发性恶性肿瘤。ICC 起病隐匿，临床表现及实验室检查均无特异性，ICC 的早发现及早治疗是提高患者生存率的关键。影像检查对 ICC 的早发现及早治疗、预后评估有重要意义。ICC 的影像学表现可多样化，术前误诊率较高，易延误诊断，影响预后。

（二）影像学表现

1. CT

（1）ICC 的 CT 平扫表现：ICC 的 CT 影像学表现主要由其病理类型及组织学成分决定。ICC 按部位和生长方式可分为肿块型 ICC、管周浸润型 ICC 及管内生长型 ICC，肿块型 ICC最常见。因 ICC 的发生与肝内胆管结石有密切关系，故其好发于肝左叶，而且经常会引起其所在的肝段、肝叶纤维化及萎缩改变。病灶所在肝叶萎缩是 ICC 的一个特征性征象，可能由

于肿块压迫或侵犯引起胆管阻塞，胆汁淤积及肝细胞代谢异常，导致胆汁性肝硬化，进而致肝叶萎缩。肿块型 ICC 的主要 CT 表现为：肝内不规则稍低密度病灶，边界不清，多数呈不规则分叶状，少数呈类圆形；病灶内及周围可出现胆管扩张，部分肿块内见低密度的囊变坏死区，偶尔病灶内出现点状、片状高密度区。部分学者认为，病灶内高密度影并不都是结石，部分是钙化灶，是由肿瘤产生大量黏液发生的小钙化所致[17]。故不规则钙化也是 ICC 的一个重要征象。另外，位于肝脏包膜附近的 ICC 由于肿瘤分泌的纤维成分收缩牵拉致邻近的肝包膜凹陷、皱缩，此征象也是 ICC 特征性改变之一。

（2）ICC 的 CT 动态增强表现：动态增强是诊断 ICC 的关键技术，增强扫描早期 ICC 肿块周边呈不均匀轻中度强化，部分见分隔样强化，肿块中央多无明显强化，或仅表现轻度片状或条索状强化。门静脉期及延迟期出现延迟强化，造影剂逐渐向中央填充，强化的程度和方式与肿瘤内部的纤维组织成分相关，可呈条状、分隔状、斑片状或者均匀的强化，也有部分病灶中央仍可见无强化区[18,19]。组织学上 ICC 肿块构成成分主要为恶性肿瘤细胞、纤维组织、凝固坏死和黏蛋白。ICC 病灶中央区主要由纤维组织构成，恶性肿瘤细胞分布较稀疏；而恶性肿瘤细胞大量存在于病灶的外周部。CT 早期强化的病理基础是恶性肿瘤细胞，所以增强后动脉期病灶边缘呈环状或花环状强化，部分为斑片状、条状强化。因造影剂在纤维组织中弥散、清除较慢，而病灶中央含较多纤维组织，造影剂在其中存留时间较长[20]，故 ICC 病灶中央延迟期出现不均匀强化。因 ICC 为乏血供肿瘤，肿瘤中央可发生囊变、坏死而不强化。

2. MRI

（1）ICC 的 MR 平扫表现：肿块型 ICC 主要表现为分叶状、不规则形、无包膜的软组织肿块，边界多不清楚。肿瘤在 T1WI 上呈不均匀低信号，少数肿瘤在 T1WI 上可见斑点状、片状高信号影，可能与肿瘤内出血或其内含有胆汁、黏液成分有关。T2WI 上呈不规则形混杂高或稍高信号，部分中心可见局灶性星芒状、条状或片状低信号，这些具有一定特征性。当病灶内出现坏死或黏液变时，T2WI 呈明显高信号。弥散加权成像（DWI）依靠不同肿瘤以及肿瘤不同组织的扩散特点进行诊断和鉴别诊断。ICC 病灶周围部分肿瘤细胞丰富处 DWI 为高信号，ADC 值下降。胆管壁浸润型 ICC 的主要表现是其远端肝内胆管扩张，有时肿瘤仅表现为局限性胆管壁增厚，可在周围扩张胆管的衬托下显示出中间无管腔结构的肿瘤形态轮廓。远端胆管呈"软藤状"扩张，并且可延伸到肝脏表面。MRI 技术尤其是磁共振胰胆管成像（MRCP）检查对明确胆管扩张有明显的优势。管内生长型 ICC 主要征象为扩张的胆管腔内软组织肿块影，可呈结节状、乳头状和菜花样结节影。

（2）ICC 的 MRI 增强表现：因不同部位 ICC 由不同比例的纤维、肿瘤细胞、黏液成分构成，故增强 MRI 表现为复杂多样。ICC 的 MRI 增强改变与 CT 增强基本相同，但其所反映的强化细节较 CT 更多且更为清楚。MRI 增强对诊断扩张胆管的断端情况具有重要价值。ICC 的典型表现为"快进慢出"型，即动脉期周围出现环状、花边状不同程度强化，门脉期逐渐向中心扩展，延迟期病灶中心呈渐进性填充式强化，而周边强化的病灶其强化程度不同程度减低。动脉期部分 ICC 病灶周围肝实质内可出现淡雾状异常强化影。

参考文献

［1］ El – Serag HB，Rudolph KL. Hepatocellular carcinoma：epidemiology and molecular carcinogenesis ［J］. Gastroenterology，2007，132（7）：2557 – 2576.

［2］ Asayama Y，Nishie A，Ishigami K，et al. Fatty change in moderately and poorly differentiated hepatocellular carcinoma on MRI：a possible mechanism related to decreased arterial flow ［J］. Clin Radiol，2016，71（12）：1277 – 1283.

［3］ Asayama Y，Nishie A，Ishigami K，et al. Heterogeneity of non – cancerous liver parenchyma on gadoxetic acid – enhanced MRI：an imaging biomarker for hepatocellular carcinoma development in chronic liver disease ［J］. Clin Radiol，2016，71（5）：432 – 437.

［4］ Nakayama T，Yoshiura T，Nishie A. et al. Balanced MR cholangiopancreatography with motion – sensitised driven – equilibrium（MSDE）preparation：feasibility of Gd – EOB – DTPA – enhanced biliary examination ［J］. Clin Radiol，2016，71（12）：442 – 447.

［5］ Ringe KI，Husarik DB，Sirlin CB，et al. Gadoxetate disodium – enhanced MRI of the liver：part 1，protocol optimization and lesion appearance in the noncirrhotic liver ［J］. AJR Am J Roentgenol，2010，195（1）：13 – 28.

［6］ Ahh SS，Kim MJ，Lim JS，et al. Added value of gadoxetic acid – enhanced hepatobiliary phase MR imaging in the diagnosis of hepatocellular carcinoma ［J］. Radiology，2010，255（2）：459 – 466.

［7］ Kogita S，lmai Y，Okada M，et al. GD – EOB – DTPA – enhanced magnetic resonance images of hepatocellular carcinoma：correlation with histological grading and portal blood flow ［J］. Eur Radiol，2010，20（10）：2405 – 2413.

［8］ Kaichi Y，Tanitame K，Itakura H，et al. Orbital fat volumetry and water fraction measurements using T2 – weighted FSE – IDEAL imaging in patients with thyroid – associated orbitopathy ［J］. Am Neuroradiol，2016，37（11）：2123 – 2128.

［9］ Zeng MS，Ye HY，Guo L，et al. Gd – EOB – DTPA – enhanced magnetic resonance imaging for focal liver lesions in Chinese patients：a multicenter，open – label，phase III study ［J］. Hepatobiliary Pancreat Dis Int，2013，12（6）：607 – 616.

［10］ Kudo M，Matsui O，Sakamoto M，et al. Role of gadolinium – ethoxybenzyl – diethylenetriamine penta-acetic acid – enhanced magnetic resonance imaging in the management of hepatocellular carcinoma：consensus at the Symposium of the 48th Annual Meeting of the Liver Cancer Study Group of Japan ［J］. Oncology，2013，84（Suppl 1）：21 – 27.

［11］ 中华人民共和国卫生部. 原发性肺癌诊疗规范（2011 年版）［J］. 临床肝胆病杂志，2011，27（11）：1141 – 1159.

［12］ Nakanishi M，Chuma M，Hige S，et al. Relationship between diffusion – weighted magnetic resonance imaging and histological tumor grading of hepatocellular carcinoma ［J］. Ann Surg Oncol，2012，19（4）：1302 – 1309.

［13］ Xu P，Zeng M，Liu K，et al. Microvascular invasion in small hepatocellular carcinoma：is it predictable with preoperative diffusion – weighted imaging？［J］. J Gastroenterol Hepatol，2014，29（2）：330 – 336.

［14］ 朱炳印，郭顺林，姚永杰，等. CT 灌注成像在原发性肝癌的临床应用价值 ［J］. 中国 CT 和 MR

杂志，2017，15（3）：145－148.

[15] Goos JA，de Cuba EM，Coupe VM，et al. Glucose Transporter 1（SLC2A1）and vascular endothelial growth factor A（VEGFA）predict survival after resection of colorectal cacer liver metastasis［J］. Ann Surg，2016，263（1）：138－145.

[16] Klotz E，Haberland U，Glatting G，et al. Technical prerequisites and imaging protocols for CT perfusion imaging in oncology［J］. Eur J Radiol，2015，84（12）：2359－2367.

[17] Fujita N，Asayama Y，Nishie A，et al. Mass－forming intrahepatic cholangiocarcinoma：Enhancement patterns in the arterial phase of dynamic hepatic CT－Correlation with clinicopathological findings［J］. Eur Radiol，2017，27（2）：498－506.

[18] Li C，Wang W，Ding H，etal. Value of contrast－enhanced sonography in the diagnois of peripheral intrahepatic cholangiocarcinoma［J］. J Clin Ultrasound，2011，39（8）：447－453.

[19] Maetani Y，Itoh K，Watanabe C. et al. MR imaging of intrahepatic cholangio carcinoma with pathologic correlation［J］. AJR Am J Roentgenol，2001，176（6）：1499－1507.

[20] Lee JW. Han JK，Kim TK，et al. CT features of intraductal intrahepatic cholangiocarcinoma［J］. AJR Am J Roentgenol，2007，175（3）：721－725.

第四章

肝癌分期系统的进展

基于肿瘤生物学的 2 个基本观点,传统肿瘤－淋巴结－转移(TNM)分期体系被主要用于上皮性恶性肿瘤。首先,肿瘤是渐进性发展的,其特性为原发性肿瘤在组织浸润的范围加大、解剖学深度加深、区域性淋巴结的播散、远处血行播散。其次,在预后方面,淋巴结转移的重要性超过肿瘤在原发部位或区域性淋巴结的进展。TNM 分期体系虽已成功应用于多种肿瘤的预后,但其在肝脏恶性肿瘤方面效果有限。其中一个原因是,许多肝脏肿瘤的表现为转移性疾病,使得多数患者均被划分为Ⅳ期。而此种分类方法无法反映患者在生存方面的巨大差异。同时,淋巴结转移(通常是衡量上皮恶性肿瘤患者预后的重要因素)在原发性和转移性肝癌中较为罕见,其预后也不甚明了。此外,肝癌患者的预后通常取决于外科切除的可行性。所以,实用的预后体系应当包含对病灶解剖学部位(如重要血管的受累)及肿瘤分布(如多个病灶)的评估。许多肝脏恶性肿瘤继发于肝功能受损的背景下,所以在预后方面,肝功能受损的程度的重要性不亚于传统的肿瘤学指标,如肿瘤大小和数量。为了适应预后变量的多样性和异质性,许多非传统的分期和评分系统被用于肝脏恶性肿瘤患者的分层预后。本章对原发性和转移性肝脏恶性肿瘤患者的预后体系做一概述。

一、肝细胞癌

肝细胞癌(hepatocellular carcinoma,HCC)是全球的主要死因之一。因为肝脏慢性炎症和慢性肝细胞死亡与再生有利于肿瘤发生,所以慢性病毒性肝炎和长期肝硬化的患者罹患肝癌的危险性更高。同时,这些因素使肝脏具有癌变的适宜环境,并且容易导致多发肿瘤和切除后复发。肝癌的治疗方法包括全身化疗、肝动脉单纯栓塞或化疗栓塞、选择性内部放疗、无水乙醇注射、射频或微波热消融术、局部切除术以及全肝切除术后原位肝移植。多数情况下,患者无法接受激进的干预措施,因此治疗方法的多样化是必需[1]。

(一)预后变量

回顾性研究表明,传统的肿瘤指标如大小和数量可以反映疾病的进展和最终的预后。基于肿瘤大小和数量,美国器官共享网络和加州大学旧金山分校标准对适宜接受肝移植的患者进行筛选[2,3]。有研究证实单病灶大肝癌切除术后预后良好,因此肿瘤大小和预后的关系很可能不是线性的[4-8];在这些特定患者中,肿瘤并没有因体积增大表现出更多的转移性倾向，因此其肿瘤可能是惰性的。区域淋巴结（肝门部和肝周）转移的重要性依旧不明，虽然淋巴结转移是预后不良的标志，但其发病率比较低[9-12]。虽然肝外转移提示预后不良，但是慢性肝病的致癌特性使肝内复发的危险性高于远处转移[13,14]。

肿瘤血管侵犯是切除术和移植术后高复发性的一个预后变量[14-23]。虽然肝门或肝血管等大血管侵犯可以在影像学上得以诊断，但在大多数情况下无法排除切除术和移植术前的微血管侵犯。微血管侵犯对预后的重要影响使得一些研究者建议在移植术前对肝癌行常规穿刺活检[24,25]。一些研究者指出，晚期肿瘤分级、血清 AFP 水平显著升高或巨大肿瘤等预后不良因素可提示微血管侵犯[25-29]。因慢性病毒性肝炎/肝硬化和 HCC 之间存在因果关系，所以这些致癌因素是治疗后复发的重要预后指标[14,30-34]。此外，因为晚期肝硬化会限制肝肿瘤的激进治疗，所以诸如 Child - Turcotte - Pugh（Child - Pugh 分级标准是一种临床上常用的用以对肝硬化患者的肝脏储备功能进行量化评估的分级标准）[35,36] 和 MELD（Model for end - stage liver disease，终末期肝病模型）[37] 等评分体系可以定量评价肝功能受损程度，它们对长期生存和治疗过程中的并发症及死亡的预测作用和传统的肿瘤学指标同等重要。例如，一位左肝两个 HCC 病灶、每个 3cm、肝功能良好的患者可以接受治愈性治疗，但是另一位仅有单发的 2cm HCC 却肝功能受损的患者却无法接受此类治疗。若干针对 HCC 切除后结局的研究表明，围手术期事件如预期失血[15,38] 以及术后并发症[39] 可直接影响生存。

（二）预测系统

早期的分期系统试图将传统的 TNM 方案应用于肝癌预后。在结合肿瘤大小、数量、血管侵犯等重要预后变量后，1997 美国肿瘤联合委员会（AJCC）分期系统通过对这 3 种变量进行复杂的组合，划分了 10 个 T 分类[40]。国际肝胆胰协会（International Hepato - Pancreato - Biliary Association，IHPBA）部分减少了这种复杂性，其依据 3 项指标的有无（肿瘤最大直径大于 2cm，多发性肿瘤，血管侵犯）设计了一个评分系统，划分了 4 种 T 类别[41]。这 2 个体系在肿瘤大小方面都以肿瘤最大直径 2cm 为分界点。在认识到以 5cm 为分界点会有更好的分层效果，Vauthey 分期系统出现了[42]，这种改良被整合入下一个系统———2002 美国肿瘤联合委员会（AJCC）分期系统。AJCC 第 8 版癌症分期系统已经出版发行，并于 2018 年 1 月 1 日正式在全球应用。AJCC 第 8 版癌症分期系统首次建立了 AJCC 证据等级量化标准（AJCC levels of evidence），证据质量由 I～Ⅳ级递减，证据等级 I～Ⅲ级的内容可被列入第 8 版癌症分期系统。该分期系统增加了循证医学的证据，将成为临床医生和研究人员制定诊疗规范、判断患者预后的参考依据。

AJCC 第 8 版肝癌分期系统中指出原发肿瘤（T）的分期（表 4 - 1）与患者的预后紧密相关，该结论由多个临床研究得出，其中包括肝切除术后[43-49] 以及肝移植[50] 术后患者存活率的多中心研究。AJCC 第 8 版肝癌分期系统并未对区域淋巴结（N）和远处转移（M）进行更新。AJCC 第 8 版对 T 分期进行了更新。一项包含 1019 例肝癌患者的研究显示，直径 < 2cm 的单发肿瘤，不论有无血管侵犯和组织学分级程度，患者都有较长的生存期[51]。因此，AJCC 第 8 版肝癌分期系统根据肿瘤大小和有无血管侵犯，将 T1 又分成 T1a 和 T1b。T1a 指孤立肿瘤直径≤2cm，不论有无血管侵犯；T1b 指孤立肿瘤直径 >2cm 且没有血管侵犯。对于孤立肿瘤直径 >2cm 且伴有血管侵犯的患者，其存活率与多发肿瘤直径最大不超过 5cm

的相似，因此被归入 T2。另一项包含 754 例肝癌患者的研究显示，T3a 与 T3b 患者（$P = 0.073$），以及 T3b 与 T4 患者（$P = 0.227$）的总生存期均没有明显差别，并认为第 7 版 AJCC 癌症分期系统在判断预后方面反而不如第 5 版和第 6 版精确[52]。因此，AJCC 第 8 版肝癌分期系统将旧版的 T3a 定义为 T3，将旧版 T3b 与 T4 合并成 T4。肝癌直接侵犯胆囊或者腹膜以外的其他脏器均为 T4。主要血管侵犯是指侵犯门静脉右支或左支的主干（不包括二级和三级分支）、侵犯三根肝静脉主干、侵犯肝固有动脉以及肝左动脉和肝右动脉的主干[42]。多发肿瘤包括卫星灶、多灶性肿瘤和肝内播散灶。

表 4 - 1　原发肿瘤（T）的分期[53]

T 分期	标准
TX	原发肿瘤无法评估
T0	原发肿瘤无明显证据
T1	单发肿瘤≤2cm，或单发肿瘤 >2cm 且没有血管侵犯
T1a	单发肿瘤≤2cm
T1b	单发肿瘤 >2cm 且没有血管侵犯
T2	单发肿瘤 >2cm 且伴有血管侵犯，或多发肿瘤，最大不超过 5cm
T3	多发肿瘤，肿瘤最大径 >5cm
T4	无论肿瘤数目和肿瘤大小，只要有门静脉或肝静脉主要分支的血管侵犯；或肿瘤直接侵犯胆囊或者腹膜以外的其他脏器

这些体系一个潜在的局限性是它们未能将肝功能损伤作为一个预后或治疗选择的依据。1985 年的 Okuda 体系进行了结合肿瘤特异性和肝功能特异性变量的早期尝试[54]，它运用 4 项指标（肿瘤累及 >50% 肝实质，腹水，血清白蛋白≤3mg/dl，血清胆红素≥3mg/dl）将患者分为 3 期（A 期，0 项指标；B 期，1 ~ 2 项指标；C 期，3 ~ 4 项指标），准确地对生存期进行了预后分层。意大利肝癌项目（CLIP）[55] 分期体系利用以 Child - Pugh 评价的肝功能、以形态学评估如肿瘤数量和肝实质累及程度评价的肿瘤负荷、AFP（甲胎蛋白）、门静脉癌栓等指标建立了 0 ~ 6 分的评价体系[55]。巴塞罗那（BCLC）分期系统[56] 于 1999 年首次被提出，也整合了描述肿瘤负荷和肝功能的因素，同时引入一般健康状态（PS）。因此，BCLC 体系可对患者的治疗策略进行分类[56]：A 类患者大多数疾病负荷小，肝功能完好，一般健康状态好，能够进行肝移植术；B 类患者肝功能和一般健康状态良好，但肿瘤负荷超出移植标准，故此类患者通常接受肝切除术；C 类患者的一般健康状态或疾病负荷使得他们不适合接受切除术或移植术，首选经肝动脉治疗；D 类患者的肝功能、一般健康状态和肿瘤负荷使得他们只能接受支持治疗。BCLC 体系对患者适宜治疗方案进行了分类，而不仅仅只是一种预测方式。将传统肿瘤特异性和肝功能特异性指标整合纳入肝癌预后，日本综合系统（JIS）有其自身优点，它将 IHPBA 分期系统和 Child - Pugh 分级整合为一个简单的评分系统，并对肝癌切除术后的生存期进行分层[57]（表 4 - 2）。

表 4 – 2　肝癌分期系统纳入的预后变量

分期系统	不良的预后变量
AJCC 系统，第 5 版[40]	肿瘤大小 >2cm 多发性肿瘤/双侧肿瘤 微血管侵犯 重要血管侵犯/肝外侵犯
IHPBA 系统[41]	肿瘤大小 >2cm 多发性肿瘤/血管侵犯
Vauthey 系统[42]	肿瘤大小 >5cm 多发性肿瘤/微血管侵犯 重要血管侵犯
AJCC 系统，第 8 版[53]	肿瘤大小 >5cm 多发性肿瘤/微血管侵犯 重要血管侵犯
Okuda 系统[54]	>50% 肝实质受累 腹水 血清白蛋白 ≤3mg/dl 血清胆红素 ≥3mg/dl
BCLC 系统[56]	肿瘤大小 3 ~ 5cm/多发性肿瘤 血管侵犯或肝外侵犯症状 Child – Pugh 分级
CLIP 系统[55]	Child – Pugh 分级 >50% 肝实质受累 AFP ≥400ng/ml 门静脉癌栓
JIS[57]	肿瘤大小 >2cm 多发性肿瘤/血管侵犯 Child – Pugh 评分

　　2008 年，MSKCC（纪念斯隆凯 – 特琳癌症中心）对 184 名接受部分肝切除术的肝癌患者进行了研究，以此来验证这些预后体系[15]。像预期一样，大多数体系可对总生存期和无复发生存期进行分类，但是没有任何一个能够给出个体生存期的准确分层。在分析中，研究者用一致性指数来检测每个体系对随机配对患者的生存期的预测。当检测一对随机患者时，一致性指数为 1.0 意味着这个体系预测的生存期有 100% 的准确性；一致性指数为 0.5 意味着这个体系预测的生存期有 50% 的准确性。不同体系的一致性指数介于 0.54 ~ 0.59，只有 2002 AJCC 分期体系有大于 0.5 的 95% 可信区间，提示其他分期系统无法对个体的生存期做出分层。在提高预测个体危险度的尝试中，研究者用数据集生成一个预后列线图，并基于预后因素和生存期的关系给予加权评分。基于这种方法，一个整合了患者年龄、术中出血量的

估计、无瘤边界、卫星病灶、血管侵犯、肿瘤大小和 AFP 水平的评分系统被用于评估患者的个体生存期和无复发生存期。同时，这一体系体现了变量在预后价值方面的差异，列线图也便于纳入连续变量（如失血量的估计）。肝癌 MSKCC 列线图在预测总生存期方面的一致性指数是 0.74（95% 可信区间 0.68 ~ 0.80），在预测无复发生存期方面的一致性指数是 0.67（95% 可信区间 0.61 ~ 0.73），表明其能够提高预后的准确性。

二、胆管癌

起源于胆管上皮细胞的胆管癌（Cholangiocarcinoma，CCA）可以表现为肝内或肝门变异（肝外胆管癌本文暂不讨论）。胆管癌与丙型肝炎、慢性胆道寄生虫感染、原发性硬化性胆管炎有关，但胆管癌与肝癌不同，因其大多非继发于已知的肝细胞或胆道失调背景下。与肝癌类似，胆管癌的最佳治疗是手术切除，所以解剖学因素也与预后相关。胆管癌沿着胆道隐匿性纵向生长的能力使我们要尽可能摘除肿瘤，尤其是肝门胆管癌，其最佳治疗不仅要切除胆道肿瘤，还要切除上游的半个肝脏和邻近的胆管根部。除了纵向生长，胆管癌还可以呈放射状生长，通常从胆道侵犯到邻近的组成门管区的门静脉和肝动脉。解剖区域包括肝门，因胆道靠近门静脉和肝静脉，意味着 CCA 明显累及双侧重要结构时会导致部分 CCA 无法切除[1]。

（一）预后变量

像其他上皮恶性肿瘤一样，胆管癌似乎也遵循着局部肿瘤进展的模式，从黏膜内侵犯开始，最终侵犯全层。此外，胆管癌易发生肝门区淋巴结转移[1]。和 HCC 相似，对接受外科切除术的肝癌患者而言，肿瘤大小和数量是可靠的预后指标。胆管癌发生肝门淋巴结转移的概率高于 HCC，并且淋巴结转移是严重预后不良因素。肿瘤内淋巴管浸润可提示淋巴结转移，也是预后不良因素[58-60]。肿瘤的分化也与生存期差异有关[61,62]。血清肿瘤标志物如糖类抗原 199（CA199）、癌胚抗原（CEA）的显著升高，与预后不良相关[63-65]。与肝癌相比，胆管癌更容易发生肝外转移，并且预示着预后不良。胆管癌有沿着胆道系统纵向生长的能力，其微观浸润可超过肉眼可识别范围。镜下的无瘤切缘与生存期延长相关[66-70]。

（二）预后体系

1. 肝内胆管癌　CCA 有典型的肿瘤进展、淋巴结转移和远处血行播散方式，使其适用于传统的 TNM 分期。肝内胆管癌的早期分期体系基于肿瘤大小和数量，与肝癌的分期系统类似[71]。2001 年，来自东京的日本癌症中心医院的 Okabayashi 及其同事[72]对 60 例接受 CCA 切除术的患者进行了多因素研究，证实了肝门淋巴结转移、多发性肿瘤、肿瘤相关症状和任何血管结构的微观或宏观浸润是预后相关因素（表 4 - 3）。利用这些变量，他们提出一个新的分期体系，Ⅰ期是单个肿瘤、无血管侵犯，Ⅱ期是单个肿瘤但存在血管侵犯，ⅢA 期是多发性肿瘤，ⅢB 期是出现淋巴结转移，Ⅳ期是出现远处转移。这个分期体系能够对总生存率和无复发生存率进行分层，使其最终被纳入 AJCC 分期，AJCC 基于肿瘤大小和血管侵犯的有无提出了 T 分类系统，T3 定义为肿瘤扩散至肝外组织，T4 为弥漫性浸润、胆管周围浸润[73]。一些研究者提议预后因素应当纳入肿瘤的大小[74,75]。2013 年，Wang 和他的同事[65]基于 CEA 水平、CA199 水平、血管侵犯、淋巴结转移、肝外转移、肿瘤数量和肿瘤最大直径提出了一个预后列线图。这个列线图使用了与 Cho[15] 类似的方法，对 367 例接受部分肝切除术的患者进行了分析，结果表明这种预后列线图优于 AJCC 第 7 版分期系统（一致性指数 0.74 vs 0.65）。类似地，Hyder[76] 通过对包含美国、欧洲、亚洲的 514 例接受切除术的肝内胆管癌患者的数据进行研究，结合了年龄、血管侵犯、淋巴结转移、肿瘤数量、肿瘤最大直径、肝硬化等预后变量，提出了一个一致性指数为 0.69 的类似的预后列线图[76]。

表 4 – 3　肝内胆管癌分期系统纳入的预后变量

分期系统	不良预后变量
AJCC/UICC 系统	肿瘤大小 >2cm 多发性肿瘤 微血管侵犯 重要血管侵犯
Okabayashi 系统	多发性肿瘤，血管侵犯

2. 肝门部胆管癌　基于肿瘤大小进行 T 分期的早期 AJCC 分期系统并不能很好地适用于肝门部胆管癌，因为一些小的但是位置不佳的肿瘤是不可切除的。1975 年，Bismuth 和 Corlette[77] 提出了一个肝门部胆管癌的解剖学分类系统，它可被用于确定手术的路径和可切除性。随后 MSKCC 提出一个纳入邻近血管侵犯的替代性 T 分类系统，可基于可切除性对患者进行分层[67]。MSKCC 系统也可对预后进行分层，因为不可行切除术的患者的生存期比可行切除术的患者更短[70]。基于对肝门内肿瘤侵犯的解剖学认知，最新的肝门部胆管癌 AJCC 分期系统纳入了 MSKCC 分期体系中的因素以确定 T 分期（表 4 – 4）[73]。Bismuth 和 MSKCC 系统的一个不同点是前者包含更多信息（如右侧与左侧侵犯对比），以进行解剖学描述和手术规划。Deoliveira 等[78] 最近提出一种类似但更全面的解剖学分类方式，它不但有左右两侧的对比、淋巴结转移和远处转移的对比，还包括肿瘤大小、形态学，潜在肝脏疾病，切除后残余肝脏的预期状况，胆管、门静脉和肝动脉受侵犯的程度。

表 4 – 4　肝门部胆管癌分期系统纳入的预后变量

分期系统	不良预后变量
MSKCC 系统	单侧肝管侵犯 同侧肝脏萎缩 同侧门静脉侵犯 双侧肝管侵犯 门静脉主干包绕

分期系统	不良预后变量
AJCC 系统，第 8 版	肿瘤侵犯超出胆管壁脂肪组织
	肿瘤侵犯邻近的肝实质
	单侧门静脉或肝动脉受累
	主要或双侧门静脉侵犯
	普通肝动脉侵犯
	对侧门静脉侵犯
	对侧肝动脉侵犯
	肿瘤侵犯双侧的二级胆管根部
	区域性淋巴结转移
	腹主动脉旁、腔静脉旁、腹腔动脉或肠系膜动脉
	淋巴结转移

三、大肠癌肝转移

与其他全身播散性癌症的表现不同，大肠癌肝转移可经手术切除。肝脏通常是大肠癌最主要的转移部位。肝脏转移瘤患者的长期随访表明，接受肝转移瘤切除的患者中，接近 1/5 的患者有治愈的可能性[79,80]。此外，过去几十年里转移性大肠癌的治疗和预后有很大进步。这些进步少数得益于手术和围手术期技术的改善，多数得益于全身化疗的进步。这些进步使得外科医生能够对曾经不适合行外科治疗的患者进行治愈性干预，并且使转移性大肠癌患者比过去存活时间更长。伴随治疗措施的进步，预后变量与长期生存率的关系也发生了改变[81-84]。

（一）预后变量

长期以来被认为可影响大肠癌肝转移瘤切除术后生存预后的变量可分为四类。第一类可反映与肿瘤生物学特征相关的原发肿瘤情况。有几项分析表明，原发肿瘤的变量，如原发灶横向侵犯（＞T3）或淋巴结转移（N1），似乎会对转移性疾病切除术后的预后造成影响[85-89]，表明原发灶表现出来的疾病生物学内在本质也会影响转移瘤切除后的预后。第二类是描述疾病进展的过程。多项分析发现，与继发转移相比，同步肝转移提示预后不良，且原发灶和转移灶之间的无病间隔时间与转移瘤切除术后的生存期成反比[85,86,88-90]。第三类描述肿瘤负荷和/或技术可切除性，包括肿瘤大小、肿瘤数目、双侧侵犯或血清癌胚抗原（carcinoembryonic antigen，CEA）水平等变量[85-89,91]。第四类是描述全身化疗反应性的变量。早期研究表明，肝转移瘤对新辅助化疗的影像学反应与切除术后预后良好有关[92-94]。随着全身化疗疗效增加（化疗后疾病进展的可能性下降），此类变量对预后的影响也随之改变[95]。许多研究表明，对特定药物的反应性预测指标（如 K-ras 基因突变状态对西妥昔单抗 Cetuximab 的疗效预测）可能是具有重要意义的变量[96-98]。

（二）预后体系

鉴于大肠癌肝转移的外科干预日益普及，我们需要一个具体的分期系统，以对依据 Duke、Astler - Collins、AJCC 分期为 D 期或Ⅳ期患者的生存进行更好的分层。从 1990 年代后期开始，有人通过对接受肝转移瘤切除的患者进行研究，依据存在预后价值的变量（原发性肿瘤淋巴结转移；原发性肿瘤与转移性肿瘤的间隔时间；数目、大小，肝癌的解剖学分类；CEA 水平）提出若干分期体系。对这些评分体系的简要分析表明，它们存在显著的一致性，表明这些研究者独立地对相同的生物特征进行了分析。其中得以广泛采用的是临床风险评分系统（CRS）或 Fong 评分系统（以第一次依据对 MSKCC 研究数据的分析提出该体系的作者命名）[86]。Fong 等确定了 7 个预后变量：切缘阳性，存在肝外疾病，原发性肿瘤淋巴结阳性，原发性与转移性之间的无病间隔时间 <12 个月，多灶性（>1 个）肿瘤，肿瘤最大直径 >5cm，CEA 水平 >200ng/ml。在这些变量中，他们排除了切缘状态（因为术前并不能准确评估）和肝外疾病（这个指标被认为是肝转移瘤切除术的禁忌证）后，使用其余 5 个变量来创建了 0~5 分的评分体系，将患者分为 6 种预后类别。这个评分体系被一些研究所验证，并依旧作为对预后进行分层的一种方式得以使用[99,100]（表 4 -5）。

表 4 -5 大肠癌肝转移风险评分系统纳入的预后变量

研究	不良预后变量
Nordlinger 等，1996[101]	年龄≥60 岁 原发肿瘤侵犯浆膜，原发性淋巴结阳性 无病间隔时间≤2 年，肝转移瘤大小≥5cm，肝转移瘤数目≥4 个，肝切除边缘≤1cm
Iwatsuki 等，1999[102]	无病间隔时间≤30 个月，肝转移瘤大小≥8cm 肝转移瘤数目≥2 个，双侧肝转移瘤 肝切除边缘阳性，肝外转移
Fong 等，1999[86]	原发性淋巴结阳性 无病间隔时间≤1 年，肝转移瘤大小≥5cm，肝转移瘤数目≥1 个，CEA >200ng/ml
Nagashima 等，2004[103]	原发肿瘤侵犯浆膜，原发性淋巴结阳性 肝转移瘤大小≥5cm，肝转移瘤数目≥1 个，可切除的肝外转移瘤
Rees 等，2008[104]	原发性淋巴结阳性 原发性肿瘤分化良好：CEA 6~60ng/ml；原发性肿瘤分化差：CEA >60ng/ml 肝转移瘤数目≥3 个 肝转移瘤大小 5~10cm 肝转移瘤大小≥10cm 肝切除边缘阳性，肝外转移

2008 年，Kattan 等[105]重新对 MSKCC 数据作了分析，进而以列线图方式对接受肝转移瘤切除术患者的生存预后进行预测。尽管 CRS 系统对每个变量给予相同权重并将其视为分类变量，这个列线图包含了 5 个额外的预后变量，并对这些变量进行了加权和整合。针对

1999 年 CRS 提出后接受治疗患者的研究表明，MSKCC 列线图［整合了患者年龄、性别、原发肿瘤部位（结肠或直肠）、无病间隔时间、CEA 水平、肿瘤数目、肿瘤最大直径、双侧切除、肿瘤侵犯超过半个肝脏、原发肿瘤的淋巴结状态］的预后评价效果更佳（一致性指数 0.688 *vs* 0.648，$P = 0.03$）。早有研究已证实，随着更新和更有效的化疗方案的出现，大肠腺癌肝转移患者的预后已经得到了改善。需要注意的是，这些评分体系，包括 MSKCC，大多是基于同时代整体化疗以前的患者资料的。近期的研究表明，随着奥沙利铂（oxaliplatin，第 3 代铂类抗癌药，为二氨环己烷的铂类化合物）、伊立替康（irinotecan，半合成水溶性喜树碱类衍生物）和生物制剂如贝伐单抗（重组的人源化单克隆抗体）、西妥昔单抗的出现，有些曾经具有预后价值的因素可能不再具有预后意义。例如，一项研究表明，在奥沙利铂和伊立替康出现以前，肝转移瘤切除术后的生存期受原发肿瘤的淋巴结状态影响，但这种影响现已不复存在[106]。德州大学安德森癌症中心对肝转移瘤切除术前接受新辅助奥沙利铂或伊立替康化疗患者进行的一项研究发现，只有手术切缘状态和对化疗的影像学反应与生存相关，这说明，在现在有效的全身化疗得以应用后，大肠癌肝转移的预后有可能被简化为一个技术问题，即其是否可被完全切除[107]。

四、小结

分期体系的作用在于：①了解癌症预后的巨大差异；②预测癌症患者个体生存期。肝脏肿瘤的分期和预后一直富有挑战性，因为原发性和转移性肝癌中反映预后和治疗应答的指标一直在改变。随着我们对这些疾病认识的进步和发展，相应预测体系也会改变。这些进步包括修改传统的 TNM 分期来适应肝癌独特的生物学特征，也包括采纳一些未能纳入 TNM 方案但与其密切相关的指标。虽然这些体系能够就患者的预后做出不同的分类，近期列线图的应用可使我们从群体预后转变为个体预后。毫无疑问，本章所讨论的预测系统在将来也会继续得以完善。

参考文献

［1］　Grazioli L, Ambrosini R, Frittoli B, et al. Primary benign liver lesions ［J］. Eur J Radiol, 2017, 95：378 –398.

［2］　Yao FY, Ferrell L, Bass NM, et al. Liver transplantation for hepatocellular carcinoma：expansion of the tumor size limits does not adversely impact survival ［J］. Hepatology, 2001, 33（6）：1394 –1403.

［3］　Mazzaferro V, Regalia E, Doci R, et al. Liver transplantation for the treatment of small hepatocellular carcinomas in patients with cirrhosis ［J］. New Engl J Med, 1996, 334（11）：693 –699.

［4］　Pawlik TM, Poon RT, Abdalla EK, et al. Critical appraisal of the clinical and pathologic predictors of survival after resection of large hepatocellular carcinoma ［J］. Arch Surg, 2005, 140（5）：457 –458.

［5］　Régimbeau JM, Farges O, Shen BY, et al. Is surgery for large hepatocellular carcinoma justified ［J］? J Hepatol, 1999, 31（6）：1062 –1068.

［6］　Liau KH, Ruo L, Shia J, et al. Outcome of partial hepatectomy for large（ > 10 cm）hepatocellular carcinoma ［J］. Cancer, 2005, 104（9）：1948 –1955.

［7］ Poon TP, Fan ST, Wong J. Selection criteria for hepatic resection in patients with large hepatocellular carcinoma larger than 10 cm in diameter ［J］. J Am Coll Surg, 2002, 194 （5）: 592 – 602.

［8］ Lee NH, Chau GY, Lui WY, et al. Surgical treatment and outcome in patients with a hepatocellular carcinoma greater than 10 cm in diameter ［J］. Br J Surg, 1998, 85 （12）: 1654 – 1657.

［9］ Shen X, Li H, Feng W, et al. Clinical significance of lymph node metastasis in patients undergoing partial hepatectomy for hepatocellular carcinoma ［J］. World J Surg, 2010, 34 （5）: 1028 – 1033.

［10］ Grobmyer SR, Wang L, Gonen M, et al. Perihepatic lymph node assessment in patients undergoing partial hepatectomy for malignancy ［J］. Ann Surg, 2006, 244 （2）: 260 – 264.

［11］ Uenishi T, Hirohashi K, Shuto T, et al. The clinical significance of lymph node metastases in patients undergoing surgery for hepatocellular carcinoma ［J］. Surg Today, 2000, 30 （10）: 892 – 895.

［12］ Jaeck D. The significance of hepatic pedicle lymph nodes metastases in surgical management of colorectal liver metastases and of other liver malignancies ［J］. Ann Surg Oncol, 2003, 10 （9）: 1007 – 1011.

［13］ Yang Y, Nagano H, Ota H, et al. Patterns and clinicopathologic features of extrahepatic recurrence of hepatocellular carcinoma after curative resection ［J］. Surgery, 2007, 141 （2）: 196 – 202.

［14］ Cha C, Fong Y, Jarnagin WR, et al. Predictors and patterns of recurrence after resection of hepatocellular carcinoma ［J］. J Am Coll Surg, 2003, 197 （5）: 753 – 758.

［15］ Cho CS, Gonen M, Shia J, et al. A novel prognostic nomogram is more accurate than conventional staging systems for predicting survival after resection of hepatocellular carcinoma ［J］. J Am Coll Surg, 2008, 206 （2）: 281 – 291.

［16］ Cho CS, Knechtle SJ, Hermina M, et al. Analysis of tumor characteristics and survival in liver transplant recipients with incidentally diagnosed hepatocellular carcinoma ［J］. Gastroenterology, 2001, 5 （6）: 594 – 602.

［17］ Tsai TJ, Chau GY, Lui WY, et al. Clinical significance of microscopic tumor venous invasion in patients with resectable hepatocellular carcinoma ［J］. Surgery, 2000, 127 （6）: 603 – 608.

［18］ Vauthey JN, Klimstra D, Franceschi D, et al. Factors affecting long – term outcome after hepatic resection for hepatocellular carcinoma ［J］. Am J Surg, 1995, 169 （1）: 28 – 34.

［19］ Chen MF, Hwang TL, Jeng LB, et al. Hepatic resection in 120 patients with hepatocellular carcinoma ［J］. Arch Surg, 1989, 124 （9）: 1025 – 1028.

［20］ Lau H, Fan SI, Wong J. Long term prognosis after hepatectomy for hepatocellular carcinoma: a survival analysis of 204 consecutive patients ［J］. Cancer, 2015, 83 （11）: 2302 – 2311.

［21］ Sumie S, Kuromatsu R, Okuda K, et al. Microvascular invasion in patients with hepatocellular carcinoma and its predictable clinicopathological factors ［J］. Ann Surg Oncol, 2008, 15 （5）: 1375 – 1382.

［22］ Shah SA, Cleary SP, Wei AC, et al. Recurrence after liver resection for hepatocellular carcinoma: Risk factors, treatment, and outcomes ［J］. Surgery, 2007, 141 （3）: 330 – 339.

［23］ Ringe B, Pichlmayr R, Wittekind C, et al. Surgical treatment of hepatocellular carcinoma: Experience with liver resection and transplantation in 198 patients ［J］. World J Surg, 1991, 15 （2）: 270 – 285.

［24］ Tamura S, Kato T, Berho M, et al. Impact of histological grade of hepatocellular carcinoma on the outcome of liver transplantation ［J］. Arch Surg, 2001, 136 （1）: 25 – 30.

［25］ Esnaola NF, Lauwers GY, Mirza NQ, et al. Predictors of microvascular invasion in patients with hepatocellular carcinoma who are candidates for orthotopic liver transplantation ［J］. J Gastrointest Surg, 2002, 6

（2）：224 – 232.

[26]　Shijo H, Okazaki M. Prediction of portal vein invasion by hepatocellular carcinoma：a correlations between portal vein tumor thrombus and biochemical tests [J]. Jpn J Clin Oncol, 1991, 21 （2）：94 – 99.

[27]　Alessandro C, Fabio P, Antonia D, et al. Preoperative prediction of hepatocellular carcinoma tumour grade and micro – vascular invasion by means of artificial neural network：a pilot study [J]. J Hepatol, 2010, 52 （6）：880 – 888.

[28]　Cillo U, Vitale A, Navaglia F, et al. Role of blood AFP mRNA and tumor grade in the preoperative prognostic evaluation of patients with hepatocellular carcinoma [J]. World J Gastroenterol, 2005, 11 （44）：6920 – 6925.

[29]　Pawlik TM, Delman KA, Vauthey JN, et al. Tumor size predicts vascular invasion and histologic grade：Implications for selection of surgical treatment for hepatocellular carcinoma [J]. Liver Transplant, 2010, 11 （9）：1086 – 1092.

[30]　Kubo S, Hirohashi K, Tanaka H, et al. Effect of viral status on recurrence after liver resection for patients with hepatitis B virus – related hepatocellular carcinoma [J]. Cancer, 2015, 88 （5）：1016 – 1024.

[31]　Yo S, Terumasa Y, Hideo T, et al. Risk of recurrence in a long – term follow – up after surgery in 417 patients with hepatitis B – or hepatitis C – related hepatocellular carcinoma [J]. Ann Surg, 2006, 244 （5）：771 – 780.

[32]　Adel B, Mark O, Peter A, et al. Survival outcomes in liver transplantation for hepatocellular carcinoma, comparing impact of hepatitis C versus other etiology of cirrhosis [J]. Liver Transplant, 2010, 13 （6）：807 – 813.

[33]　Ahmad SA, Bilimoria MM, Wang X, et al. Hepatitis B or C virus serology as a prognostic factor in patients with hepatocellular carcinoma [J]. J Gastrointest Surg, 2001, 5 （5）：468 – 476.

[34]　Cescon M, Cucchetti A, Grazi GL, et al. Role of hepatitis B virus infection in the prognosis after hepatectomy for hepatocellular carcinoma in patients with cirrhosis：a Western dual – center experience [J]. Arch Surg, 2009, 144 （10）：906 – 913.

[35]　Child CG, Turcotte JG. Surgery and portal hypertension [J]. Major Probl Clin Surg, 1964, 1：1 – 85.

[36]　Pugh RN, Murray – Lyon IM, Dawson JL, et al. Transection of the oesophagus for bleeding oesophageal varices [J]. Br J Surg, 2010, 60 （8）：646 – 649.

[37]　Kamath PS, Wiesner RH, Malinchoc M, et al. A model to predict survival in patients with end – stage liver disease [J]. Hepatology, 2001, 33 （2）：464 – 470.

[38]　Katz SC, Jinru S, Kui Hin L, et al. Operative blood loss independently predicts recurrence and survival after resection of hepatocellular carcinoma [J]. Ann Surg, 2009, 249 （4）：617 – 623.

[39]　Kusano T, Sasaki A, Kai S, et al. Predictors and prognostic significance of operative complications in patients with hepatocellular carcinoma who underwent hepatic resection [J]. Eur J Surg Oncol, 2009, 35 （11）：1179 – 1185.

[40]　Cancer AJCC. Liver（including intrahepatic bile ducts）. 1998：98 – 126.

[41]　Makuuchi M, Belghiti J, Belli G, et al. IHPBA concordant classification of primary liver cancer：working group report [J]. J Hepatobiliary Pancreat Surg, 2003, 10 （1）：26 – 30.

[42]　Vauthey JN. Simplified staging for hepatocellular carcinoma [J]. J Clin Oncol, 2002, 20 （6）：1527 – 1536.

［43］　Cheng CH, Chen FL, Wu TH, et al. Evaluation of the new AJCC staging system for resectable hepatocellular carcinoma ［J］. World J Surg Oncol, 2011, 9 (1)：114 – 119.

［44］　Wu CC, Cheng SB, Ho WM, et al. Liver resection for hepatocellular carcinoma in patients with cirrhosis ［J］. Br J Surg, 2005, 92 (3)：348 – 355.

［45］　Varotti G, Ramacciato G, Ercolani G, et al. Comparison between the fifth and sixth editions of the AJCC/UICC TNM staging systems for hepatocellular carcinoma：multicentric study on 393 cirrhotic resected patients ［J］. Eur J Surg Oncol, 2005, 31 (7)：760 – 767.

［46］　Ramacciato G, Mercantini P, Cautero N, et al. Prognostic evaluation of the new American Joint Committee on Cancer/International Union Against Cancer staging system for hepatocellular carcinoma：analysis of 112 cirrhotic patients resected for hepatocellular carcinoma ［J］. Ann Surg Oncol, 2005, 12 (4)：289 – 297.

［47］　Lei HJ, Chau GY, Lui WY, et al. Prognostic value and clinical relevance of the 6th Edition 2002 American Joint Committee on Cancer staging system in patients with resectable hepatocellular carcinoma ［J］. J Am Coll Surg, 2006, 203 (4)：426 – 435.

［48］　Kee KM, Wang JH, Lee CM, et al. Validation of clinical AJCC/UICC TNM staging system for hepatocellular carcinoma：analysis of 5, 613 cases from a medical center in southern Taiwan ［J］. Int J Cancer, 2007, 120 (12)：2650 – 2655.

［49］　Poon RT, Fan ST. Evaluation of the new AJCC/UICC staging system for hepatocellular carcinoma after hepatic resection in Chinese patients ［J］. Surg Oncol Clin N Am, 2003, 12 (1)：35 – 50.

［50］　Vauthey JN, Ribero D, Abdalla EK, et al. Outcomes of liver transplantation in 490 patients with hepatocellular carcinoma：validation of a uniform staging after surgical treatment ［J］. J Am Coll Surg, 2007, 204 (5)：1016 – 1027；discussion 1027 – 1028.

［51］　Junichi S, Andreas A, Aloia TA, et al. Microvascular invasion does not predict long – term survival in hepatocellular carcinoma up to 2 cm：reappraisal of the staging system for solitary tumors ［J］. Ann Surg Oncol, 2013, 20 (4)：1223 – 1229.

［52］　Chan AC, Fan ST, Poon RT, et al. Evaluation of the seventh edition of the American Joint Committee on Cancer tumour – node – metastasis (TNM) staging system for patients undergoing curative resection of hepatocellular carcinoma：implications for the development of a refined staging system ［J］. HPB (Oxford), 2013, 15 (6)：439 – 448.

［53］　Cancer AJCC. Liver (Including Intrahepatic Bile Ducts). AJCC Cancer Staging Manual, 2006：131 – 138.

［54］　Kunio O, Toshio O, Hiroshi O, et al. Natural history of hepatocellular carcinoma and prognosis in relation to treatment. Study of 850 patients ［J］. Cancer, 1985, 56 (4)：918 – 928.

［55］　The Cancer of the Liver Italian Program (CLIP) Investigators. Prospective validation of the CLIP score：a new prognostic system for patients with cirrhosis and hepatocellular carcinoma ［J］. Hepatology, 2000, 31 (4)：840 – 845.

［56］　Llovet JM, Bru CJ. Prognosis of hepatocellular carcinoma：the BCLC staging classification ［J］. Semin Liver Dis, 1999, 19 (3)：329 – 338.

［57］　Kudo M, Chung H, Osaki Y. Prognostic staging system for hepatocellular carcinoma (CLIP score)：its value and limitations, and a proposal for a new staging system, the Japan Integrated Staging Score (JIS score). J Gastroenterol, 2003, 38 (3)：207 – 215.

［58］　Uenishi T, Hirohashi K, Kubo S, et al. Clinicopathological factors predicting outcome after resection of mass – forming intrahepatic cholangiocarcinoma ［J］. Br J Surg, 2001, 88（7）: 969 – 974.

［59］ Suzuki S, Sakaguchi T, Yokoi Y, et al. Clinicopathological prognostic factors and impact of surgical treatment of mass – forming intrahepatic cholangiocarcinoma ［J］. World J Surg, 2002, 26（6）: 687 – 693.

［60］ Weber SM, Jarnagin WR, Klimstra D, et al. Intrahepatic Cholangiocarcinoma: resectability, recurrence pattern, and outcomes ［J］. J Am Coll Surg, 2001, 193（4）: 384 – 391.

［61］ Saxena A, Chua TC, Sarkar A, et al. Clinicopathologic and treatment – related factors influencing recurrence and survival after hepatic resection of intrahepatic cholangiocarcinoma: a 19 – year experience from an established Australian Hepatobiliary Unit ［J］. J Gastrointest Surg, 2010, 14（7）: 1128 – 1138.

［62］ Shirabe K, Mano Y, Taketomi A, et al. Clinicopathological prognostic factors after hepatectomy for patients with mass – forming type intrahepatic cholangiocarcinoma: relevance of the lymphatic invasion index ［J］. Ann Surg Oncol, 2010, 17（7）: 1816 – 1822.

［63］ Ohtsuka M, Ito H, Kimura F, et al. Results of surgical treatment for intrahepatic cholangiocarcinoma and clinicopathological factors influencing survival ［J］. Br J Surg, 2002, 89（12）: 1525 – 1531.

［64］ Cho SY, Park SJ, Kim SH, et al. Survival analysis of intrahepatic cholangiocarcinoma after resection ［J］. Ann Surg Oncol, 2010, 17（7）: 1823 – 1830.

［65］ Wang YZ, Li J, Xia Y, et al. Prognostic nomogram for intrahepatic cholangiocarcinoma after partial hepatectomy ［J］. J Clin Oncol Official J Soc Clin Oncol, 2013, 31（9）: 1188 – 1195.

［66］ Su CH, Tsay SH, Wu CC, et al. Factors influencing postoperative morbidity, mortality, and survival after resection for hilar cholangiocarcinoma ［J］. Ann Surg, 1996, 223（4）: 384 – 394.

［67］ Burke EC, Jarnagin WR, Hochwald SN, et al. Hilar cholangiocarcinoma: patterns of spread, the importance of hepatic resection for curative operation, and a presurgical clinical staging system ［J］. Ann Surg, 1998, 228（3）: 385 – 394.

［68］ Cherqui D, Tantawi B, Alon R, et al. Intrahepatic cholangiocarcinoma. Results of aggressive surgical management ［J］. Arch Surg, 1995, 130（10）: 1073 – 1078.

［69］ Tsao JI, Nimura Y, Kamiya J, et al. Management of hilar cholangiocarcinoma: comparison of an American and a Japanese experience ［J］. Ann Surg, 2000, 232（2）: 166 – 174.

［70］ Jarnagin WR, Fong Y, Dematteo RP, et al. Staging, resectability, and outcome in 225 patients with hilar cholangiocarcinoma ［J］. Ann Surg, 2001, 234（4）: 507 – 519.

［71］ Sobin LH, Fleming ID. TNM classification of malignant tumors, fifth edition（1997）［J］. Cancer, 1997, 80（9）: 1803 – 1804.

［72］ Okabayashi T, Yamamoto J, Kosuge T, et al. A new staging system for mass – forming intrahepatic cholangiocarcinoma: analysis of preoperative and postoperative variables ［J］. Cancer, 2001, 92（9）: 2374 – 2383.

［73］ Edge SB, Byrd DR, Compton CC, et al. American Joint Committee on Cancer（AJCC）Cancer Staging Manual ［J］. Breast, 2010.

［74］ Jiang W, Zeng ZC, Tang ZY, et al. A prognostic scoring system based on clinical features of intrahepatic cholangiocarcinoma: the Fudan score ［J］. Ann Oncol, 2011, 22（7）: 1644 – 1652.

［75］ Nathan H, Aloia TA, Vauthey JN, et al. A proposed staging system for intrahepatic cholangiocarcinoma ［J］. Ann Surg Oncol, 2009, 16（1）: 14 – 22.

［76］ Hyder O, Marques H, Pulitano C, et al. A Nomogram to predict long – term survival after resection for intrahepatic cholangiocarcinoma: An Eastern and Western experience [J]. JAMA Surg, 2014, 149 (5): 432 – 438.

[77] Bismuth H, Corlette MB. Intrahepatic cholangioenteric anastomosis in carcinoma of the hilus of the liver [J]. Surg Gynecol Obstetr, 1975, 140 (2): 170 – 178.

[78] Deoliveira ML, Schulick RD, Yuji N, et al. New staging system and a registry for perihilar cholangiocarcinoma [J]. Hepatology, 2011, 53 (4): 1363 – 1371.

[79] Tomlinson JS, Jarnagin WR, DeMatteo RP, et al. Actual 10 – year survival after resection of colorectal liver metastases defines cure [J]. J Clin Oncol, 2007, 25 (29): 4575 – 4580.

[80] Pulitano C, Castillo F, Aldrighetti L, et al. What defines 'cure' after liver resection for colorectal metastases? Results after 10 years of follow – up [J]. HPB (Oxford), 2010, 12 (4): 244 – 249.

[81] Luca Viganò, Alessandro Ferrero, Serena Langella, et al. Evolution of long – term outcome of liver resection for colorectal metastases: analysis of actual 5 – year survival rates over two decades [J]. Ann Surg Oncol, 2012, 19 (6): 2035 – 2044.

[82] Andres A, Majno PE, Morel P, et al. Improved long – term outcome of surgery for advanced colorectal liver metastases: reasons and implications for management on the basis of a severity score [J]. Ann Surg Oncol, 2008, 15 (1): 134 – 143.

[83] House MG, Ito H, Gönen M, et al. Survival after Hepatic Resection for Metastatic Colorectal Cancer: Trends in Outcomes for 1, 600 Patients during Two Decades at a Single Institution [J]. J Am Coll Surg, 2010, 210 (5): 744 – 752.

[84] Choti MA, Sitzmann JV, Tiburi MF, et al. Trends in long – term survival following liver resection for hepatic colorectal metastases [J]. Ann Surg, 2002, 235 (6): 759 – 766.

[85] Yamada H, Kondo S, Okushiba S, et al. Analysis of predictive factors for recurrence after hepatectomy for colorectal liver metastases [J]. World J Surg, 2001, 25 (9): 1129 – 1133.

[86] Fong Y, Fortner J, Sun RL, et al. Clinical score for predicting recurrence after hepatic resection for metastatic colorectal cancer: analysis of 1001 consecutive cases [J]. Ann Surg, 1999; 230 (3): 309 – 321.

[87] Ambiru S, Miyazaki M, Isono T, et al. Hepatic resection for colorectal metastases: analysis of prognostic factors [J]. Dis Colon Rectum, 1999, 42 (5): 632 – 639.

[88] Scheele J, Stang R, Altendorf – Hofmann A, et al. Resection of colorectal liver metastases [J]. World J Surg, 1995, 19 (1): 59 – 71.

[89] Schlag P, Hohenberger P, Herfarth C. Resection of liver metastases in colorectal cancer – competitive analysis of treatment results in synchronous versus metachronous metastases [J]. Eur J Surg Oncol, 1990, 16 (4): 360 – 365.

[90] Tsai MS, Su YH, Ho MC, et al. Clinicopathological features and prognosis in resectable synchronous and metachronous colorectal liver metastasis [J]. Ann Surg Oncol, 2007, 14 (2): 786 – 794.

[91] Cady B, Stone MD, Mcdermott WV, et al. Technical and biological factors in disease – free survival after hepatic resection for colorectal cancer metastases [J]. Arch Surg, 1992, 127 (5): 568 – 569.

[92] Allen PJ, Kemeny N, Jarnagin W, et al. Importance of response to neoadjuvant chemotherapy in patients undergoing resection of synchronous colorectal liver metastases [J]. J Gastrointest Surg, 2003, 7 (1): 109 – 117.

[93] Small RM, Lubezky N, Shmueli E, et al. Response to chemotherapy predicts survival following resection of

hepatic colo – rectal metastases in patients treated with neoadjuvant therapy [J]. J Surg Oncol, 2010, 99 (2): 93 – 98.

[94] Brouquet A, Abdalla EK, Kopetz S, et al. High survival rate after two – stage resection of advanced colorectal liver metastases: response – based selection and complete resection define outcome [J]. J Clin Oncol, 2011, 29 (8): 1083 – 1090.

[95] Gallagher DJ, Zheng J, Capanu M, et al. Response to Neoadjuvant chemotherapy does not predict overall survival for patients with synchronous colorectal hepatic metastases [J]. Ann Surg Oncol, 2009, 16 (7): 1844 – 1851.

[96] Shirin KF, Garrett CR, Meropol NJ, et al. Expression of epiregulin and amphiregulin and K – ras mutation status predict disease control in metastatic colorectal cancer patients treated with cetuximab [J]. J Clin Oncol, 2007, 25 (22): 3230 – 3237.

[97] Karapetis CS, Khambata – Ford S, Jonker DJ, et al. K – ras mutations and benefit from cetuximab in advanced colorectal cancer [J]. N Engl J Med, 2008, 359 (17): 1757 – 1765.

[98] Lévi F, Karaboué A, Gorden L, et al. Cetuximab and circadian chronomodulated chemotherapy as salvage treatment for metastatic colorectal cancer (mCRC): safety, efficacy and improved secondary surgical resectability [J]. Cancer Chemother Pharmacol, 2011, 67 (2): 339 – 348.

[99] Rahbari NN, Reissfelder C, Schulze – Bergkamen H, et al. Adjuvant therapy after resection of colorectal liver metastases: the predictive value of the MSKCC clinical risk score in the era of modern chemotherapy [J]. BMC Cancer, 2014, 14: 174.

[100] Merkel S, Bialecki D, Meyer T, et al. Comparison of clinical risk scores predicting prognosis after resection of colorectal liver metastases [J]. J Surg Oncol, 2009, 100 (5): 349 – 357.

[101] Nordlinger B, Guiguet M, Vaillant JC, et al. Surgical resection of colorectal carcinoma metastases to the liver. A prognostic scoring system to improve case selection, based on 1568 patients. Association Francaise de Chirurgie [J]. Cancer, 1996, 77 (7): 1254 – 1262.

[102] Iwatsuki S, Dvorchik I, Madariaga JR, et al. Hepatic resection for metastatic colorectal adenocarcinoma: a proposal of prognostic scoring system [J]. J Am Coll Surg, 1999, 189 (3): 291 – 299.

[103] Nagashima I, Takada T, Matsuda K, et al. A new scoring system to classify patients with colorectal liver metastases: proposal of criteria to select candidates for hepatic resection [J]. J Hepatobiliary Pancreat Surg, 2004, 11 (2): 79 – 83.

[104] Ress M, Tekkis PP, Welsh FK, et al. Evaluation of long – term survival after hepatic resection for metastatic colorectal cancer: a multifactorial model of 929 patients [J]. Ann Surg, 2008, 247 (1): 125 – 135.

[105] Kattan MW, Gönen M, Jarnagin WR, et al. A nomogram for predicting disease – specific survival after hepatic resection for metastatic colorectal cancer [J]. Ann Surg, 2008, 247 (2): 282 – 287.

[106] Thomay AA, Nagorney DM, Cohen SJ, et al. Modern chemotherapy mitigates adverse prognostic effect of regional nodal metastases in stage IV colorectal cancer [J]. J Gastrointest Surg, 2014, 18 (1): 69 – 74.

[107] Dan GB, Yoji K, Maru DM, et al. Pathologic response to preoperative chemotherapy: a new outcome end point after resection of hepatic colorectal metastases [J]. J Clin Oncol, 2008, 26 (33): 5344 – 5351.

第五章

肝癌的生物标记物进展

经过这些年的不断研究，肝癌的靶向治疗也开始成为肝癌临床治疗及预后的又一新的希望，其中一种方式即靶向作用于肝癌表面标记物，使肿瘤切除术后的复发、转移性及耐药性降低或被清除。本章将简述近年来针对肝癌及其干细胞相关生物标记物的研究进展。

一、概述

目前针对肝细胞癌传统的治疗方法包括外科手术治疗、放射性粒子置入术、射频消融（RFA）、肝动脉插管栓塞化疗（TACE）和化疗药物治疗等[1-5]。近期的研究发现传统治疗手段仍有不同的缺陷，主要表现为治疗后的复发、化疗药物耐受、转移病灶等，因此避免肝癌的复发与转移并提供新的治疗策略是当今急需解决的问题。随着对肿瘤细胞研究的不断深入，人们相继发现肿瘤细胞表面存在着很多过表达的特殊受体，这些受体与肿瘤的生长和增殖密切相关。作为肿瘤细胞表面的特异性标记物，这些过表达的受体为肿瘤干细胞的分离和深入研究，为肿瘤的诊断和治疗提供了新的研究方向和治疗靶点。截至目前，科学家已经在多种实体瘤如肝癌、乳腺癌、肺癌、脑干肿瘤等中分离出这种特殊受体。在肝癌中存在着一小部分具有自我更新、多向分化、无限增殖、强致瘤能力的细胞[6-10]，目前临床上针对癌细胞的治疗措施主要有：（1）阻断肿瘤干细胞信号转导通路；（2）诱导肿瘤细胞的分化；（3）改变肿瘤微环境及抑制端粒酶活性；（4）针对特定肿瘤细胞的特定基因治疗；（5）特异靶向特定表型肿瘤细胞的化合物或药物；（6）配体靶向肿瘤细胞。总之，肿瘤表面标记物为肝肿瘤难治性提供理论支撑，也为科学家寻找新的肿瘤治疗方法提供了新的研究思路。

二、肝癌及其起源

肝脏兼具外分泌与内分泌功能。据估计，正常肝脏大约 1 年左右完全更新一遍[11]，表现出强大的再生能力，这也是干细胞的一个重要特征。虽然肝脏存在大量内源性肝干细胞，但内源性肝干细胞增殖潜力的持续时间很短。这些细胞通常来源于未分化的肝卵圆细胞（OVC），也称为肝前体细胞（HPC），位于胆总管末端和小叶间胆管旁[12-14]。卵圆细胞具有分化成肝细胞的能力和分化成胆管细胞的能力，胆管细胞在人肝细胞癌中具有干细胞的特性[15]。特异性表面标志物主要包括 OV-6、OV-1、细胞角蛋白 CK7 和 CK19、甲胎蛋白

（AFP）、c‑kit 和 Thy‑1。OV6 是卵圆细胞的特定表型，最初从荷瘤大鼠的肝脏中分离出来，现已被公认为人肝脏祖细胞的表面标志物[16]。Yang 等[17]通过体内外实验证明，OV6 的阳性表达能增强肝癌细胞的侵袭性和转移潜能，而肝癌患者中 OV6 阳性肿瘤细胞的增加预示着肿瘤临床病理特征的进展和不良预后。此外，该研究还发现，SDF‑1/CXCR4 信号通路也与 OV6 阳性肝癌细胞的迁移能力有着密切的联系。可见 OV6 表型的肝癌细胞在肝癌转移中发挥重要作用。相反，外源性肝干细胞通常数量较少，但具有较长时间的增殖潜能[18]，它通常来自骨髓或外周血干细胞。

　　基因突变、自我更新能力异常被认为是癌症早期发生的重要事件。以前的研究表明，源自正常干/祖细胞的肿瘤细胞具有一定的自我更新能力[19]。然而，这种假设是否也适用于肝癌，目前尚不清楚。研究表明，肝癌确实有一小部分细胞具有肿瘤干细胞的特征。侧群（SP）细胞分选广泛用于从各种肿瘤细胞中分离和鉴定肿瘤干细胞。通过 ATP 结合盒转运蛋白输出 DNA 染料 Hoechst' 33342（Hoechst 是德国 Hoechst AG 公司合成的化合物，溶于水和有机溶剂。主要用于活细胞标记）的能力鉴定 SP 细胞亚群。在 Huh7 和 PLC／PRF／5 肝癌细胞中，0.25%～2.0% 的细胞具有 SP 表型[20]。

　　肝癌细胞的来源理论认为肝癌干细胞具有自我复制、分化潜能以及较强的耐药性等特点。Liu 等[21]认为干细胞在 HBV 相关肝癌中没有特异性来源，可能来源于造血干细胞（HSC）或间充质干细胞（MSC）。HSC 的表面标志物是 CD133，而 MSC 是 CD90 或 CD44，两者都可以分化成多能干细胞（PSC）。PSCs 分化成肝前体细胞/卵圆细胞，并在前体细胞中表达 OV6、EpCAM。PSC 和肝脏前体细胞可以通过成熟受阻机制诱变为肿瘤干细胞（CSC），导致肝癌的发生（图 5‑1）。

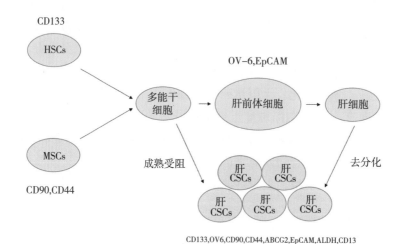

CD133,OV6,CD90,CD44,ABCG2,EpCAM,ALDH,CD13

图 5‑1　肝癌细胞表面标志物示意图

　　关于肝癌细胞的起源有几种理论。一种理论认为肝癌细胞由成熟肝细胞的去分化而来。Gournay 等[22]通过研究证实，在小鼠肝癌形成过程中成熟肝细胞可以去分化，因此说明增殖阶段的肝细胞可能是肝癌干细胞的来源之一；其他学者认为肝癌细胞来源于肝干细胞的异常分化，Sell 等[23]通过使用化学致癌剂和癌基因对肝卵圆细胞进行干预，使其最终转化为癌前肝细胞。Dumble 等[24]将卵圆细胞皮下接种到裸鼠体内，发现肿瘤与肝癌相似。肿瘤表面标志物检测结果表明，新发现的肿瘤来源于分化的卵圆细胞，提示卵圆细胞可能参与了肝癌的发生。肝癌肿瘤细胞还包括 HPC 和成熟肝细胞之间的中间细胞。越来越多的研究表明肝癌起源于成熟受阻的肝干细胞[25-27]，因为大多数肝癌由成熟细胞和具有与 HPC 相似表型的混合物组成。肝癌的免疫表型分析进一步表明，28%~50% 的肝癌细胞表达 HPC 表面标志物，如 CK7 和 CK19[28]。Yeh 等[29]还发现 CD133 表达水平与 HBV 相关的肝癌组织样本中的 HBsAg 表达水平呈负相关，表明肝癌更可能来自"成熟受阻"肝干细胞，而不是感染后肝细胞的"分化"。因此，可以在 HBV 相关的肝癌临床样品中检测多种肝癌标志物。还有证据表明肝癌干细胞来源于骨髓干细胞[30]和 SP 细胞[31,32]。癌症起源是基于肿瘤的异质性，如果癌症的发生从少数肿瘤干细胞开始，而这种干细胞使组织有多种特性，因此重新明确干细胞异常分化能力的重要性，就能更好地解释肿瘤的异质性。对肝癌干细胞标志物表达水平进行动态分析，有助于阐明肝癌发生过程中肝癌干细胞生物学特性的变化，并能够解释标志物表达水平改变的临床意义。

三、肝癌细胞及其在肝癌中的特征

耐药性与肿瘤的复发、转移和扩散有关[33]。肿瘤细胞通过各种机制抵抗化疗，包括内部机制和外部机制两类：内在机制包括肿瘤细胞的相对静止性、DNA 损伤修复机制增强、高表达药物外排相关蛋白、生长通路及干性相关通路过度活化等；外在机制是指肿瘤微环境因素对肿瘤细胞耐药的影响，包括缺氧刺激、EMT 信号、血管新生异常等[34]。在肝癌方面，SP 细胞或者以其他分子标记分选的肝癌细胞在体内外显示出对放疗、化疗的抵抗现象，涉及机制包括药物外排相关蛋白表达增加[35-38]，抗凋亡通路活化[39-41]，干性相关通路的活化参与肝癌细胞耐药以及维持肝癌干细胞的一定数量[42,43]，MicroRNAs（miRNAs）通过调控癌及干细胞性相关基因表达参与肿瘤细胞表型维持[44,45]。

成熟肿瘤细胞在循环中的半衰期很短，大多数死于自然凋亡，对肿瘤侵袭和转移的影响相对较小。Mani 等[46]研究表明，肝癌在循环系统中的活力、远处转移和归巢能力明显高于常见肿瘤细胞。这可能与肝癌的上皮间质转化（EMT）有关，使肝癌在转移和侵袭中发挥主导作用，并成为肝癌复发的来源[47]。从理论上讲，如果找到能完全杀死肿瘤干细胞的方法，就可以有效预防肿瘤复发，使肿瘤干细胞成为耐药肿瘤（如肝癌）的诊断和治疗靶点[48]，特别是对传统治疗效果差的病例。肝癌细胞靶向治疗有望实现优良的抗肿瘤治疗效果，并能降低化疗药物带来的副作用，为肿瘤治疗提供新的思路和方法。

四、目前已知的一些肝癌表面标记物

随着实体肿瘤中肿瘤细胞表面分子标志物的明确，可以利用荧光活化细胞分选法、磁性激活细胞分选法，通过筛选特异表面标志物成功地分离与富集肝癌细胞[49]。如果靶向和阻断肝癌特异性分子标记物，则相应地减少所谓的肝癌细胞的数量，并且可以实现对肿瘤生长、转移和复发的抑制。

如果靶向阻滞肝癌干细胞特定的分子标志物，那么所谓的肝癌干细胞数目就相应地减少，就可以达到抑制肿瘤的生长、转移和复发。

目前较多报道的肝癌细胞表面标记物有：表皮细胞黏附分子（epithelialcell adhesion molecule，EpCAM）（CD326）[50]，CD133[51]，CD90（Thy-1）[52]，CD44[53]和CD13[43]。另外，还有其他多种表面标志物，包括：OV6、K19、c-kit（又称CD117）、ABCG2、ALDH等。

这些标志物大部分起源于造血干细胞的表面蛋白分子。带有这些标志物的细胞都具有相似的干细胞特性，并有望作为分子治疗靶点杀灭肝癌干细胞，克服癌症复发的难题。然而存在于肿瘤干细胞的表面标志物并非为肝癌干细胞所特有[54]。

五、肝癌细胞表面标志物和靶向治疗

1. Prominin-1（CD133）　CD133[55]是近年来研究最多的干细胞表面标志物之一。在实体瘤中，CD133首先在脑肿瘤中被发现和分离：Singh等[56]成功分离出胶质母细胞瘤和胶质母细胞瘤中的CD133+肿瘤细胞；体外CD133+肿瘤细胞可形成神经球样克隆，具有较强的自我更新能力、分化潜能和致瘤性。小鼠体内形成的肿瘤细胞和亚型与原位肿瘤相同，也可连续传代，因此被鉴定为CD133+肿瘤干细胞，CD133也是这些细胞特异性的标志物。同时，CD133+细胞在许多其他实体肿瘤中也发挥重要作用，如胃癌[57]、肝癌[58-60]、结肠癌[61,62]和其他实体瘤。CD133是一种跨膜糖蛋白，具有5个跨膜结构域的独特结构和2个在造血干细胞和神经干细胞中表达的大的细胞外糖基化链[63]。在几项肝癌研究中，造血干细胞表面标志物CD133可用于分离肝癌细胞[51,64]。CD133在许多实体瘤的干细胞表面表达，包括肝癌、结肠癌、脑肿瘤、肺癌、前列腺癌和B16黑色素瘤[65]。在人肝癌细胞系中，有0~65%是CD133+细胞。CD133被认为是主要的肝癌干细胞标志物之一，CD133+肝癌干细胞具有自我更新和多向分化能力及化学抗性[66]。甲硫氨酸腺苷转移酶（MAT）是唯一可以催化S-腺苷甲硫氨酸（SAMe）生物合成的酶，SAMe是细胞内主要的生物甲基供体，可以调节肝细胞的生长和凋亡。外源SAMe抑制肝癌细胞的生长，在MAT缺陷诱导的肝癌小鼠模型中也获得了与上述相似的结果[67]。裸鼠中CD133+细胞的异种移植形成肿瘤，而CD133-细胞则没有[68]；Ma等还发现CD133+肝癌干细胞表现出较高的致瘤性和增殖能力，这与肝祖细胞的特征相似[51]。敲除CD133表达可能会降低致瘤性并改变细胞周期分布；CD133高表达的肝癌患者预后不良和易复发，表明CD133的表达可能与肝癌的预后有关[51,64,69-71]。一些研究的结果表明，CD133+细胞和CD133-细胞的迁移没有显著差异，CD133的表达模式与临床表现不一致[72]。最新研究表明，CD133+肝癌干细胞对干扰素诱导的自噬具有抗性[73]。因此，靶向分子标记的研究具有重要意义。

单克隆抗体通常用作CD133靶向疗法中的靶向配体。这些抗体可以向靶标携带各种药物或毒素，诱导或增强人体对疾病的免疫反应，具有许多传统抗癌药物所不具备的优点，即相对高的靶向能力，低分子量，较少副作用，以及更好的患者依从性。目前报道的针对CD133的抗体是AC133、293C3和AC141，其中AC141和293C3是靶向CD133-2的抗体。CD133-2是CD133-抗原的变体，其主要存在于胎肝和肾脏，而不是成人胰腺和胎盘组织。

利用[131]I 标记 CD133 单链抗体（single chain rariable fragment，ScFv）对人肝癌 CD133 + HepG2 sp 细胞进行治疗，制备的[131]I – CD133ScFv 在体外能有效抑制人肝癌 CD133 + HepG2 sp 细胞的生长，实验显示其抑制率高且具有时间依赖性[74]。Prasad 等[75]制备了一种 CD133 抗体与 CD3 抗体构成的复合抗体，该复合抗体不仅能够特异性识别胶质瘤干细胞，而且可以招募 T 细胞杀伤胶质瘤干细胞，显示其优良的靶向治疗作用。Smith 等[76]应用鼠抗人 CD133 抗体与抗微管细胞毒药物—甲基澳瑞他汀（monomethyl auristatin F，MMAF）结合，在体内外实验中均证实该结合物可以抑制 CD133 + LCSCs 样细胞的生长。Lang 等[77]制备了一种体外具有高稳定性和特异性的[131]I – AC133mAb（抗体），小鼠体内试验研究显示，[131]I – AC133mAb 具有很高的选择性，与 CD133 + 的结肠腺癌干细胞结合率为（70.01 ± 6.02）%，而与 CD133 – 的细胞结合率仅为（2.39 ± 0.26）%。移植瘤小鼠成像显示，[131]I – AC133mAb 多聚集在 CD133 + 小鼠移植瘤部位，而在 CD133 – 小鼠中并不聚集在移植瘤部位。高选择性、高稳定性的[131]I – AC133mAb 或许可以应用在临床中诊断 LCSCs，用于肝癌的免疫成像和放射治疗，但具体实践目前仍在进行。

在 CD133 靶向多肽领域，Sun 等[78]利用噬菌体展示技术成功筛选出一种与鼠 CD133 具有高结合力的 LQNAPRS（LS – 7）短肽。Wang 等[79]制备了一种载有 7 个氨基酸肽（TR 短肽）的 DSPE – PEG 胶束系统，用于研究其对脑干细胞的靶向作用。与未修饰的胶束相比，TR – 修饰的胶束在脑胶质瘤干细胞中的摄取率显著增加。TR 肽修饰的胶束可通过靶向 CD133 + 神经胶质瘤干细胞显示出更好的抗癌作用。同时该研究还显示 TR 短肽与 CD133 + 受体的特异性结合特点。尽管这些研究已经证实 CD133 作为细胞表面标志物可以用于 LCSCs 的体外分离鉴定以及靶向治疗，然而单一表面标志物的应用仍有很大的局限性。

2. CD13　CD13 是最早用于鉴定正常或恶性骨髓细胞的标志物，多年来一直用于表征和分类白血病或淋巴瘤细胞[80]。CD13 也称为氨肽酶 N[81]，是一种锌结合蛋白。另外，CD13 + 细胞表现出具有增殖和促进肿瘤细胞群的形成、对化疗药物的耐药性等肿瘤干细胞的特性，CD13 + 细胞对阿霉素和 5 – FU 具有明显的耐药性，并且化疗可促进其表达升高。在化疗药物作用下，CD13 – 细胞中反应氧簇增加，导致 DNA 断裂，细胞死亡。而在 CD13 + 细胞中，谷氨酸 – 半胱氨酸连接酶 Gclm 基因表达明显高于其他细胞，该酶催化细胞内抗氧化剂谷胱甘肽合成，对抗化疗/放疗产生的反应氧簇，保护 DNA，阻止细胞凋亡，从而产生耐药性[82]。经典的细胞毒类抗肿瘤药物阿霉素或 5 – FU（胸苷酸合成酶抑制药，是尿嘧啶 5 位上的氢被氟取代的衍生物）。5 – FU 在细胞内转变为 5 – 氟尿嘧啶脱氧核苷酸（5F – dUMP），从而抑制脱氧胸苷酸合成酶，阻止脱氧尿苷酸（dUMP）甲基化转变为脱氧胸苷酸（dTMP），影响 DNA 的合成。此外，5 – FU 在体内可转化为 5 – 氟尿嘧啶核苷，以伪代谢产物形式掺入 RNA 中干扰蛋白质的合成，故对其他各期细胞也有作用。它能够杀死高表达 CD90 + 的肝癌细胞，但存活的 CD13 + 细胞的比例随之增加。在经肝动脉化疗栓塞（TACE）治疗后复发的临床 HCC 样本中，CD13 +/CD90 – 细胞亚群比例明显高于未经治疗的肝癌细胞。环磷酰胺低剂量梯度给药后，残存的肿瘤细胞具有 hAFP +/CD13 +/PCNA – 表型，CD13 + 细胞比例增加，都说明 CD13 + 细胞对这种化疗耐受。乌苯美司和环磷酰胺低剂量节律给药联合应用与任一药物单独治疗相比，肿瘤细胞数明显减少[83]。研究表明，CD13 的表达可以增强肿瘤干细胞的半静态活性。Haraguchi 等[43]观察到 CD13 + 细胞主要表现为 G1 / G0 期，提示 CD13 可能是肝癌细胞休眠或半静止期的标志物。

采用 CD13 中和抗体或抑制剂来下调 CD13 可诱导肝癌细胞系 Huh7 和 PLC/PRF/5 的凋亡。肝细胞表达 CD13 且使用抑制剂 5 - FU 可以大幅减少有致瘤性和自我更新能力的细胞，其靶点直接针对 CD13 分子[84]。CD13 与 CD90 的共表达对肝癌的发生起重要作用。CD13 抑制因子和 CD90 抑制因子的联合应用比单独使用其一对减小肿瘤体积影响更大[43]。使用干扰技术下调或抑制肝癌细胞表面的 CD13 分子，也能够一定程度上影响 LCSCs 的自我更新和致瘤能力[85]。

3. CD90 或 Thy - 1　CD90 于 1964 年在 CH3/AKR 品系小鼠中寻找抗白血病的异种抗血清时被发现，最初称为 θ 抗原[86]。1969 年，研究表明前体细胞在胸腺中成熟[87]，便更名为 Thy - 1。1980 年，从人的 T 淋巴细胞白血病细胞株（MOLT - 3）里分离出 CD90，表明了人类细胞中 CD90 的存在[88]。研究发现，CD90 过表达与肝细胞癌患者的年龄、乙型肝炎病毒感染、组织分期和高表达相关，表明患者预后不良[89]。而从肝癌细胞株、肝癌患者组织及血液中均分选出 CD90 + 细胞群，发现其比 CD90 - 细胞群具有更强的成瘤能力，并能够无限增殖，提示其可能是肝癌干细胞[90,91]。CD90 是在人肝癌细胞系和间充质干细胞中表达的表面标志物，具有 0 ~ 2.5% 的阳性率，并且通常用作各种干细胞的表面标志物。Yang 等[91]发现，所有检测的肿瘤样本以及大部分血样中都包含具有高度致瘤性的 CD90 +/CD45 - 细胞，而正常人及慢性肝炎患者样品中没有这种细胞。同样，当研究 CD90 在 HCC 细胞系中的表达时，作者发现只有 CD90 + 细胞表现出致瘤特性。若 CD90 + 细胞同时还表达另一种表面标志物 CD44，则会表现更强的侵袭性，包括高转移性和自我更新能力。若用相应抗体阻断 CD44，CD90 + 细胞的肿瘤形成能力及转移能力都会下降，并会产生凋亡现象[91]。Yang 等[52]发现在所有的人肝癌组织样本和约 90% 的肝癌血液样本中都存在 CD45 - CD90 + 细胞群。裸鼠移植实验中发现 CD90 + 肝癌细胞显示出 CD90 - 细胞所没有的致瘤性。进一步研究发现，CD45 - CD90 + 细胞还表达其他干细胞标志物，如 CD133、ESA、CXCR4、CD24、KDR 和 CD44。CD90 可能是 LCSCs 的一个表面标记物，近年来也开始用于 LCSCs 的鉴定，CD45 - CD90 + 细胞有可能成为肝癌诊断和治疗的新靶点[52]。CD90 可上调分子标记 CD133 的表达，其异常表达还可促进肿瘤的进展，CD90 - integrin - mTOR/AMPK - CD133 信号轴在肿瘤形成中发挥着重要作用，使用能量限制模拟剂 OSU - CG5 抑制该信号轴可以减少新鲜肝癌标本中 CD90 的比例并抑制肿瘤的生长[92]。

4. CD44　CD44 是一种单基因编码的糖蛋白，透明质酸是其主要受体。CD44 作为一类重要的黏附分子，广泛分布于淋巴细胞、单核细胞、内皮细胞等细胞表面[93]，参与了细胞间的黏附和迁移，并已发现在肝癌中可能与肿瘤细胞的侵袭和转移相关[94]。正常情况下，细胞表面的 CD44 处于相对静止状态，但在肿瘤细胞中 CD44 过表达，主要参与异质性黏附（在肿瘤细胞侵袭转移中起促进作用），即肿瘤细胞与宿主细胞和宿主基质的黏附。CD44 与肿瘤浸润、转移关系的研究已有大量报道[95]。CD44 是胰腺癌、胃癌、大肠癌等的肿瘤干细胞标志物。后续研究发现，它还是 LCSCs 的重要标志物之一，与其他标志物的共表达能更好地识别 LCSCs 表型。Yang 等发现，在裸鼠模型中，CD44 + 细胞比 CD44 - 细胞成瘤速度更快，并且发现在肺转移过程中只有 CD90 + CD44 + 表型细胞出现[52]。相比 CD133 + CD44 - 细胞，CD133 + CD44 + 的肝癌细胞更具致瘤性和耐药性，并更高地表达"干性"相关基因[94]。CD44 + 细胞中，CD133 +/CD90 + 共表达的细胞比 CD44 单独阳性细胞更具有侵袭性。

应用 CD44 抗体阻断 CD44 活性，可诱导 CD90 + 细胞体外凋亡，并抑制 CD90 + 细胞在免疫缺陷小鼠体内成瘤[96]。IM7 是特异性靶向 CD44 分子的鼠源性 IgG2b 单克隆抗体，对肿瘤具有一定的抑制作用。章龙珍等[97]发现 IM7 能明显下调 Bcl - 2 蛋白表达，降低干细胞中原癌基因 mRNA、NF - κB 和 c - myc 的表达，诱导慢性髓系白血病干细胞的凋亡。其可能机制是 NF - κB 活性降低，其下游的基因 c - myc 和 Bcl - 2 的表达受阻，从而诱导 CSC 的凋亡。Zhang 等[98]发现 RG7356 是一种人源性 CD44 抗体，能诱导慢性淋巴细胞白血病细胞凋亡。

目前，鉴于 CD44 的特征，短肽靶向 CD44 的研究正受到更多关注。Cho 等[99]通过将短肽与 D - 多聚赖氨酸组合，制备了靶向 CD44 的新型短肽复合物 PDPP。后续研究发现 PDPP 和 CD44 的结合能力是与 CD44 抗体结合能力的 4～10 倍。他们认为 PDPP 有望成为癌症干细胞诊断和治疗的探针。Park 等[100]成功筛选出一种短肽 FNLPLPSRPLLR，它可以特异性结合乳腺癌肿瘤干细胞表面表达的 CD44。与 CD44 抗体相似，P7 和 MCF7 的结合率很高。因此，作者认为短肽 P7 可用于治疗肿瘤干细胞，作为抗体的替代物。

5. EpCAM　EpCAM 是一种跨膜糖蛋白，相对分子质量为 40000，目前用于各种肿瘤的研究[101-104]。EpCAM 在肝脏早期发育过程中表达，但在正常的成熟肝细胞中不表达。I 型膜蛋白在人上皮组织和肿瘤以及前体细胞和干细胞中表达，并且还在肝干细胞和成肝细胞中发现。然而，EpCAM 的高表达与活化的细胞增殖密切相关[105]。EpCAM 也在肝癌和胰腺癌干细胞表面表达[106,107]。近年来更多的研究发现，EpCAM + 肝癌细胞的肿瘤形成和侵袭能力显著高于 EpCAM - 肝癌细胞[108]。EpCAM + 细胞中肝干细胞标志物的水平明显增高，而 EpCAM - 细胞中成熟肝细胞标志物显著增多[102]。Yamashita 等[102,109]的研究将 EpCAM 应用于 HCC 患者的分类，并随后在两种 HCC 细胞系的肿瘤样本中验证了 AFP 和 EpCAM 的差异表达。EpCAM + 细胞呈现出 CSC 特性，在体内外实验中均显示出较高的致瘤性。与 EpCAM - 细胞相比，EpCAM + 细胞的 CSC 特性在原发性肝癌样本中也得到了进一步证实。研究表明，激活 Wnt/β - catenin 信号通路可以增加 EpCAM + 细胞的比例，阻断 EpCAM 可以导致细胞致瘤性的降低。在 HCC 肿瘤细胞系中所取得的 CD90 及 EpCAM 的研究结果均在人 HCC 样本中再次得到证实。这些研究再一次为人 HCC 中 LCSCs 的存在提供了直接证据。

以肝癌细胞分子标记物 EpCAM 为靶向的抗体定向治疗可有效地消除表达 EpCAM 的肿瘤干细胞[110,111]。目前，处于临床前或临床研究的 EpCAM 抗体有依决洛单抗（edrecolomab）、阿德木单抗（adecatumumab）、MT110 和已经被欧盟批准用于治疗 EpCAM 阳性肿瘤的恶性腹水的卡妥索单抗（catumaxomab）。Chen 等[112]用 EpCAM 抗体（EpCAM - Ab）作为靶头来修饰载有抗癌药或基因的胶束，从而制备一种靶向 CSC 的药物或基因递送系统。此外，该研究小组制备的靶向载药系统呈现 pH 响应释药特点，在 pH 5.0 条件下药物的释放量比在 pH 7.4 条件下高 40%。体外研究证明，EpCAM - Ab 修饰的载有阿霉素的胶囊对肝癌干细胞的抑制作用明显增强，其 IC_{50} 为 0.051mg/L；而未经 EpCAM – Ab 修饰的阿霉素胶囊的 IC_{50} 为 0.24mg/L，是前者的 5 倍。该靶向给药系统显著的治疗效果，说明抗体介导的主动靶向 CSC 治疗的可行性以及临床治疗肿瘤的潜在价值。针对 EpCAM 的 RNA 干扰能显著地降低干细胞数量、致瘤性和侵入性的能力[113,114]；Bae 等[115]以干扰 RNA（siRNA）沉默 EpCAM 基因表达后，发现肝癌的肿瘤等级、增殖活性、侵袭力和 AFP 水平均显著下降。

六、其他 LCSC 靶点及其在肿瘤治疗方面的新应用

Delta – like 1 同源物（DLK1；Drosophila）是胎肝中的祖细胞标记物，在肝细胞癌（HCC）的肿瘤发生中起重要作用[116]。Naoki 等为了分离和表征肝母细胞，他们使用信号序列捕获法（signal sequence trap method）搜索小鼠胎儿肝细胞中表达的细胞表面抗原，他们发现 DLK1（也称为 Pref – 1）在胎肝中高表达，并且也发现了大部分集落形成的 DLK1 + 细胞能够分化成肝细胞和胆管上皮细胞。此外，7% 集落形成的 DLK1 + 细胞表现出高度增殖，在培养 5 天后，形成了含有超过 100 个细胞的大克隆体。将供体的 DLK1 + 细胞移植到受体脾脏中，可在受体肝脏中发现供体来源的肝细胞，这表明 DLK + 细胞在体内分化为肝细胞。这些结果都明确提示 DLK1 + 细胞是肝干细胞标记物[116]。Xu 等[117]分选出 DLK1 + 细胞和 DLK1 – 细胞，然后通过生长曲线、集落形成测定、球形菌落形成、化学抗性和体内致瘤性等各个方面来评估 DLK1 + 细胞和 DLK1 – 细胞之间的生物学行为差异。他们发现对 DLK1 的 RNA 进行敲低可以减轻 HCC 细胞的恶性程度，并且可能直接对 LCSCs 进行杀伤，这表明 DLK1 可能是 LCSCs 的潜在治疗靶点。

Lee 等[118]发现，化疗耐受的 HCC 细胞异种移植模型中，有大量 CD24 + 肝癌细胞聚集，他们发现 CD24 + HCC 细胞对肿瘤的维持、自我更新、分化和转移至关重要，并显著影响患者的临床预后，是化疗后肿瘤复发的原因之一。他们使用基于慢病毒的敲低方法进行实验，发现 CD24 是通过 STAT3（signal transducers and activators of transcription，信号传导及转录激活因子）介导的 Nanog（p53 可以关闭胚胎干细胞自我更新所必需的基因 Nanog。Nanog 的缺失导致了胚胎干细胞的分化。Nanog 被认为在调节干细胞的增生中发挥了重要作用）来调节 genesis CSCs 的功能性 LCSCs 标记物。他们指出，LCSCs 中的 CD24 级联可能为 HCC 患者提供有吸引力的治疗靶点。

Zhao 等[119]分离出了具有 CSCs 性质的细胞群，并使用单克隆抗体 1B50 – 1 在原发性肝癌和一些手术切缘中标记出了 α2δ1。发现 α2δ1 在调节钙振荡幅度方面发挥重要作用，这在保持 CSCs 的性质方面是非常重要的，1B50 – 1 可在 CSCs 上结合 α2δ1，并且有望发展成为抗 HCC 药物。他们也通过实验表明 α2δ1 可作为治疗 HCC 的靶点。

近几年的研究发现细胞间黏附分子（ICAM – 1）在多种干细胞上均有表达，例如骨髓间充质干细胞、脂肪干细胞、牙周韧带干细胞和胎盘间质干细胞[120 - 123]。基于上述发现，ICAM – 1 也被认为是 LCSCs 的表面标记物之一，Liu 等[124]分别测定了体内和体外培养的 ICAM – 1 阳性细胞的球体形成（sphere formation）能力和肿瘤形成能力，判断该细胞是否有 LCSCs 的性质。他们使用抑制 ICAM – 1 表达的特异性靶向系统和乙型肝炎病毒转基因小鼠（M – TgHBV）来研究抑制 ICAM – 1 表达是否能降低体内肿瘤的发生率和转移。发现 ICAM

-1 在 HCC 肿瘤细胞系、患者和转基因小鼠的肿瘤组织、循环肿瘤细胞中的细胞群上均有显著表达。与 ICAM-1 阴性的肿瘤细胞相比，ICAM-1 阳性肿瘤细胞具有较大的成瘤能力，并增加了干细胞性相关基因的表达。另一方面，ICAM-1 的特异性抑制减少了 M-TgHBV 小鼠的肿瘤形成和肿瘤形成后的转移。HCC 患者血液样品中 CD45-/ICAM-1+ 细胞数量的增加预示着预后不佳。最后他们还发现 ICAM-1 表达受干细胞转录因子 Nanog 调控。

CD47 是一种广泛表达的整合素相关蛋白（IAP）。2001 年 Brown 等发现 CD47 在 LCSCs 中表达上调[125]。由于 CD47 作为信号调节蛋白 α（SIRPα）的配体，其主要在吞噬细胞（包括巨噬细胞和树突细胞）上表达，当激活时启动信号转导级联，可抑制巨噬细胞的吞噬作用[126-130]。Majeti 等[131] 发现 CD47 在白血病干细胞（leukemia stem cells）的表达水平高于正常对照组，CD47 的高表达预示了 3 名独立的成年急性髓细胞白血病（AML）患者的整体存活率不乐观。此外，针对 CD47 的单克隆抗体可使白血病干细胞被巨噬细胞吞噬。他们使用抗 CD47 抗体耗竭急性髓细胞白血病（acute myelocytic leukemia，AML）并靶向 AML 干细胞来治疗人源 AML 干细胞移植的小鼠。其实验结果表明，高表达的 CD47 是一种独立的、预示着预后较差的因子，并可以使用 CD47 作为靶点对 AML 进行治疗。Chao 等[132] 研究发现，钙网蛋白是几种人类癌症中主要的前吞噬信号，为抗 CD47 抗体选择性靶向肿瘤细胞提供了解释，并突出阐释了肝细胞癌免疫逃避过程中的促吞噬信号和反吞噬信号之间的平衡。Horrigan[133] 进行体外实验，使用靶向单克隆抗体阻断 CD47 标记物，解除了 CD47 对巨噬细胞吞噬能力的抑制。他们在免疫缺陷小鼠上异种移植人源肿瘤细胞，建立了肿瘤模型后，使用抗 CD47 抗体对其进行治疗，随着用药时间增加，小鼠存活时间也逐渐延长。该研究发现，在较大体积的肿瘤上进行抗 CD47 抗体治疗，可以抑制肿瘤生长并预防或抑制癌细胞转移；抗 CD47 抗体对较小肿瘤的治疗上，仍有潜在的作用。研究结果证明：所有人类实体肿瘤细胞需要 CD47 的表达来抑制吞噬细胞的先天免疫监测和清除；同时 CD47 是所有癌症中广泛表达的标记物，帮助肿瘤细胞免于吞噬和清除。因此，CD47 是癌症治疗的有效靶标。Lee 等[134] 发现，将新鲜分离的 CD47+ 细胞移植在非肥胖型糖尿病/严重联合免疫缺陷（NOD/SCID）小鼠上，可表现出强大的成瘤、自我更新和远处转移能力。CD47 信使 RNA（mRNA）表达水平会优先在 CD133+ 和 CD24+ 的 LCSCs 中表达。此外，HCC 临床样本中增加的 CD47 mRNA 表达水平与患者生存率呈正相关。通过基于慢病毒的短发夹 RNA（shRNA）方法敲除 CD47 可抑制其干细胞的特征，提示了 CD47 在调节 HCC 细胞的干细胞特性中起着关键作用。此外，他们还认为组织蛋白酶 S（CTSS）是 CD47 的下游效应物，CTSS 优先由 CD47+ 的 HCC 细胞分泌，并通过自分泌环来激活蛋白酶激活受体 2（PAR2），然后以 PAR2 直接调节 LCSCs 的特性。临床上，CTSS 的血清水平与人类 HCC 的晚期肿瘤行为显著相关。该团队建立了 HCC 细胞系和患者衍生的异种移植模型，通过 morpholino approach（一种基因敲除方法）阻断 CTSS/PAR2 信号传导通路来达到化疗增敏效果。他们的研究阐明了 CD47 的信号传导功能及其通过 CTSS/PAR2 循环在癌症发病机制中的作用，为 HCC 患者的治疗提供了潜在和有吸引力的靶标。

Lei 等[135] 揭示了 LSD1/Prickle1/APC/β-连环蛋白信号轴作为 novel molecular circuit（新型分子信号通路）来调节肝脏 Lgr5（+）LCSCs 的性质和化疗抵抗，并证实该信号轴可以作为肝癌化疗增敏的靶点。

七、展望

鉴于肝癌对放化疗的不敏感性，目前肝癌的治疗主要包括外科手术、介入治疗（包括肝动脉化疗栓塞，微波消融和粒子植入治疗）和生物治疗（包括免疫治疗和基因治疗）。即使是基于手术的综合治疗也不能预防肝癌的复发和转移。探索各种针对肝癌的靶向治疗也许是突破肝癌治疗瓶颈的唯一途径。目前针对肝癌的靶向治疗策略包括抑制肝癌增殖和诱导细胞凋亡；诱导肝癌细胞分化，提高放化疗的敏感性；此外，肝癌细胞表面标志物（包括 CD133、CD90 和 EpCAM）的直接靶向也可作为研究方向。分子靶向药物索拉非尼单独或联合应用，虽可抑制肝癌的进展，但易耐药，不能减少 CD90 + 细胞的数量[21]。因此，肝癌的根治应从干细胞开始。尽管已经鉴定了各种肝癌表面标志物，但是仅使用一种分子标记物不能独立分离高纯度的肝癌，并且干细胞的一些调节机制仍然是不明确的。肝癌的研究结果主要来自体外实验，由于不了解体内微环境中的肝癌细胞，目前还不清楚这些结果直接应用于人体是否会有效发挥作用，这表明肝癌的治疗研究还有很长的路要走。

参考文献

[1] Fan ST, Mau LC, Poon RT, et al. Continuous improvement of survival outcomes of resection of hepatocellular carcinoma: a 20 - year experience [J]. Ann Surg, 2011, 253 (4): 745 - 758.

[2] Bruix J, Sherman M. Management of hepatocellular carcinoma: an update [J]. Hepatology, 2011, 53 (3): 1020 - 1022.

[3] Worns MA, Galle PR. Future perspectives in hepatocellular carcinoma [J]. Dig Liver Dis, 2010, 42 (Suppl 3): S302 - S309.

[4] Rountree CB, Mishra L, Willenbring H. Stem cells in liver diseases and cancer: recent advances on the path to new therapies [J]. Hepatology, 2012, 55 (1): 298 - 306.

[5] Ji J, Wang XW. Clinical implications of cancer stem cell biology in hepatocellular carcinoma [J]. Semin Oncol, 2012, 39 (4): 461 - 472.

[6] Skubitz AP, Taras EP, Boylan KL, et al. Targeting CD133 in an in vivo ovarian cancer model reduces ovarian cancer progression [J]. Gynecol Oncol, 2013, 130 (3): 579 - 587.

[7] Chen J, Liu Q, Xiao J, et al. EpCAM - antibody - labeled noncytotoxic polymer vesicles for cancer stem cells - targeted delivery of anticancer drug and siRNA [J]. Biomacromolecules, 2015, 16 (6): 1695 - 1705.

[8] Lawson DA, Bhakta NR, Kessenbrock K, et al. Single - cell analysis reveals a stem - cell program in human metastatic breast cancer cells [J]. Nature, 2015, 526 (7571): 131 - 135.

[9] Yang Y, Fan Y, Qi Y, et al. Side population cells separated from A549 lung cancer cell line possess cancer stem cell - like properties and inhibition of autophagy potentiates the cytotoxic effect of cisplatin [J]. Oncol Rep, 2015, 34 (2): 929 - 935.

[10] Iacopino F, Angelucci C, Piacentini R, et al. Isolation of cancer stem cells from three human glioblastoma cell lines: characterization of two selected clones [J]. Plos One, 2014, 9 (8): e105166.

［11］ Steiner JW, Perz ZM, Taichman LB. Cell population dynamics in the liver: A review of quantitative mor-
phological techniques applied to the study of physiological and pathological growth ［J］. Exp Mol Pathol,
1966, 5 (2): 146 – 181.

［12］ Turner R, Lozoya O, Wang Y, et al. Human hepatic stem cell and maturational liver lineage biology ［J］.
Hepatology, 2011, 53 (3): 1035 – 1045.

［13］ Wang X, Foster M, Al – Dhalimy M, et al. The origin and liver repopulating capacity of murine oval cells
［J］. Proc Nat Acad Sci, 2003, 100 (suppl 1): 11881 – 11888.

［14］ Libbrecht L, De VR, Cassiman D, et al. Hepatic progenitor cells in hepatocellular adenomas ［J］. Am J
Surg Pathol, 2001, 25 (11): 1388 – 1396.

［15］ Crosby HA, Hubscher SG, Joplin RE, et al. Immunolocalization of OV – 6, a putative progenitor cell mark-
er in human fetal and diseased pediatric liver ［J］. Hepatology, 1998, 28 (4): 980 – 985.

［16］ Yang W, Yan HX, Chen L, et al. Wnt/beta – catenin signaling contributes to activation of normal and tu-
morigenic liver progenitor cells ［J］. Cancer Res, 2008, 68 (11): 4287 – 4295.

［17］ Yang W, Wang C, Lin Y, et al. OV6 + tumor – initiating cells contribute to tumor progression and inva-
sion in human hepatocellular carcinoma ［J］. J Hepatol, 2012, 57 (3): 613 – 620.

［18］ Navarroalvarez N, Sotogutierrez A, Kobayashi N. Hepatic Stem Cells and Liver Development ［J］. Meth-
ods Molec Biol, 2010, 640: 181 – 236.

［19］ Clarke MF, Dick JE, Dirks PB, et al. Cancer stem cells – perspectives on current status and future direc-
tions: AACR Workshop on cancer stem cells ［J］. Cancer Res, 2006, 66 (19): 9339 – 9344.

［20］ Chiba T, Kita K, Zheng YW, et al. Side population purified from hepatocellular carcinoma cells harbors
cancer stem cell – like properties ［J］. Hepatology, 2006, 44 (1): 240 – 251.

［21］ Liu LL, Fu D, Ma Y, Shen XZ. The power and the promise of liver cancer stem cell markers ［J］. Stem
Cells Dev, 2011, 20 (12): 2023 – 2030.

［22］ Gournay J, Auvigne I, Pichard V, et al. In vivo cell lineage analysis during chemical hepatocarcinogenesis
in rats using retroviral – mediated gene transfer: evidence for dedifferentiation of mature Hepatocytes ［J］.
Lab Invest, 2002, 82 (6): 781 – 788.

［23］ Sell S. Heterogeneity and plasticity of hepatocyte lineage cells ［J］. Hepatology, 2001, 33 (3): 738 –
750.

［24］ Dumble ML, Croager EJ, Yeoh GC, et al. Generation and characterization of p53 null transformed hepatic
progenitor cells: oval cells give rise to hepatocellular carcinoma ［J］. Carcinogenesis, 2002, 23 (3):
435 – 445.

［25］ Michalopoulus G, Defrances M. Liver regeneration ［J］. Science, 1997, 276 (5309): 60 – 66.

［26］ David AS, Oertel M, Menthena A, et al. Liver stem cells and prospects for liver reconstitution by transplan-
ted cells ［J］. Hepatology, 2006, 43 (2 Suppl 1): S89 – 98.

［27］ Yao Z, Mishra L. Cancer stem cells and hepatocellular carcinoma ［J］. Cancer Biol Ther, 2009, 8
(18): 1691 – 1698.

［28］ Durnez A, Verslype C, Nevens F, et al. The clinicopathological and prognostic relevance of cytokeratin 7
and 19 expression in hepatocellular carcinoma. A possible progenitor cell origin ［J］. Histopathology,
2006, 49 (2): 138 – 151.

［29］ Lin CY, Chen TC, Lai MW, et al. CD133 – positive hepatocellular carcinoma in an area endemic for hepatitis B virus infection [J]. BMC Cancer, 2009, 9 (1): 324.

[30] Okumoto K, Saito T, Haga H, et al. Characteristics of rat bone marrow cells differentiated into a liver cell lineage and dynamics of the transplanted cells in the injured liver [J]. J Gastroenterol, 2006, 41 (1): 62 – 69.

[31] Haraguchi N, Utsunomiya T, Inoue H, et al. Characterization of a side population of cancer cells from human gastrointestinal system [J]. Stem Cells, 2006, 24 (3): 506 – 513.

[32] Chiba T, Kita K, Zheng YW, et al. Side population purified from hepatocellular carcinoma cells harbors cancer stem cell – like properties [J]. Hepatology, 2006, 44 (1): 240 – 251.

[33] Jordan CT, Guzman ML, Noble M. Cancer stem cells [J]. New Engl J Med, 2006, 355 (12): 1253 – 1261.

[34] Maugerisaccà M, Vigneri P, Maria RD. Cancer stem cells and chemosensitivity [J]. Clin Cancer Res, 2011, 17 (15): 4942 – 4947.

[35] Haraguchi N, Utsunomiya T, Inoue H, et al. Characterization of a side population of cancer cells from human gastrointestinal system [J]. Stem Cells, 2006, 24 (3): 506 – 513.

[36] Hu C, Li H, Li J, et al. Analysis of ABCG2 expression and side population identifies intrinsic drug efflux in the HCC cell line MHCC – 97L and its modulation by Akt signaling [J]. Carcinogenesis, 2008, 29 (12): 2289 – 2297.

[37] Ma S, Chan KW, Lee TK, et al. Aldehyde dehydrogenase discriminates the CD133 liver cancer stem cell populations [J]. Mol Cancer Res, 2008, 6 (7): 1146 – 1153.

[38] Zhu Z, Hao X, Yan M, et al. Cancer stem/progenitor cells are highly enriched in CD133 + CD44 + population in hepatocellular carcinoma [J]. Int J Cancer, 2010, 126 (9): 2067 – 2078.

[39] Ma S, Lee TK, Zheng BJ, et al. CD133 + HCC cancer stem cells confer chemoresistance by preferential expression of the Akt/PKB survival pathway [J]. Oncogene, 2008, 27 (12): 1749 – 1758.

[40] Piao LS, Hur W, Kim TK, et al. CD133 + liver cancer stem cells modulate radioresistance in human hepatocellular carcinoma [J]. Cancer Lett, 2012, 315 (2): 129 – 137.

[41] Xin HW, Ambe CM, Hari DM, et al. Label – retaining liver cancer cells are relatively resistant to sorafenib [J]. Gut, 2013, 62 (12): 1777 – 1786.

[42] Yang W, Yan HX, Chen L, et al. Wnt/beta – catenin signaling contributes to activation of normal and tumorigenic liver progenitor cells [J]. Cancer Res, 2008, 68 (11): 4287 – 4295.

[43] Haraguchi N, Ishii HK, Mimori K, et al. CD13 is a therapeutic target in human liver cancer stem cells [J]. J Clin Invest, 2010, 120 (9): 3326 – 3339.

[44] Ma S, Tang KH, Chan YP, et al. miR – 130b Promotes CD133 (+) liver tumor – initiating cell growth and self – renewal via tumor protein 53 – induced nuclear protein 1 [J]. Cell Stem Cell, 2010, 7 (6): 694 – 707.

[45] Zhang J, Luo N, Luo Y, et al. microRNA – 150 inhibits human CD133 – positive liver cancer stem cells through negative regulation of the transcription factor c – Myb [J]. Int J Oncol, 2012, 40 (3): 747 – 756.

[46] Mani SA, Guo W, Liao MJ, et al. The epithelial – mesenchymal transition generates cells with properties of stem cells [J]. Cell, 2008, 133 (4): 704 – 715.

[47] Fan ST, Yang ZF, Ho DW, et al. Prediction of posthepatectomy recurrence of hepatocellular carcinoma by

circulating cancer stem cells: a prospective study ［J］. Ann Surg, 2011, 254（4）: 569 - 576.

［48］ Philip PA, Mooney M, Jaffe D, et al. Consensus report of the national cancer institute clinical trials planning meeting on pancreas cancer treatment ［J］. J Clin Oncol, 2009, 27（33）: 5660 - 5669.

［49］ Park CY, Tseng D, Weissman IL. Cancer stem cell - directed therapies: recent data from the laboratory and clinic ［J］. Mol Ther, 2009, 17（2）: 219 - 230.

［50］ Yamashita T, Honda M, Nakamoto Y, et al. Discrete nature of EpCAM + and CD90 + cancer stem cells in human hepatocellular carcinoma ［J］. Hepatology, 2013, 57（4）: 1484 - 1497.

［51］ Ma S, Chan KW, Hu L, et al. Identification and characterization of tumorigenic Liver Cancer Stem/Progenitor Cells ［J］. Gastroenterology, 2007, 132（7）: 2542 - 2556.

［52］ Zhen FY, Ho DW, Ng MN, et al. Significance of CD90 + Cancer stem cells in human liver cancer ［J］. Cancer Cell, 2008, 13（2）: 153 - 166.

［53］ Mima K, Okabe H, Ishimoto T, et al. CD44s regulates the TGF - β - mediated mesenchymal phenotype and is associated with poor prognosis in patients with hepatocellular carcinoma ［J］. Cancer Res, 2012, 72（13）: 3414 - 3423.

［54］ Wilson GS, Hu Z, Duan W, et al. Efficacy of using cancer stem cell markers in isolating and characterizing liver cancer stem cells ［J］. Stem Cells Dev, 2013, 22（19）: 2655 - 2664.

［55］ Lapidot T, Sirard C, Vormoor J, et al. A cell initiating human acute myeloid leukaemia after transplantation into SCID mice ［J］. Nature, 1994, 367（6464）: 645 - 648.

［56］ Singh SK, Clarke ID, Terasaki M, et al. Identification of a cancer stem cell in human brain tumors ［J］. Cancer Res, 2003, 63（18）: 5821 - 5828.

［57］ Bonnet D, Dick JE. Human acute myeloid leukemia is organized as a hierarchy that originates from a primitive hematopoietic cell ［J］. Nat Med, 1997, 3（7）: 730 - 737.

［58］ Fang D, Nguyen TK, Leishear K, et al. A tumorigenic subpopulation with stem cell properties in melanomas ［J］. Cancer Res, 2005, 65（20）: 9328 - 9337.

［59］ Suetsugu A, Nagaki M, Aoki H, et al. Characterization of CD133 + hepatocellular carcinoma cells as cancer stem/progenitor cells ［J］. Biochem Biophys Res Commun, 2006, 351（4）: 820 - 824.

［60］ Tchoghandjian A, Baeza N, Colin C, et al. A2B5 cells from human glioblastoma have cancer stem cell properties ［J］. Brain Pathol, 2009, 20（1）: 211 - 221.

［61］ Miraglia S, Godfrey W, Yin AH, et al. A novel five - transmembrane hematopoietic stem cell antigen: isolation, characterization, and molecular cloning ［J］. Blood, 1997, 90（12）: 5013 - 5021.

［62］ Shmelkov SV, Jun L, St CR, et al. Alternative promoters regulate transcription of the gene that encodes stem cell surface protein AC133 ［J］. Blood, 2004, 103（6）: 2055 - 2061.

［63］ Cioffi M, D'Alterio C, Camerlingo R, et al. Identification of a distinct population of CD133（+）CXCR4（+）cancer stem cells in ovarian cancer ［J］. Sci Rep, 2015, 5: 10357.

［64］ Suetsugu A, Nagaki M, Aoki H, et al. Characterization of CD133 + hepatocellular carcinoma cells as cancer stem/progenitor cells ［J］. Biochem Biophys Res Commun, 2006, 351（4）: 820 - 824.

［65］ Swaminathan SK, Roger E, Toti U, et al. CD133 - targeted paclitaxel delivery inhibits local tumor recurrence in a mouse model of breast cancer ［J］. J Control Release, 2013, 171（3）: 280 - 287.

［66］ Ma S, Lee TK, Zheng BJ, et al. CD133 + HCC cancer stem cells confer chemoresistance by preferential expression of the Akt/PKB survival pathway ［J］. Oncogene, 2008, 27（12）: 1749 - 1758.

［67］ Rountree CB, Ding W, He L, et al. Expansion of CD133 – expressing liver cancer stem cells in liver – specific phosphatase and tensin homolog deleted on chromosome 10 – deleted mice［J］. Stem Cells, 2009, 27 (2)：290 – 299.

［68］ Yin S, Li J, Hu C, et al. CD133 positive hepatocellular carcinoma cells possess high capacity for tumorigenicity［J］. Int J Cancer, 2007, 120 (7)：1444 – 1450.

［69］ Kohga K, Tatsumi T, Takehara T, et al. Expression of CD133 confers malignant potential by regulating metalloproteinases in human hepatocellular carcinoma［J］. J Hepatol, 2010, 52 (6)：872 – 879.

［70］ Yao J, Zhang T, Ren J, et al. Effect of CD133/prominin – 1 antisense oligodeoxynucleotide on in vitro growth characteristics of Huh – 7 human hepatocarcinoma cells and U251 human glioma cells［J］. Oncol Rep, 2009, 22 (4)：781 – 787.

［71］ Song W, Li H, Tao K, et al. Expression and clinical significance of the stem cell marker CD133 in hepatocellular carcinoma［J］. Int J Clin Pract, 2008, 62 (8)：1212 – 1218.

［72］ Salnikov AV, Kusumawidjaja G, Rausch V, et al. Cancer stem cell marker expression in hepatocellular carcinoma and liver metastases is not sufficient as single prognostic parameter［J］. Cancer Lett, 2009, 275 (2)：185 – 193.

［73］ Jian L, Chen JN, Zeng TT, et al. CD133 + liver cancer stem cells resist interferon – gamma – induced autophagy［J］. BMC Cancer, 2016, 16：15.

［74］ 侯妍利, 陈兴月, 段丽群, 等. ^{131}I 标记 CD133 单链抗体对人肝癌 CD133 + HepG2 干细胞的抑制作用［J］. 中国肿瘤生物治疗杂志, 2014, 21 (1)：7 – 13.

［75］ Prasad S, Gaedicke S, Machein M, et al. Effective eradication of glioblastoma stem cells by local application of an AC133/CD133 – specific T cell – engaging antibody and CD8 T cells［J］. Cancer Res, 2015, 75 (11)：2166 – 2176.

［76］ Smith LM, Nesterova A, Ryan MC, et al. CD133/prominin – 1 is a potential therapeutic target for antibody – drug conjugates in hepatocellular and gastric cancers［J］. Br J Cancer, 2008, 99 (1)：100 – 109.

［77］ Lang J, Lan X, Liu Y, et al. Targeting cancer stem cells with an 131I – labeled anti – AC133 monoclonal antibody in human colorectal cancer xenografts［J］. Nucl Med Biol, 2015, 42 (5)：505 – 512.

［78］ Sun J, Zhang C, Liu G, et al. A novel mouse CD133 binding – peptide screened by phage display inhibits cancer cell motility in vitro［J］. Clin Exp Metastas, 2012, 29 (29)：185 – 196.

［79］ Wang J, Zhang Q. Targeting glioblastoma cancer stem cell marker CD133 by heptapeptide – modified DSPE – PEG micelles［J］. 中国药学：英文版, 2015, 24 (1)：34 – 39.

［80］ Ashmun RA, Look AT. Metalloprotease activity of CD13/aminopeptidase N on the surface of human myeloid cells［J］. Blood, 1990, 75 (2)：462 – 469.

［81］ Shapiro LH. Human myeloid plasma membrane glycoprotein CD13 (gp150) is identical to aminopeptidase N［J］. J Clin Invest, 1989, 83 (4)：1299 – 1307.

［82］ Bralet MP, Pichard V, Ferry N. Demonstration of direct lineage between hepatocytes and hepatocellular carcinoma in diethylnitrosamine – treated rats［J］. Hepatology, 2002, 36 (3)：623 – 630.

［83］ Guzman – Rojas L, Rangel R, Salameh A, et al. Cooperative effects of aminopeptidase N (CD13) expressed by nonmalignant and cancer cells within the tumor microenvironment［J］. Proc Natl Acad Sci USA, 2012, 109 (5)：1637 – 1642.

［84］ Christ B, Stock P, Pollinge MM. CD13：Waving the flag for a novel cancer stem cell target［J］. Hepatology, 2011, 53（4）：1388 – 1390.

［85］ Haraguchi N, Ishii HK, Tanaka F, et al. CD13 is a therapeutic target in human liver cancer stem cells ［J］. J Clin Invest, 2010, 120（9）：3326 – 3339.

［86］ Reif AE, Allen JM. The AKR Thymic Antigen and its distribution in leukemias and nervous tissues ［J］. J Exp Med, 1964, 120（3）：413 – 433.

［87］ Schlesinger M, Yron I. Antigenic changes in lymph – node cells after administration of antiserum to thymus cells ［J］. Science, 1969, 164（3886）：1412 – 1413.

［88］ Ades EW, Zwerner RK, Acton RT, et al. Isolation and partial characterization of the human homologue of Thy – 1 ［J］. J Exp Med, 1980, 151（2）：400 – 406.

［89］ Lu JW, Chang JG, Yeh KT, et al. Over expression of Thy1/CD90 in human hepatocellular carcinoma is associated with HBV infection and poor prognosis ［J］. Acta Histochem, 2011, 113（8）：833 – 838.

［90］ Zhen FY, Ho DW, Ng MN, et al. Significance of CD90 $^+$ cancer stem cells in human liver cancer ［J］. Cancer Cell, 2008, 13（2）：153 – 166.

［91］ Yang ZF, Ngai P, Ho DW, et al. Identification of local and circulating cancer stem cells in human liver cancer ［J］. Hepatology, 2008, 47（3）：919 – 928.

［92］ Chen WC, Chang YS, Hsu HP, et al. Therapeutics targeting CD90 – integrin – AMPK – CD133 signal axis in liver cancer ［J］. Oncotarget, 2015, 6（40）：42923 – 42937.

［93］ Noto Z, Yoshida T, Okabe M, et al. CD44 and SSEA – 4 positive cells in an oral cancer cell line HSC – 4 possess cancer stem – like cell characteristics ［J］. Oral Oncol, 2013, 49（8）：787 – 795.

［94］ Zhu Z, Hao X, Yan M, et al. Cancer stem/progenitor cells are highly enriched in CD133 + CD44 + population in hepatocellular carcinoma ［J］. Int J Cancer, 2010, 126（9）：2067 – 2078.

［95］ Pesarrodona M, Ferrer – Miralles N, Unzueta U, et al. Intracellular targeting of CD44 + cells with self – assembling, protein only nanoparticles ［J］. Int J Pharmaceut, 2014, 473（1/2）：286 – 295.

［96］ Kimura O, Takahashi T, Ishii N, et al. Characterization of the epithelial cell adhesion molecule（EpCAM）+ cell population in hepatocellular carcinoma cell lines ［J］. Cancer Sci, 2010, 101（10）：2145 – 2155.

［97］ 章龙珍, 丁昕, 李向阳, 等. 抗 CDD 单克隆抗体 IM7 在体外诱导慢性髓系白血病干/祖细胞的凋亡 ［J］. 中国实验血液学杂志, 2010, 18（3）：601 – 605.

［98］ Zhang S, Wu CCN, Fecteau JF, et al. Targeting chronic lymphocytic leukemia cells with a humanized monoclonal antibody specific for CD44 ［J］. Proc Nat Acad Sci, 2013, 110（15）：6127 – 6132.

［99］ Cho JH, Lee SC, Ha NR, et al. A novel peptide – based recognition probe for the sensitive detection of CD44 on breast cancer stem cells ［J］. Mol Cell Probes, 2015, 29（6）：492 – 499.

［100］ Park HY, Lee KJ, Lee SJ, et al. Screening of peptides bound to breast cancer stem cell specific surface marker CD44 by phage display ［J］. Mol Biotechnol, 2012, 51（3）：212 – 220.

［101］ Munz M, Baeuerle PA, Gires O, et al. The emerging role of epCAM in cancer and stem cell signaling ［J］. Cancer Res, 2009, 69（14）：5627 – 5637.

［102］ Yamashita T, Ji J, Budhu A, et al. EpCAM – positive hepatocellular carcinoma cells are tumor – initiating cells with stem/progenitor cell features ［J］. Gastroenterology, 2009, 136（3）：1012 – 1024.

［103］ Ricci – Vitiani L, Lombardi DG, Pilozzi E, et al. Identification and expansion of human colon – cancer – initiating cells ［J］. Nature, 2007, 445（445）：111 – 115.

［104］　Li C, Heidt DG, Dalerba P, et al. Identification of pancreatic cancer stem cells ［J］. Cancer Res, 2007, 67 (3): 1030 – 1037.

［105］　Schmelzer E, Reid LM. EpCAM expression in normal, non – pathological tissues ［J］. Front Biosci, 2008, 13 (8): 3096 – 3100.

［106］　Terris B, Cavard C, Perret C. EpCAM, a new marker for cancer stem cells in hepatocellular carcinoma ［J］. J Hepatol, 2009, 52 (2): 280 – 281.

［107］　Cioffi M, Dorado J, Baeuerle PA, et al. EpCAM/CD3 – Bispecific T – cell engaging antibody MT110 eliminates primary human pancreatic cancer stem cells ［J］. Clin Cancer Res, 2012, 18 (2): 465 – 474.

［108］　Trzpis M, Mclaughlin PM, de Leij LM, et al. Epithelial cell adhesion molecule: more than a carcinoma marker and adhesion molecule ［J］. Am J Pathol, 2007, 171 (2): 386 – 395.

［109］　Yamashita T, Forgues M, Wang W, et al. EpCAM and alpha – fetoprotein expression defines novel prognostic subtypes of hepatocellular carcinoma ［J］. Cancer Res, 2008, 68 (5): 1451 – 1461.

［110］　Gires O, Bauerle PA. EpCAM as a target in cancer therapy ［J］. J Clin Oncol, 2010, 28 (15): e239 – 240.

［111］　Kurtz JE, Dufour P. Adecatumumab: an anti – EpCAM monoclonal antibody, from the bench to the bedside ［J］. Expert Opin Biol Ther, 2010, 10 (6): 951 – 958.

［112］　Chen J, Liu Q, Xiao J, et al. EpCAM – antibody – labeled noncytotoxic polymer vesicles for cancer stem cells – targeted delivery of anticancer drug and siRNA ［J］. Biomacromolecules, 2015, 16 (6): 1695 – 1705.

［113］　Terris B, Cavard C, Perret C. EpCAM, a new marker for cancer stem cells in hepatocellular carcinoma ［J］. J Hepatol, 2009, 52 (2): 280 – 281.

［114］　Yamashita T, Ji J, Budhu A, et al. EpCAM – positive hepatocellular carcinoma cells are tumor – initiating cells with stem/progenitor cell features ［J］. Gastroenterology, 2009, 136 (3): 1012 – 1024.

［115］　Bae JS, Noh SJ, Jang KY, et al. Expression and role of epithelial cell adhesion molecule in dysplastic nodule and hepatocellular carcinoma ［J］. Int J Oncol, 2012, 41 (6): 2150 – 2158.

［116］　Tanimizu N, Nishikawa M, Saito H, et al. Isolation of hepatoblasts based on the expression of Dlk/Pref – 1 ［J］. J Cell Sci, 2003, 116 (9): 1775 – 1786.

［117］　Xu X, Liu RF, Zhang X, et al. DLK1 as a potential target against cancer stem/progenitor cells of hepatocellular carcinoma ［J］. Mol Cancer Ther, 2012, 11 (3): 629 – 638.

［118］　Lee TK, Castilho A, Cheung VC, et al. CD24 (+) liver tumor – initiating cells drive self – renewal and tumor initiation through STAT3 – mediated NANOG regulation ［J］. Cell Stem Cell, 2011, 9 (1): 50 – 63.

［119］　Zhao W, Wang L, Han H, et al. 1B50 – 1, a mAb raised against recurrent tumor cells, targets liver tumor – initiating cells by binding to the calcium channel α2δ1 subunit ［J］. Cancer Cell, 2013, 23 (4): 541 – 556.

［120］　Sununliganon L, Singhatanadgit W. Highly osteogenic PDL stem cell clones specifically express elevated levels of ICAM1, ITGB1 and TERT ［J］. Cytotechnology, 2012, 64 (1): 53 – 56.

［121］　Assis AC, Carvalho JL, Jacoby BA, et al. Time – dependent migration of systemically delivered bone marrow mesenchymal stem cells to the infarcted heart ［J］. Cell Transplant, 2010, 19 (2): 219 – 230.

［122］ Francesco FD, Tirino V, Desiderio V, et al. Human CD34 + /CD90 + ASCs Are Capable of Growing as Sphere Clusters, Producing High Levels of VEGF and Forming Capillaries ［J］. PloS One, 2009, 4 (8): e6537.

［123］ Brooke G, Tong H, Levesque JP, et al. Molecular trafficking mechanisms of multipotent mesenchymal stem cells derived from human bone marrow and placenta ［J］. Stem Cells Dev, 2008, 17 (5): 929 – 940.

［124］ Liu S, Li N, Yu X, et al. Expression of intercellular adhesion molecule 1 by hepatocellular carcinoma stem cells and circulating tumor cells ［J］. Gastroenterology, 2013, 144 (5): 1031 – 1041.

［125］ Brown EJ, Frazier WA. Integrin – associated protein (CD47) and its ligands ［J］. Trends Cell Biol, 2001, 11 (3): 130 – 135.

［126］ Oldenborg PA, Zheleznyak A, Fang YF, et al. Role of CD47 as a marker of self on red blood cells ［J］. Science, 2000, 288 (5473): 2051 – 2054.

［127］ Blazar BR, Lindberg FP, Elizabeth I, et al. CD47 (Integrin – Associated Protein) engagement of dendritic cell and macrophage counterreceptors Is required to prevent the clearance of donor lymphohematopoietic cells ［J］. J Exp Med, 2001, 194 (4): 541 – 549.

［128］ Oldenborg PA, Gresham HD, Lindberg FP. CD47 – signal regulatory protein alpha (SIRPalpha) regulates Fcgamma and complement receptor – mediated phagocytosis ［J］. J Exp Med, 2001, 193 (7): 855 – 862.

［129］ Okazawa H, Motegi S, Ohyama N, et al. Negative regulation of phagocytosis in macrophages by the CD47 – SHPS – 1 system ［J］. J Immunol, 2005, 174 (4): 2004 – 2011.

［130］ Barclay AN, Brown MH. The SIRP family of receptors and immune regulation ［J］. Nat Rev Immunol, 2006, 6 (6): 457 – 464.

［131］ Majeti R, Chao MP, Alizadeh AA, et al. CD47 is an adverse prognostic factor and therapeutic antibody target on human acute myeloid leukemia stem cells ［J］. Cell, 2009, 138 (2): 286 – 299.

［132］ Chao MP, Jaiswal S, Weissmantsukamoto R, et al. Calreticulin is the dominant pro – phagocytic signal on multiple human cancers and is counterbalanced by CD47 ［J］. Sci Transl Med, 2010, 2 (63): 63 – 94.

［133］ Horrigan SK. Replication Study: The CD47 – signal regulatory protein alpha (SIRPa) interaction is a therapeutic target for human solid tumors ［J］. elife, 2017, 6: e18173.

［134］ Lee TK, Cheung VC, Lu P, et al. Blockade of CD47 – mediated cathepsin S/protease – activated receptor 2 signaling provides a therapeutic target for hepatocellular carcinoma ［J］. Hepatology, 2014, 60 (1): 179 – 191.

［135］ Lei ZJ, Wang J, Xiao HL, et al. Lysine – specific demethylase 1 promotes the stemness and chemoresistance of Lgr5 (+) liver cancer initiating cells by suppressing negative regulators of β – catenin signaling ［J］. Oncogene, 2015, 34 (24): 3188 – 3198.

第六章

肝癌的外科切除及其进展

一、概述

当前肝癌的根治性治疗主要是以外科手术治疗为主的综合疗法。外科手术治疗方式主要包括肝移植术和肝切除术，其中肝部分切除术仍是肝癌的主要根治性手段。过去 20 年，肝癌外科切除技术已取得很大进步，手术适应证也逐步扩大。结直肠癌肝转移的多学科治疗模式已扩大了潜在适合肝切除的患者人群。一系列方法的应用促进了复杂切除手术的施行，这些方法包括各种电切设备的使用，以及为了保障术后残肝体积和功能的术前门静脉栓塞。

决定肝切除手术安全的关键因素包括：术前详细评估，如肝功能评估和肝脏解剖学的界定；术中管理，包括低中心静脉压技术[1]以及麻醉师和医生术中的交流配合[2]；术后肝功能的监测和护肝治疗[2]。肝切除术中涉及的常用技术包括游离肝实质、控制肝脏流入道、控制肝脏流出道（肝静脉）和肝实质离断。

二、肝功能储备的评估

近年来，肝功能生化检测、Child - Pugh 评分、吲哚菁绿排泄试验、肝实质及脉管影像学检查及肝脏体积测量成为综合评定肝脏储备功能的主要指标[3-6]。

1. 常规肝功能生化检查　包括丙氨酸氨基转移酶、门冬氨酸氨基转移酶、碱性磷酸酶、白蛋白和凝血酶原时间（PT）等。这些指标特异性差，只能从一个侧面反映肝功能的损害情况，不能反映整体肝功能状况，对术后肝功能衰竭也无预测价值。

2. 临床评分系统　包括 Child - Pugh 和 MELD 评分结合几种生化指标进行肝功能评估。Child - Pugh 评分是一种应用比较广泛的临床评分系统（表 6 - 1），结合总血浆胆红素水平、血浆白蛋白水平、PT 以及有无肝性脑病和腹水进行综合评分。终末期肝病模型（MELD）的评分（表 6 - 2），要综合 PT、血清胆红素水平和肌酐这几个指标进行评分。

表6-1　Child-Pugh 评分标准与肝切除手术的可行性关系

Child-Pugh 评分	可否考虑肝切除术
A	可以考虑手术
B	经护肝治疗恢复至 A 级，可以考虑手术；
	经护肝治疗接近 A 级而病灶又不大，肝切除范围较小时也可考虑接受手术
C	禁忌证

引自：李坤，李景玉，吴力群，等．肝切除术围手术期管理专家共识解读．肝癌电子杂志，2017，4（3）：14-18.

表6-2　术前 MELD 评分与术后肝功能衰竭发生率的关系

术前 MELD 评分	术后肝功能衰竭发生率
<9 分	低
>11 分	高，应高度重视

引自：李坤，曹景玉，吴力群，等．肝切除术围手术期管理专家共识解读．肝癌电子杂志，2017，4（3）：14-18.

3. 动态定量肝功能检查　包括吲哚菁绿（ICG）清除试验和半乳糖清除能力（GEC）试验。吲哚菁绿（ICG）清除试验是目前临床应用最广泛的肝功能定量检测方法[9]。常用静脉注射 15 分钟吲哚氰绿滞留率（ICG-R15）来评估肝储备功能。半乳糖清除能力（GEC）试验由于半乳糖代谢容易受到细胞无氧糖酵解的影响而出现假阳性的情况，导致其临床运用受限。

4. 肝实质及脉管病变影像学评估　包括诊断性和介入性影像学在内的多学科合作有助于复杂病例的诊断、分期和治疗。影像学检查是肝脏疾病或者肿瘤患者管理的重要组成部分，通过超声、CT 和 MRI 检查显示肝实质及脉管病变性质及程度，可以为推断肝脏储备功能及肝脏手术安全提供极为有用的信息，必要时还可以为肝脏病灶的病理诊断提供支持。

5. 肝脏体积测量　肝脏体积的测量方法主要分为手工测算法和三维重建法两种[6]。手工测算法是利用 CT、MRI 等断层影像将目标肝区轮廓描出，经由计算机自动算出各层面轮廓累加得出全部体积。三维重建法是利用三维重建软件，将肝脏 CT 或 MRI 扫描得到的断层图像进行三维重建，然后根据体素的原理计算病变肝段区段的体积。

6. 其他　其他一些用于评估肝脏储备功能的方法包括[99m]Tc-GSA（半乳糖基人血清白蛋白）闪烁法，[99m]Tc-mebrofenin（三甲基溴乙酰苯胺亚氨二醋酸）肝胆显像法，动脉血酮体比，利多卡因代谢试验，氨基比林廓清试验等。

术后残余肝功能不足所致肝功能衰竭是肝切除术后死亡的主要原因[8-10]。因此，在选择安全的肝切除方案时，术前准确评估未来残肝功能是必不可少的。残肝大小及功能的术前评估在以下情况十分重要：①对有肝脏疾病背景（如纤维化/肝硬化、化学性肝损伤）的患者进行肝切除术；②对预测术后残肝较小的患者进行扩大肝切除术。右三段切除术（或扩大右肝切除术，包括 4a 和 4b 段切除）是最常见的扩大式，对于健康的肝脏，大约 30% 的残肝体积即可保留足够的术后肝功能。对于残存肝脏体积不足 30% 的患者，尽管以上这些方法可以较为准确地预测残肝体积，但仍需要由经验丰富的医生评估患者接受扩大切除术的风险。在转移性结直肠癌中，术前长期化疗可能导致与化疗相关的脂肪性肝炎或窦性阻塞[11-13]，这一点在扩大切除术时也必须考虑到。通过门静脉栓塞以增加残肝体积及分期肝切除可使得原来被认为不可切除的病灶变得可切除[14-17]。

三、常用肝切除术

（一）肝脏解剖

肝脏手术是建立在肝脏解剖基础上，肝圆韧带和脐裂将肝脏在解剖学上分为左叶和右叶，左、右叶又为左内叶、左外叶、右前叶、右后叶和尾状叶。左外叶和右后叶又分为上下两段，尾状叶分为左右两段。根据肝动脉、门静脉、肝动脉和胆汁引流特征为基础的 Couinaud 分段法，将肝脏划分为 8 个功能性的肝段。左外区被门静脉左支分为上段（2 段）和下段（3 段），左内区以门静脉矢状部为界限分为 3 段（外侧）和 4 段（内侧），其中左内叶 4 段又分为上段（4a 段）和下段（4b 段），这些肝段都与门脉分支相对应。右前区和右后区以肝横裂为分界，分为右前叶上段（8 段）、右前叶下段（5 段）、右后叶上段（7 段）和右后叶下段（6 段）。肝尾状叶为独立的 1 段，具有独立的胚胎起源和供血系统，位于肝脏的后下部及下腔静脉前，由左右的门脉分支供血。但是 Couinaud 分段法并未指明尾状叶与其他肝段的界限（图 6 - 1）。

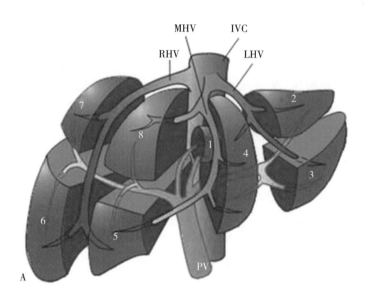

图 6 - 1　Couinaud 分段

引自：Domenico Loffredo, et al. Minimal invasive surgery in treatment of liver metastases from colorectal carcinomas: case studies and survival rates. BMC Surgery 2013, 13 (Suppl 2): S45.

（二）肝切除技术

肝癌肝切除术涉及到的关键性技术包括游离肝实质、控制肝脏流入道、控制肝脏流出道和肝实质离断。

1. 游离肝实质　肝实质离断前的肝脏充分游离十分重要，除了表面的楔形切除术，即使对于较小或是位于边缘的病灶，通常也必须进行肝脏患侧的游离。对于肝右叶切除术，为了保护残肝，需要对右肝进行游离。而对于肝左叶切除术，为了控制下腔静脉，绝大多数情况下需要全肝游离。右肝的游离是从肝静脉的解剖位置开始，考虑到肝脏回缩至左边，分离右冠状动脉和三角韧带。谨慎操作使腔静脉露出，并使肾上腺与下腔静脉分离。结扎从肾上腺至下腔静脉的小血管。左肝游离的第一步与三角韧带和左肝静脉的腹侧边界的切开相似，左外侧段的游离是通过分开肝胃韧带和左冠状动脉韧带实现的。切开肝左静脉（也可能肝中静脉）并用血管环加以控制。如果尾状叶必须切除的话，要实现完全游离，就要从肝脏左右两边一步一步来控制下腔静脉的各小静脉分支。

2. 控制肝脏流入道　研究者根据患者的基础疾病和计划手术切除范围使用两种常规方法控制肝脏流入道。肝脏横切，大多数适用于肝转移瘤和肝内胆管癌肝切除术中，针对肝门部胆管癌和靠近肺门疾病的临床情况，主要进行肝门各个血管的静脉解剖和分离。这两种技术的联合主要用于肝纤维化/肝硬化患者的肝切除手术，其中 Pringle 法可能导致肝实质缺血－再灌注损伤[18-20]，因此间隔时间要尽可能短。间断性 Pringle 法要求夹闭肝十二指肠韧带15 分钟后，必须松解 5 分钟以上；也有研究证实连续性 Pringle 法持续阻断入肝血流小于 30分钟的安全性等同于间断性[21]。

3. 控制肝脏流出道　在肝脏游离时，肝右、肝左、肝中静脉的控制可通过对各血管的周边进行仔细切开分离来实现。在把肝脏从下腔静脉处游离开来时，控制通向下腔静脉的小肝静脉。在肝实质横断时，尽可能多地控制这些小静脉对于预防血管撕裂大有裨益。因为尾状叶充血很罕见且不常导致明显的术后并发症，从尾状叶引流小静脉可以实现安全横断。

4. 肝实质离断　目前肝实质离断技术、器械层出不穷，以超声刀（CUSA）最受青睐。在无重要脉管结构的浅表区域可采用手指分离术和钳夹离断肝实质，也可采用超声刀直接离断肝实质。在肝门区附近，可采用具有精确解剖及控制出血的超声剖离和超声刀、高压水切刀等精密器械联用电凝离断肝实质。

（三）肝切除术分类

根据中华医学会外科学分会肝脏外科学组 2017 年修订的《肝脏解剖和肝切除手术命名及肝切除术中控制出血方法和选择原则》，非解剖性肝切除术分为肝肿瘤剜除术、限制性肝切除术、局部性肝切除术、肝肿瘤摘除术和肝楔形切除术；解剖性肝切除术分为肝段切除术、半肝切除术和肝三叶切除术（表 6-3）。

表 6 - 3　肝脏解剖与肝脏切除术分类

手术名称	肝脏分段	解剖部位
肝段切除术	1~8 段中的任何一段	段切除
联合肝段切除术	同时切除≥2 个相邻的肝段	相连段切除
多肝段切除	同时切除≥2 个非相邻的肝段	非相连段切除
右半肝切除术	5，6，7，8 段	右半肝或右肝
左半肝切除术	2，3，4 段	左半肝或左肝
肝右三叶切除术	4，5，6，7，8 段联合	右后叶、右前叶及左内叶
肝左三叶切除术	2，3，4，5，8 段联合	左外叶、左内叶及右前叶

四、适应证

肝切除手术是原发性或转移性肝癌最好的治疗方法[22]，在特定情况下也可以进行良性疾病的肝切除术。

（一）肝细胞癌

处于 Child - Pugh A 级，不存在门脉高压，且终末期肝病模型（MELD）评分 < 10 的患者适合进行肝切除术。然而，对于晚期肝癌患者，即 Child - Pugh C 级和大部分 Child - Pugh B 级合并门静脉高压症患者，由于预后较差而不适宜进行外科切除。但是有研究报道肝脏切除术可以帮助治疗一些 Child - Pugh B 级的患者[23]。

（二）胆管癌

胆管癌包含 3 种类型：肝内、肝门部和肝外胆管癌。其中肝内和肝门部胆管癌若技术上可切除且未发现有肝外严重病变，可以进行外科切除术。肝外胆管癌通常涉及到胆管的胰腺部位，因此手术治疗时还需要进行胰十二指肠切除术。

（三）结直肠癌肝转移

结直肠癌肝转移手术适应证为肿瘤 < 5cm、肿瘤位于肝脏外周，如为多发肿瘤手术应能确保彻底切除。结直肠癌肝转移患者病灶完全切除术的预后差别较大，主要与病灶数量、大小、慢性病史及淋巴结侵犯程度等因素有关[24, 25]，因此其治疗方案是多学科综合的结果。

（四）良性病变

肝腺瘤易大出血且具有癌变的风险，对于病灶直径 > 5cm 的患者，特别是停用激素治疗后且病灶没有继续增大者，常推荐肝脏切除。肝囊肿、肝内胆管结石、局灶性结节性增生和血管瘤等良性病变只有出现明显相关症状时才考虑进行切除。

（五）神经内分泌源性肝转移癌

神经内分泌源性肿瘤，尤其是良性肿瘤，虽然在肝脏内常常是多病灶的，但进展缓慢，手术切除可达到治愈的效果[26]。

（六）其他恶性肿瘤

对于大多数非结直肠癌肝转移，如肾细胞癌、乳腺癌、肛门癌、黑色素瘤及罕见肺癌等患者，是否行肝切除术尚存在争议[27]。

五、并发症

在外科手术治疗结直肠癌肝转移的同时，肥胖和老龄人口的增加导致了进行肝脏切除手术的高风险患者增加，术后并发症发生率高达 20% 以上[28-32]。并发症发生率根据患者基础疾病、肝切除范围、疾病进展等有所不同。本节主要关注肝切除术特有并发症，包括肝脏切除术后出血、栓塞、胆漏和肝衰竭[33]。

（一）术中大量出血

传统 Pringle 法行肝血流阻断引起肝脏缺血再灌注损伤、肠道血液回流受阻而对残肝功能损害较重[18-20,34]。随着影像学检查、手术技术和围术期管理方法的进步，需要输血的患者逐渐减少。考虑到输血可能引起不良反应，减少输血可以降低肝脏切除术后并发症的发生，精准肝切除行区域性肝血流阻断，在一定程度上减轻了这些损害，加快了术后肝功能的恢复。术中出血多见于：（1）第一肝门解剖血管肝动脉及门静脉分支出血；（2）第二肝门解剖血管出血；（3）第三肝门出血；（4）离断肝实质过程中出血，肝蒂血管出血及回流静脉及分支出血。

（二）肝脏切除术后血栓栓塞

包括静脉血栓形成，门静脉、肝动脉血栓形成和空气栓塞。腹部或盆腔肿瘤手术的患者术后极易出现静脉血栓栓塞，导致静脉血栓栓塞的因素包括：体重指数过高、手术时间长、既往静脉血栓栓塞史、肝大部分切除术后并发症、住院时间长等；考虑到术后出血，肝脏切除术后肝功能损伤的风险，以及自体抗凝的可能，很多外科医生不愿意在肝脏切除术后使用抗凝药也是静脉血栓形成的重要因素[35-38]。肝动脉血栓形成是罕见的肝脏切除术后并发症，门静脉血栓形成主要发生于肝移植的患者。但随着扩大肝脏切除术和肝动脉、门静脉重建术的增多，导致门静脉、肝动脉血栓形成的因素越来越多，发生频率越来越高。由于低中心静脉压，肝切除过程中一旦肝静脉出现破口，腹腔内的 CO_2 气体经过肝静脉破口进入周围循环系统形成气体栓塞。研究报道，使用氩气刀可增加气体栓塞发生的风险[39]。

（三）胆漏

胆漏是肝脏切除术后一个重要的并发症。国际肝脏手术研究小组（ISGLS）将胆漏定义为：引流液中胆红素水平高于血浆水平 3 倍，或术后 3 天上升 3 倍，或需要放射或手术介入治疗胆汁积聚、胆汁性腹膜炎[40]。即使精准肝切除手术技术不断进步，肝切除术后胆漏的发生也并不少见。有研究发现，腹腔镜下肝切除术后有 13.5% 的患者出现术后胆漏，而这一并发症的发生与患者基础情况、既往肝脏手术病史、联合多肝段的切除等密切相关[41,42]。

对于术后胆漏，少量则充分引流，量较大则采用内窥镜逆行胰胆管造影和经皮肝胆管造影放置胆管内支架的方法来提高胆道引流效果，大多能治愈。

（四）肝衰竭

肝功能不全或衰竭是肝切除术后最严重的并发症，也是患者术后主要死亡原因。腹腔镜肝切除术中，通常需进行多次的全肝血流阻断以降低手术出血的风险，但如果阻断时间过长，则可能会对残余肝脏功能造成严重损害导致肝功能衰竭[43]；我国肝癌患者多合并肝硬化，也会导致更高的手术风险及术后肝衰竭的可能。术后肝功能不全或肝衰竭的发生与患者情况、术前 Child – Pugh 分级、终末期肝病模型（MELD）评分、肝切除范围、术中出血量、肝血流阻断时间、肿瘤直径及位置、肝脏其他病变、输血等因素密切相关[44-47]，见表 6 – 4。

表 6 – 4　肝脏切除术后肝功能衰竭的危险因素

分类	危险因素
患者因素	年龄
	男性
	基础肝脏疾病
	胆汁淤积
	肝脏纤维化
	肝硬化
	伴有糖尿病等合并症
	其他原因导致的肝损伤
手术/术后	残肝体积小
	手术时间延长
	肝切除量大
	过度失血
	缺血/再灌注
	感染

六、外科切除的进展

肝切除术是治疗肝占位和肝脏肿瘤的最重要手段[22,48]（表 6 – 5）。肝脏独特的解剖结构、双重血供、组织庞大而脆弱等因素共同造成了术中出血量大、并发症发生率高。这是肝胆外科医生所面临的难题，如何解决这一问题贯穿着整个肝脏外科的发展[49]。近年来得益于对肝脏解剖结构和功能的不断深入了解，及手术器械的飞速发展和技术创新，董家鸿教授 2006 年率先在国际上提出"精准肝胆外科"理念，加上 3D 打印、3D 血管重建、3D 腹腔镜、达芬奇机器人等数字医学新技术和康复外科的不断发展，目前肝外科已进入以"精准"和"微创"为核心的时代。

肝切除术包括局部切除、半肝切除、肝段切除、解剖性切除及扩大性切除。术中出血量与手术风险密切相关，并影响患者长期预后。而肝血流阻断技术的发展对减少术中出血，实现无血肝切除显得极为重要。以 Pringle 法为代表的肝脏血流阻断法获得不断发展，目前主

表6-5　2000年以来部分发表的肝癌选择性肝切除术后的疗效汇总

作者	患者数 肝切除	患者数 肝移植	肿瘤大小	Child-Pugh分级	意向性治疗分析	肝切除总生存期 中位生存期(月)	肝切除总生存期 5年百分率	肝移植总生存期 中位生存期(月)	肝移植总生存期 5年百分率	肝切除无病生存期 中位生存期(月)	肝切除无病生存期 5年百分率	肝移植无病生存期 中位生存期(月)	肝移植无病生存期 5年百分率	死亡率 肝切(%)	死亡率 肝移植(%)	致残率 肝切(%)	致残率 肝移植(%)
Koniaris et al. Ann Surg, 2011	26	73	米兰标准	未提及。使用MELD评分	是	83	63	50	41	>60	52	50	46				
Lee et al. J Surg Oncol, 2010	82	48	米兰标准	A,B	否		58.4		78.1		57.4		89.1	0.8	5.1	30	32.1
Baccarani et al. Transpl Int, 2008	38	48	米兰标准	A,B,C	是	44	27	未明确	72		37		98	5	10		
Bellavance et al. J Gastointest Surg, 2008	245	134	米兰标准	A	否	55	46	120	66	45	40	未明确	82	2.9	2.2	49	65
Del Gaudio et al. Am J Transpl, 2008	80	293	米兰标准	A,B,C	是		66		58		41		54				
Cillo et al. J Surg Oncol, 2007	131	40	米兰标准	A,B,C	是	43	31		63		24		91	5.3	7.5		
Shah et al. Ann Surg Oncol, 2007	121	140	米兰标准	A,B	是		56		64								
Poon et al. Ann Surg, 2007	204	43	米兰标准	A,B,C	是		60	未明确	44		44		84	3.4	0	35.3	44.2
Margarit et al. Liver Transpl, 2005	37	36	米兰标准	A	否	85	70	85	65		39		56				
Adam et al. Ann Surg 2003	98	195	米兰标准	A,B,C	是		50		61		18		58		2.1		18
Bigourdan et al. Liver Tranpl, 2003	20	17	米兰标准	A	是		36		71		40		80	5	0	30	47
Shabahang et al. Ann Surg Oncol, 2002	44	65	米兰标准	A,B,C	否		37		66		36		66				
De Carlis et al. Transpl Proc, 2001	21	92	米兰标准	A	否		54.5		54.3					18	4.5		
Figueras et al. J Am Coll Surgeons, 2000	35	85	米兰标准	A,B,C	否		51		60		31		60				

要包括入肝血流阻断（Pringle maneuver）和全肝血流阻断（liver resection under total vascular exclusion）两大类。入肝血流阻断法包括持续入肝血流全阻断法（continuous Pringle maneuver）、间断入肝血流全阻断法（intermittent Pringle maneuver）、半肝血流阻断法（hemihepatic vascular occlusion）和肝段血流阻断法（hepatic segment vascular occlusion technology）。全肝血流阻断包括全肝血流阻断法（total hepatic vascular exclusion）、选择性肝血流阻断法（selective hepatic vascular exclusion）等。

（一）肝脏血流阻断方法（Pringle maneuver，PM）

1. 持续入肝血流全阻断法　因其操作简单早期被广泛应用于临床。常规每次阻断时间20~30分钟，可以多次进行。Hannoun 等[50]报道持续入肝血流全阻断60~127分钟后行肝切除，术后并无死亡病例；也有研究报道连续性 Pringle 手法持续阻断入肝血流小于30分钟的安全性等同于间断性[21]。但该法亦存在门静脉血栓形成、肝脏组织缺血再灌注损伤[18-20]等问题，且在涉及肝静脉系统的手术时无法避免肝静脉系统的出血，现临床上很少使用。

2. 间断入肝血流全阻断法　该法连续阻断的安全时限是15~20分钟，复流5分钟；阻断20分钟，则复流10分钟；如此循环，可耐受阻断时间为120分钟或以上[51]。表6-6，6-7所示 H 组（阻断30分钟）与 T 组（阻断15分钟）术中与术后结果比较显示两组间差异无统计学意义。Surtel 等[52]认为该法的操作频次对肝细胞造成多次反复的伤害，而且增加了复流期间出血的风险，可能影响术后肝功能的恢复。但也有研究指出，间断法可在一定程度上减轻肝脏的缺血 – 再灌注损伤[53]。肝缺血预处理，即术中先阻断入肝血流5分钟，然后复流5分钟后再阻断开始手术，使肝脏有个适应过程。有研究证明这种方式可减轻肝脏的缺血 – 再灌注损伤[54]。但 Koc 等[55]在小鼠肝上进行缺血预处理试验，发现并没有增加肝脏对缺血的耐受性，表明缺血预处理的最佳时间及间断期的长短仍需进一步研究。即使如此，如果存在肝实质基础疾病，仍优先考虑间断法，阻断时间不宜超过30分钟。

表6-6　手术中两组各项指标结果

	T 组（n=28）	H 组（n=30）	P 值
切除肝质量（g）	443.9±10.7（150~1670）	422.7±17.4（180~1320）	0.29
总缺血时间（min）	96.0±10.9（62~196）	94.2±9.9（64.5~188）	0.28
肝移植时间（min）	86.4±5.3（64~171）	84.4±5.2（62~174.5）	0.54
肝切表面积（cm²）	103.1±8.74（3.8~11.5）	6.65±0.26（3.9~10.8）	0.86
手术时长（h）	6.82±0.32（3.8~11.5）	6.65±0.26（3.9~11.5）	0.37
总术中出血量（ml）	1685±170（500~4800）	1159±221（400~4200）	0.049
切除原肝术中出血（ml）	1015±112（400~4300）	974±101（300~4200）	0.51
肝门阻断过程出血（ml）	379±12（50~890）	179±18（50~460）	0.03
需要输血患者数	12	5	0.04

摘自：Wu CC, Yeh DC, Ho WM, et al. Occlusion of hepatic blood inflow for complex central liver resections in cirrhotic patients: a randomized comparison of hemihepatic and total hepatic occlusion techniques. Arch Surg, 2002, 137（12）：1369-1376.

表 6 – 7 手术后两组各项指标结果

	T 组（n = 28）	H 组（n = 30）	P 值
并发症患者总数	8	10	0.78
胆汁漏	4	5	
腹腔内脓肿	3	5	
伤口感染	0	2	
尿道损伤	0	1	
腹腔积液	2	1	
上消化道出血	1	0	
腹水	1	2	
术后平均住院时长，$\bar{x} \pm s$（范围）	14.8 ± 1.4（7~37）	16.4 ± 1.4（7~40）	0.42

摘自：Wu CC, Yeh DC, Ho WM, et al. Occlusion of hepatic blood inflow for complex central liver resections in cirrhotic patients: a randomized comparison of hemihepatic and total hepatic occlusion techniques. Arch Surg, 2002, 137 (12): 1369 – 1376.

3. 半肝血流阻断法 该方法是解剖第一肝门，在 Glission 鞘外分离肝蒂分叉部，阻断病侧半肝的肝动静脉，保留健侧肝脏血流，避免了相应区域的缺血和再灌注损伤[56, 57]。阻断后可在术中肝脏表面看到左右半肝的分界线，因此更易于根据分界线行半肝切除术。因为保留了部分入肝血流，可使健侧的肝脏血流通畅，功能正常；与传统的入肝血流阻断法（Pringle 法）比较，不影响血流动力学，减轻了脏器瘀血和水肿的程度，更有利于术后肝功能的恢复。缺点是需要解剖第一肝门结构，增加了手术难度和时间。Zhang 等[58]研究指出，与间断入肝血流阻断法相比，半肝血流阻断法具有手术时间短、出血量少、损伤小、恢复快等优点。

4. 段血流阻断法 肝段血流阻断技术是由 Castaing 等[59]在半肝血流阻断基础上发展而来的。该方法先解剖分离出准备切除的肝段的肝蒂，结扎供血动脉，之后可见肝段的分界线，故术中可清楚地根据界限进行精准肝段切除，最大程度减少出血，并将缺血和再灌注损伤局限于切除肝脏段，减少了手术并发症，对合并肝硬化的患者可提高手术耐受性，促进其手术后的恢复[60,61]。缺点是该法手术操作要求高、手术时间长，因此同时增加了手术的风险。

5. 全肝血流阻断法 此方法为术中不阻断腹主动脉（阻断腹主动脉会引起暂时性的血流动力学改变，易发生心脑血管意外及脏器缺血和缺氧等并发症），阻断肝十二指肠韧带，在右肾静脉和肾上腺静脉上阻断肝下腔静脉、肝上腔静脉。Carini 等[62]报道该法对血流动力学影响较大，使用时应严密监测血流动力学变化。该法适用于肝脏较大静脉或下腔静脉的重建，对于肿瘤邻近或侵犯肝脏主要静脉或下腔静脉或下腔静脉有癌栓的患者，能够减少术中肿瘤转移。原位低温灌注技术（insitu hypothermic perfusion）与全肝血流阻断法结合，可以部分弥补该技术的缺陷。Dinant 等[63]研究证实，这两者配合可降低缺血再灌注所致肝功能损伤。然而也有研究报道，对于已浸润腔静脉和/或肝房合流的肝癌患者[64]，使用全肝血流阻断法配合低温灌注法，患者 90 天的死亡率为 19.5%，并得出该法与患者的高死亡率密切相关。因此对全肝血流阻断法的安全性以及技术的改进仍需进一步研究。

6. 选择性肝血流阻断法 主要是阻断入肝血流，肝外控制主要肝静脉，不阻断肝下腔静脉血流，肝脏与体循环分离。因此，不会出现相关的血流动力学改变，肝静脉反流创面出血控制较明显，术中患者心肺功能及体循环稳定，少数出现下肢静脉血栓等并发症[65]。但是，需要对第二肝门结构进行细致分离，且肝外控制肝静脉操作难度高，因此限制了该法的临床运用[66]。

（二）联合肝脏分隔和门静脉结扎的二步肝切除术（associating liver partition and portal vein ligation for staged hepatectomy，ALPPS）

ALPPS 是在门脉栓塞治疗基础上发展而来的肝切除术。ALPPS Ⅰ期手术后，剩余肝体积能在短期内迅速增加，为根治性肝切除提供足够安全的残肝体积[67,68]（图6-2，图6-3）。然而，目前尚未建立起评价剩余肝脏功能性体积的标准，导致目前临床无法准确评估 ALPPS Ⅰ期术后增大的剩余肝体积是否足以代偿肝功能。ALPPS 虽可增加剩余肝体积，但是却增加了肝功能衰竭的发生率[68]、围手术期病死率及术后并发症，且可能引起肿瘤播散，因此这些术后不良反应与 ALPPS 术的相关性仍需进一步研究[69,70]。Kambakamba 等[71]的研究提示，ALPPS 加速剩余肝组织再生过程似乎并没有促进结直肠肝转移瘤的生长，但是病例数少、缺乏对照，ALPPS 术仍将是肝胆外科的研究热点。

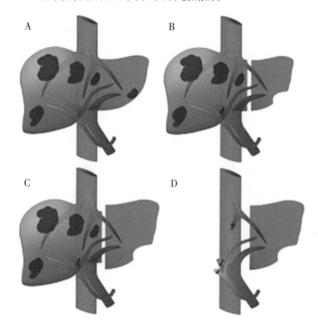

图6-2　ALPPS 手术示意图

A. 大肠癌肝转移；B. Ⅰ期手术切除残肝转移灶，结扎右门静脉，原位分割肝脏；C. 残肝体积增大；D. Ⅱ期手术切除余下病灶

［摘自：Cieslak KP, et al. Assessment of Liver Function Using (99m) Tc – Mebrofenin Hepatobiliary Scintigraphy in AL-PPS (Associating Liver Partition and Portal Vein Ligation for Staged Hepatectomy). Case Rep Gastroenterol, 2015, 9 (3)：353 – 360.］

（三）腹腔镜肝切除术（Laparoscopic hepatectomy，LH）

LH 是现代微创外科的体现。与传统开腹肝切除术相比，LH 具有创伤小、围手术期并发症发生率低、术后恢复快、对免疫功能损害较轻、有利于术后更早地进行辅助治疗等优点，而总生存期无明显差异[72-74]（图6-4，图6-5）。然而，LH 有其特殊性，存在相对

明显的患者选择偏倚且禁忌证相对较多。如位于肝 Ⅰ 、Ⅳa、Ⅶ、Ⅷ段的肿瘤在腹腔镜下暴露困难且难以操作并不适宜行 LH 术；为保证足够的切缘，肿瘤不宜太大，容易影响术中解剖肝门和游离肝脏；严重的肝硬化、肿瘤边界不清伴肝内转移、病变过大影响肝门暴露；门静脉癌栓、腹腔粘连严重等患者，亦不宜行 LH 术。

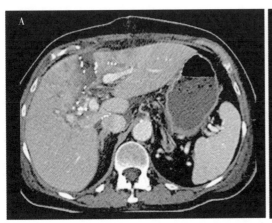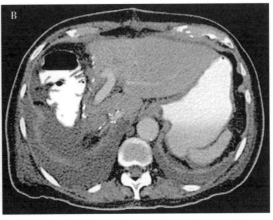

图 6-3　ALPPS 术后 CT 图像

A. ALPPS Ⅰ期术后，结扎右门静脉，保留右肝动脉、静脉及胆管系统；B. Ⅰ期术后 8 天，切除 4，5，6，7，8 节段，留下 1，2，3 节段作为肝残体

［摘自：Cieslak KP, Olthof PB, Van Lienden KP, et al. Associating liver partition and portal vein ligation for staged hepatectomy. Case Rep Gastroenterol, 2015, 9（3）：353-360.］

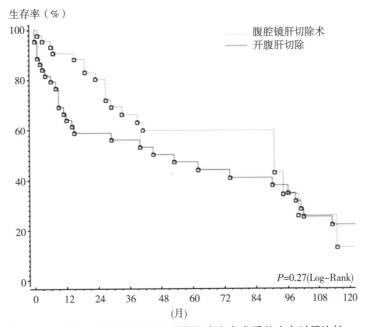

图 6-4　LH 与开腹手术切除肝硬化肝癌患者术后总生存时间比较

［摘自：Memeo R, de'Angelis N, Compagnon P, et al. Laparoscopic vs. open liver resection for hepatocellular carcinoma of cirrhotic liver：a case-control study. World J Surg, 2014, 38（11）：2919-2926.］

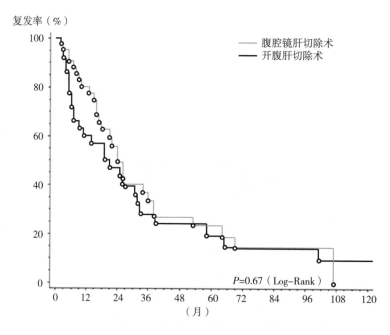

图6-5　LH与开腹手术切除肝硬化肝癌患者术后无进展生存时间比较

［摘自：Memeo R, de'Angelis N, Compagnon P, et al. Laparoscopic vs. open liver resection for hepatocellular carcinoma of cirrhotic liver: a case - control study. World J Surg, 2014, 38 (11): 2919 - 2926. ］

（四）机器人肝切除术（robotic hepatectomy，RH）和数字医学技术在肝切除中的运用

机器人技术的出现加速了精准微创肝外科的发展。机器人技术为术者提供了高清晰度的3D视野，操作灵活精细稳定，有助于术者完成第一肝门的精细解剖等复杂手术。Hu等[75]对487例机器人辅助手术分析中，机器人辅助与传统腔镜手术的R0切除率相比无差异，且仅有16例患者出现术后并发症，以常见的出血、胆漏、肠梗阻等为主，提示机器人肝切除与腹腔镜手术的安全性、操作性及术后情况并无明显差异，甚至优于腹腔镜手术。3D可视化和3D打印作为新的数字医学技术使得外科医师采用3D可视化技术可在术前进行虚拟仿真手术，在肝切除时利用3D打印模型可以提供更直观的实时导航，可帮助外科医师快速识别和定位病灶及确定手术切除范围，引导重要解剖结构的分离和病灶的切除，极大地提高了手术效果[76,77]。作为新兴的外科手术方式，机器人肝切除术虽然具有不可比拟的优势，但投资成本较高，其安全性及确切疗效仍需要长期大量的试验研究验证。

参考文献

［1］　Bui LL, Smith AJ, Bercovici M, et al. Minimising blood loss and transfusion requirements in hepatic resection [J]. HPB (Oxford), 2002, 4 (1): 5 - 10.

［2］　李坤，曹景玉，吴力群. 肝切除术围手术期管理专家共识解读 [J]. 肝癌电子杂志，2017，4 (3): 14 - 18.

［3］　董家鸿，郑树森，陈孝平，等. 肝切除术前肝脏储备功能评估的专家共识（2011 版）[J]. 中华消

化外科杂志, 2011, 10 (1): 20 - 25.

[4] Hoekstra LT, de GW Nibourg, GA, et al. Physiological and biochemical basis of clinical liver function tests: a review [J]. Ann Surg, 2013, 257 (1): 27 - 36.

[5] Ribero D, Amisano M, Bertuzzo F, et al. Measured versus estimated total liver volume to preoperatively assess the adequacy of the future liver remnant: which method should we use? [J]. Ann Surg, 2013, 258 (5): 801 - 806.

[6] Xu F, Tang B, Jin TQ, et al. Current status of surgical treatment of colorectal liver metastases [J]. World J Clin Cases, 2018, 26, 6 (14): 716 - 734.

[7] Clavien PA, Petrowsky H, DeOliveira ML, et al. Strategies for safer liver surgery and partial liver transplantation [J]. N Engl J Med, 2007, 356 (15): 1545 - 1559.

[8] Yamashita S, Shindoh J, Mizuno T, et al. Hepatic atrophy following preoperative chemotherapy predicts hepatic insufficiency after resection of colorectal liver metastases [J]. J Hepatol, 2017, 67 (1): 56 - 64.

[9] Skrzypczyk C, Truant S, Duhamel A, et al. Relevance of the ISGLS definition of posthepatectomy liver failure in early prediction of poor outcome after liver resection: study on 680 hepatectomies [J]. Ann Surg, 2014, 260 (5): 865 - 870.

[10] Jarnagin WR, Gonen M, Fong Y, et al. Improvement in perioperative outcome after hepatic resection: analysis of 1 803 consecutive cases over the past decade [J]. Ann Surg, 2002, 236 (4): 397 - 407.

[11] Takamoto T, Hashimoto T, Ichida A, et al. Surgical strategy based on indocyanine green test for chemotherapy - associated liver injury and long term outcome in colorectal liver metastases [J]. J Gastrointest Surg, 2018, 22 (6): 1077 - 1088.

[12] Shindoh J, Tzeng CW, Aloia TA, et al. Optimal future liver remnant in patients treated with extensive preoperative chemotherapy for colorectal liver metastases [J]. Ann Surg Oncol, 2013, 20 (8): 2493 - 2500.

[13] Chun YS, Laurent A, Maru D, et al. Management of chemotherapy - associated hepatotoxicity in colorectal liver metastases [J]. Lancet Oncol, 2009, 10 (3): 278 - 286.

[14] Shindoh J, Tzeng CW, Aloia TA, et al. Safety and efficacy of portal vein embolization before planned major or extended hepatectomy: an institutional experience of 358 patients [J]. J Gastrointest Surg, 2014, 18 (1): 45 - 51.

[15] Huang SY, Aloia TA, Shindoh J, et al. Efficacy and safety of portal vein embolization for two - stage hepatectomy in patients with colorectal liver metastasis [J]. J Vasc Interv Radiol, 2014, 25 (4): 608 - 617.

[16] Shindoh J, Vauthey JN, Zimmitti G, et al. Analysis of the efficacy of portal vein embolization for patients with extensive liver malignancy and very low future liver remnant volume, including a comparison with the associating liver partition with portal vein ligation for staged hepatectomy approach [J]. J Am Coll Surg, 2013, 217 (1): 126 - 133.

[17] Kishi Y, Abdalla EK, Chun YS, et al. Three hundred and one consecutive extended right hepatectomies: evaluation of outcome based on systematic liver volumetry [J]. Ann Surg, 2009, 250 (4): 540 - 548.

[18] Hoekstra LT, van Trigt JD, Reiniers MJ, et al. Vascular occlusion or not during liver resection: the continuing story [J]. Dig Surg, 2012, 29 (1): 35 - 42.

[19] Sugiyama Y, Ishizaki Y, Imamura H, et al. Effects of intermittent Pringle has's manoeuvre oncirrhotic compared with normal liver [J]. Br J Surg, 2010, 97 (7): 1062 - 1069.

[20] Shimoda M, Iwasaki Y, Sawada T, et al. Protective effect of ischemic preconditioning against liver injury

after major hepatectomy using the intermittent pringle maneuver in swine [J]. Pathobiology, 2007, 74 (1): 42 – 49.

[21] Kim YI, Fujita S, Hwang YJ, et al. Successful intermittent application of the Pringle maneuver for 30 minutes during human hepatectomy: a clinical randomized study with use of a protease inhibitor [J]. Hepato-gastroenterology, 2007, 54 (79): 2055 – 2060.

[22] Torzilli G, Belghiti J, Kokudo N, et al. A snapshot of the effective indications and results of surgery for hepatocellular carcinoma in tertiary referral centers: is it adherent to the EASL/AASLD recommendations: an observational study of the HCC East – West study group [J]. Ann Surg, 2013, 257 (5): 929 – 937.

[23] Zhong JH, Ke Y, Gong WF, et al. Hepatic resection associated with good survival for selected patients with intermediate and advanced – stage hepatocellular carcinoma [J]. Ann Surg, 2014, 260 (2): 329 – 340.

[24] Jones RP, Poston GJ. Resection of liver metastases in colorectal cancer in the era of expanding systemic therapy [J]. Ann Rev Med, 2017, 68: 183 – 196.

[25] Tomlinson JS, Jarnagin WR, DeMatteo RP, et al. Actual 10 – year survival after resection of colorectal liver metastases defines cure [J]. J Clin Oncol, 2007, 25 (29): 4575 – 4580.

[26] Frilling A, Modlin IM, Kidd M, et al. Recommendations for management of patients with neuroendocrine liver metastases [J]. Lancet Oncol, 2014, 15 (1): e8 – 21.

[27] Coelho FF, Kruger JA, Fonseca GM, et al. Laparoscopic liver resection: Experience based guidelines [J]. World J Gastrointest Surg, 2016, 8 (1): 5 – 26.

[28] Asiyanbola B, Chang D, Gleisner AL, et al. Operative mortality after hepatic resection: are literature – based rates broadly applicable? [J]. J Gastrointest Surg, 2008, 12 (5): 42 – 51.

[29] Hyder O, Pulitano C, Firoozmand A, et al. A risk model to predict 90 – day mortality among patients undergoing hepatic resection [J]. J Am Coll Surg, 2013, 216 (6): 1049 – 1056.

[30] Mathur AK, Ghaferi AA, Osborne NH, et al. Body mass index and adverse perioperative outcomes following hepatic resection [J]. J Gastrointest Surg, 2010, 14 (8): 1285 – 1291.

[31] Shunji N, Lloyd B, Atsushi Y, et al. Mini - incision right hepatic lobectomy with or without laparoscopic assistance for living donor hepatectomy [J]. Liver Transpl, 2012, 18 (10): 1188 – 1197.

[32] Kawaguchi Y, Nomi T, Fuks D, et al. Hemorrhage control for laparoscopic hepatectomy: technical details and predictive factors for intraoperative blood loss [J]. Surg Endosc, 2016, 30 (6): 2543 – 2551.

[33] Dindo D, Demartines N, Clavien PA. Classification of surgical complications: a new proposal with evaluation in a cohort of 6336 patients and results of a survey [J]. Ann Surg, 2004, 240 (2): 205 – 213.

[34] de Lourdes Jorge G, Dos Reis Tártaro R, Fazzio Escanhoela CA, et al. Later evaluation of ischemia and reperfusion by the pringle maneuver in wistar rats, demonstrating that hepatic lesions can be reversible [J]. Transplant Proc, 2017, 49 (4): 898 – 901.

[35] Tzeng CW, Katz MH, Fleming JB, et al. Risk of venous thromboembolism outweighs post – hepatectomy bleeding complications: analysis of 5651 National Surgical Quality Improvement Program patients [J]. HPB (Oxford), 2012, 14 (8): 506 – 513.

[36] Melloul E, Dondéro F, Vilgrain V, et al. Pulmonary embolism after elective liver resection: a prospective analysis of risk factors [J]. J Hepatol, 2012, 57 (6): 1268 – 1275.

[37] Ejaz A, Spolverato G, Kim Y, et al. Defining incidence and risk factors of venous thromboembolism after

hepatectomy [J]. J Gastrointest Surg, 2014, 18 (6): 1116 – 1124.

[38] Nathan H, Weiss MJ, Soff GA, et al. Pharmacologic prophylaxis, postoperative INR, and risk of venous thromboembolism after hepatectomy [J]. J Gastrointest Surg, 2014, 18 (2): 295 – 302 [discussion 302 – 303].

[39] Song Y, Totz J, Thompson S, et al. Locally rigid, vessel – based registration for laparoscopic liver surgery [J]. Int J Comput Assist Radiol Surg, 2015, 10 (12): 1951 – 1961.

[40] Rahbari NN, Garden OJ, Padbury R, et al. Posthepatectomy liver failure: a definition and grading by the International Study Group of Liver Surgery (ISGLS) [J]. Surgery, 2011, 149 (5): 713 – 724.

[41] Cauchy F, Fuks D, Nomi T, et al. Incidence, risk factors and consequences of bile leakage following laparoscopic major hepatectomy [J]. Surg Endosc, 2016, 30 (9): 3709 – 3719.

[42] Zimmitti G, Roses RE, Andreou A, et al. Greater complexity of liver surgery is not associated with an increased incidence of liver – related complications except for bile leak: an experience with 2, 628 consecutive resections [J]. J Gastrointest Surg, 2013, 17 (1): 57 – 64.

[43] Wagener G. Assessment of hepatic function, operative candidacy, and medical management after liver resection in the patient with underlying liver disease [J]. Semin Liver Dis, 2013, 33 (3): 204 – 212.

[44] Vitale A, Peck – Radosavljevic M, Giannini EG, et al. Personalized treatment of patients with very early hepatocellular carcinoma [J]. J Hepatol, 2017, 66 (2): 412 – 423.

[45] Rahbari NN, Garden OJ, Padbury R, et al. Posthepatectomy liver failure: a definition and grading by the International Study Group of Liver Surgery (ISGLS) [J]. Surgery, 2011, 149 (5): 713 – 724.

[46] Gruttadauria S, Tropea A, Pagano D, et al. Mini – invasive approach contributes to expand the indication for liver resection for hepatocellular carcinoma without increasing the incidence of posthepatectomy liver failure and other perioperative complications: a single – center analysis [J]. J Laparoendosc Adv Surg Tech A, 2016, 26 (6): 439 – 446.

[47] Garcea G, Maddern GJ. Liver failure after major hepatic resection [J]. J Hepatobiliary Pancreat Surg, 2009, 16 (2): 145 – 155.

[48] Forner A, Llovet JM, Bruix J. Hepatocellular carcinoma [J]. The Lancet, 2012, 379 (9822): 1245 – 1255.

[49] Huang JF, Wu SM, Wu TH, et al. Liver resection for complicated hepatocellular carcinoma: challenges but opportunity for long – term survivals [J]. J Surg Oncol, 2012, 106 (8): 959 – 965.

[50] Hannoun L, Boric D, Delva E, et al. Liver resection with normothermic ischaemia exceeding one hour [J]. Br J Surg, 1993, 80 (9): 1161 – 1165.

[51] Wu CC, Yeh DC, Ho WM, et al. Occlusion of hepatic blood inflow for complex central liver resections in cirrhotic patients: a randomized comparison of hemihepatic and total hepatic occlusion techniques [J]. Arch Surg, 2002, 137 (12): 1369 – 1376.

[52] Surtel M, Lehmann K, de Rougemont O, et al. Clamping techniques and protecting strategies in liver surgery [J]. HPB (Oxford), 2009, 11 (4): 290 – 295.

[53] Smyrniotis V, Kostopanagiotou G, Lolis E, et al. Effects of hepatovenous back flow on ischemic – reperfusionin juries in liver resections with the Pringle maneuver [J]. Am Coll Surg, 2003, 197 (6): 949 – 949.

[54] Clavien PA, Selzner M, Rüdiger HA, et al. A prospective randomized study in 100 consecutive patients un-

dergoing major liver resection with versus without ischemic preconditioning [J]. Ann Surg, 2003, 238 (6): 843 – 843.

[55] Koc E, Topaloglu S, Calik A, et al. Hepatic microcirculation in inflow and inflow – outflow occlusion of the liver [J]. Transplant Proc, 2013, 45 (2): 474 – 479.

[56] Jia C, Dai C, Wang H, et al. Differential effects of three techniques for hepatic vascular exclusion during resection for liver cirrhosis on hepatic ischemia – reperfusion injury in rats [J]. Gastroenterol Res Pract, 2018: 5309286.

[57] Fu SY, Lau WY, Li GG, et al. A prospective randomized controlled trial to compare Pringle maneuver, hemihepatic vascular inflow occlusion, and main portal vein inflow occlusion in partial hepatectomy [J]. Am J Surg, 2011, 201 (1): 62 – 69.

[58] Zhang Y, Lu X, Xu J, et al. Intermittent pringle versus continuous half – pringle maneuver for laparoscopic liver resections of tumors in segment 7 [J]. Indian J Surg, 2018, 80 (2): 146 – 153.

[59] Castaing D, Garden OJ, Bismuth H. Segmental liver resection Using ultrasound – guided selective portal venous occlusion [J]. Ann Surg, 1989, 210 (1): 20 – 23.

[60] Ishii H, Kobayashi T, Kudou M, et al. Anatomical liver segmentectomy 2 for combined hepatocellular carcinoma and cholangiocarcinoma with tumor thrombus in segment 2 portal branch [J]. World J Surg Oncol, 2012, 10: 22.

[61] Kishi Y, Saiura A, Yamamoto J, et al. Significance of anatomic resection for early and advanced hepatocellular carcinoma [J]. Langenbecks Arch Surg, 2012, 397 (1): 85 – 92.

[62] Carini R, Albano E. Recent insights on the mechanisms of liver preconditioning [J]. Gastroenterology, 2003, 125 (5): 1480 – 1480.

[63] Dinant S, Roseboom HJ, Levi M, et al. Hypothermic in situ perfusion of the porcine liver using Celsior or Ringer – lactate solution [J]. Langenbeck Arch Surg, 2009, 394 (1): 143 – 150.

[64] Azoulay D, Lim C, Salloum C, et al. Complex liver resection using standard total vascular exclusion, venovenous bypass, and in situ hypothermic portal perfusion: an audit of 77 consecutive cases [J]. Ann Surg 2015, 262 (1): 93 – 104.

[65] Fu SY, Lai EC, Li AJ, et al. Liver resection with selective hepatic vascular exclusion: a cohort study [J]. Ann Surg, 2009, 249 (4): 624 – 627.

[66] Smyrniotis V, Farantos C, Kostopanagiotou G, et al. Vascular control during hepatectomy: review of methods and results [J]. World J Surg, 2005, 29 (11): 1384 – 1396.

[67] Alvarez FA, Ardiles V, Santibanes M, et al. Associating liver partition and portal vein ligation for staged hepatectomy offers high oncological feasibility with adequate patient safety: a prospective study at a single center [J]. Ann Surg, 2015, 261 (4): 723 – 732.

[68] Chia DKA, Yeo Z, Loh SEK, et al. Greater hypertrophy can be achieved with associating liver partition with portal vein ligation for staged hepatectomy compared to conventional staged hepatectomy, but with a higher price to pay? [J]. Am J Surg, 2018, 215 (1): 131 – 137.

[69] Nadalin S, Capobianco I, Li J, et al. Indications and limits for associating liver partition and portal vein ligation for staged hepatectomy (ALPPS). Lessons learned from 15 cases at a single centre [J]. Z Gastroenterol, 2014, 52 (1): 35 – 42.

[70] Moris D, Vernadakis S, Papalampros A, et al. Mechanistic insights of rapid liver regeneration after associa-

ting liver partition and portal vein ligation for stage hepatectomy [J]. World J Gastroenterol, 2016, 22 (33): 7613 – 7624.

[71] Kambakamba P, Linecker M, Schneider M, et al. Impact of associating liver partition and portal vein ligation for staged hepatectomy (ALPPS) on growth of colorectal liver metastases [J]. Surgery, 2018, 163 (2): 311 – 317.

[72] Goh EL, Chidambaram S, Ma S. Laparoscopic vs open hepatectomy for hepatocellular carcinoma in patients with cirrhosis: A meta – analysis of the long – term survival outcomes [J]. Int J Surg, 2018, 50: 35 – 42.

[73] Cheung TT, Poon RT, Yuen WK, et al. Long – term survival analysis of pure laparoscopic versus open hepatectomy for hepatocellular carcinoma in patients with cirrhosis: a single – center experience [J]. Ann Surg, 2013, 257 (3): 506 – 511.

[74] Memeo R, de'Angelis N, Compagnon P, et al. Laparoscopic vs. open liver resection for hepatocellular carcinoma of cirrhotic liver: a case – control study [J]. World J Surg, 2014, 38 (11): 2919 – 2926.

[75] Hu L, Yao L, Li X, et al. Effectiveness and safety of robotic – assisted versus laparoscopic hepatectomy for liver neoplasms: A meta – analysis of retrospective studies [J]. Asian J Surg, 2018, 41 (5): 401 – 416.

[76] Fang CH, Tao HS, Yang J, et al. Impact of three – dimensional reconstruction technique in the operation planning of centrally located hepatocellular carcinoma [J]. J Am Coll Surg, 2015, 220 (1): 28 – 37.

[77] Igami T, Nakamura Y, Hirose T, et al. Application of a three – dimensional print of a liver in hepatectomy for small tumors invisible by intraoperative ultrasonography: preliminary experience [J]. World J Surg, 2014, 38 (12): 3163 – 3166.

第七章

肝移植治疗及其进展

一、概述

在全世界范围内，肝脏移植仍然是目前治疗终末期肝病最有效的方法。随着新型免疫抑制剂的发现，器官分离保存技术的创新，手术技术和围手术期护理的改善以及肝移植临床经验的不断积累，可用供体器官的利用率和存活率得到了明显的提高，移植术后并发症发生率和死亡率均已明显下降[1]。肝移植领域的主要挑战是供体数量不足和术后包括排斥在内的一系列并发症，因此，强调适当的供体–受体选择和合理的器官分配有助于进一步改善肝移植的结果[2]。与传统死者捐献肝移植（deceased donor liver transplantation，DDLT）相比，活体肝移植（living donor liver transplantation，LDLT）显著缩短了等待可用移植物的时间，并且被广泛接受作为终末期肝病的替代治疗[3]。

理论上，肝移植被认为是肝癌的最佳治疗方法，因为它不仅可以清除病灶，同时也根治了肝硬化等肝脏潜在性疾病[3-7]，而后者是促进肿瘤形成的重要原因。肝癌患者进行的肝移植占全球大多数移植中心肝移植的20%~40%[8]。来自中国肝移植登记处的数据显示，中国拥有最大的肝癌肝移植候选人名单，并且在过去几十年中，几乎一半的肝脏移植手术都是针对肝癌患者进行的[9]。目前，遵循标准的移植条件下，术后患者5年生存率高于70%，复发率低于10%~15%[7]。然而，肝癌患者的移植供体来源主要是死者捐献，活体肝移植在肝癌患者中的应用仍存在一定争议[3]。本章主要关注肝移植治疗肝癌的现状和进展。

二、肝癌肝移植适应证的发展

肝切除仍然是治疗早期肝癌的有效手段。但对于存在潜在的肝功能障碍而无法切除的患者，肝移植提供了最佳的治愈机会。在美国，肝脏移植等候人数不断增加，与之相对应的是供体短缺，肝癌患者等待移植的中位时间35~215天，不幸的是有10%~30%的肝癌患者在移植之前由于疾病的进展失去了移植的机会或者已经死亡[4, 7, 10, 11]。为了最大限度地提高肝癌患者接受肝移植后生存率，早年提出的米兰标准在指导肝癌患者肝移植方面取得了较好的治愈率，成为肝癌肝移植的基准。但由于不同的地区或者不同的机构之间的差异，米兰标准对于有些患者比较苛刻，使其失去了可能成功的机会[12]。因此，不同的机构针对本地区的情况提出了不同的移植标准（表7-1）。

表 7-1 肝癌肝移植国际标准的比较

标准	肿瘤数量	肿瘤直径	附加标准	生存率
米兰标准	<3 个，最大直径≤3cm 单发肿瘤直径≤5cm		无血管侵犯	85%（4 年）
UCSF 标准	单发肿瘤直径≤6.5 cm ≤3 个，最大直径≤4.5cm			80.9%（5 年）
Up-to-seven	肿瘤数量和最大肿瘤直径之和≤7		无血管侵犯	71.2%（5 年）
CUN	1 个肿瘤≤6cm ≤3 个肿瘤，最大直径≤5cm			
Toso	总肿瘤体积≤115cm^3		AFP≤400ng/ml	
Onaca（ITR）	孤立性肿瘤直径≤6cm； 2~4 个肿瘤，最大直径≤5cm			
九州大学	任何	≤5cm	PIVKA-II≤300mAU/ml 的肿瘤	
美国	≤3 个	3~5cm	无血管侵犯	75%~80%（5 年）
多伦多	-	-	-无肝外疾病 -无血管侵犯 -无严重并发症（ECOG 评分 0） -活检分化良好	94%（1 年） 76%（3 年）
英国	1~5 个	3~7cm	-无进展的证据（体积增加<20%） -无肝外扩散 -6 个月无新结节 *肿瘤破裂和 AFP>1000ng/ml 是绝对禁忌证	-
法国	1~3 个 = 0； ≥4 个 = 2	≤3cm = 0； 3~6cm = 1； >6cm = 4	AFP ≤100ng/ml = 0 100~1000ng/ml = 2 >1000ng/ml = 3	67.8%（5 年）
中国香港地区	单发肿瘤直径≤6.5cm 多发肿瘤数量≤3 个，最大直径≤4.5cm		-无弥散 -无血管侵犯	78%（1 年） 66%（3 年）
杭州	未定义	≤8 cm	若肿瘤>8cm，组织学 I 级或 II 级，AFP≤400ng/ml	70.7%（1 年） 70.7%（3 年）

标准	肿瘤数量	肿瘤直径	附加标准	生存率
上海	单发肿瘤直径≤9.0cm； 多发肿瘤≤3个且最大肿瘤直径≤5.0cm		- 无大血管侵犯 - 无淋巴结转移 - 无肝外转移	
东京	≤5个	≤5 cm	-	82%（1年） 75%（3年）
京都	≤10个	≤5 cm	PIVKA‐Ⅱ≤400 mAU/ml	87%（3年） 65%（5年）
首尔（AMC）	≤6个	≤5 cm	无严重血管侵犯	87.5%（1年） 81.6%（3年）
首尔（CMC）	≤7个	≤7 cm	-	86.3%（3年）
Samsung	≤7个	≤6 cm	AFP≤1000 ng/ml	
BCLC	1个肿瘤，≤7cm 3个肿瘤，≤5cm 5个肿瘤，≤3cm			

AFP：甲胎蛋白；AMC：阿萨医疗中心；CMC：Catholic 医疗中心；PIVKA Ⅱ：维生素 K 缺乏或拮抗剂 Ⅱ 诱导的蛋白质；BCLC：巴塞罗那临床肝癌中心

（一）米兰标准（Milan criteria）

定义：单个病灶直径≤5cm，2或3个病灶最大直径≤3cm，无血管侵犯。

米兰标准自 1996 年提出以来，被广泛用来评估肝癌患者肝移植的纳入，是全世界认可度最高的标准。符合米兰标准的患者最有可能实现肝移植后高生存率和低复发率[6, 13]。目前，接受米兰标准移植的肝癌患者的 5 年生存率达到了 65%~70%，接近于非肿瘤患者移植后生存率的水平[14]。研究发现，符合米兰标准的患者移植后 5 年总生存率和 5 年无复发生存率分别为 74% 和 85%，而超过米兰标准的患者分别为 58% 和 64%[15]。一项基于美国国立癌症研究所 SEER 数据库的回顾性研究显示，米兰标准组 1686 例患者术后 1 年、3 年和 5 年的生存率分别为 93.1%、82.1% 和 75.3%，而 1 年、3 年和 5 年肝癌相关生存率分别为 96.9%、90.1% 和 86.4%[16]。因此，米兰标准已被纳入巴塞罗那临床肝癌移植前分期，被美国肝病研究协会和欧洲肝癌研究和治疗协会列为肝癌肝移植实践指南[6]。然而米兰标准对患者纳入条件设定较为严格，因此可能会导致部分患者被排除在移植候补名单之外，实际上其中某些患者也可从移植中获益[12]。研究证据已经表明，许多肿瘤分期超过米兰标准的患者可以通过原位肝移植治愈。一些机构已提出基于米兰标准的扩大标准[6, 9, 13, 15, 17]。

（二）加州大学旧金山分校标准（UCSF criteria）

定义：单个肿瘤直径≤6.5cm；肿瘤少于 3 个，最大直径≤4.5cm，肿瘤直径总和≤8cm。

UCSF 标准于 2001 年提出，其目的是为了适当地降低米兰标准，使更多的肝癌患者可以从肝移植中获益[13]。目前已成为继米兰标准之后应用较为广泛的标准。一项研究发现，符合 UCSF 标准的患者移植后 5 年总生存率和 5 年无复发生存率分别为 74% 和 86%，而超过 UCSF 标准的患者分别为 57% 和 58%[15]。基于监测、流行病学和结果数据库（SEER 数据库）的研究发现，符合 UCSF 标准的肝癌肝移植患者术后 1 年、3 年和 5 年总体生存率分别为 92.5%、76.3% 和 71.7%，而 1 年、3 年和 5 年肝癌相关生存率分别为 96.3%、87.7% 和 82.5%[16]。由此可见，UCSF 标准同样可使患者获得良好的治愈率。

（三）杭州标准

定义：（1）累计肿瘤直径 ≤8cm，或累计肿瘤直径 >8cm，但血清甲肝蛋白（AFP）≤100ng/ml；（2）肿瘤直径 >8cm，但 AFP 为 100~400ng/ml。附加条件：肿瘤组织学分级为高或中分化。

简单利用肿瘤大小和数量评估不足以提示肝癌的生物学特征并预测肿瘤复发的风险[12]。杭州标准将可接受的肿瘤大小扩展到 8cm 甚至以上的同时，引入肿瘤分级（G）和甲胎蛋白（AFP）作为附加指标，这些生物指标可预测移植术后患者预后情况[18]。杭州标准的预后价值已在中国、法国和德国的多个移植中心得到验证[18-22]。最近一项来自德国的研究表明，杭州标准比米兰标准更准确地预测德国肝癌患者肝移植后的长期存活率。此外，与米兰标准划定范围内的患者数量相比，杭州标准增加了 25.8% 患者，而两组患者在移植后具有相似的 5 年生存率和无瘤生存率[18]。超过米兰标准但符合杭州标准的患者中（n = 1352），AFP >100ng/ml 和肿瘤直径 >8cm 是两个独立的预后因素[9]。因此杭州标准也具体分为 A 型和 B 型；与 B 型相比，A 型显示出更高的 5 年无瘤生存率[9]。由此可见，杭州标准不仅具有决策纳入的作用，还可以此为依据判断患者的预后。

（四）上海复旦标准

定义：单发肿瘤直径 ≤9.0cm，或多发肿瘤 ≤3 个且最大肿瘤直径 ≤5.0cm、全部肿瘤直径总和 ≤9.0cm，无大血管侵犯、无淋巴结转移和肝外转移。

上海复旦标准基于肿瘤形态进一步放宽了适应证。基于 SEER 的研究发现，符合复旦标准的 25 例患者术后 1 年、3 年和 5 年的总体生存率分别为 91.8%、69.8% 和 64.8%，而 1 年、3 年和 5 年肝癌相关生存率分别为 95.7%、85.9% 和 79.8%[16]；生存分析提示与米兰标准组和 UCSF 组无明显差异，但提高了入组的患者数量，意味着更多的患者可通过肝移植获得长期生存。

（五）Up - to - seven 标准

定义：肿瘤最大直径（cm）与肿瘤数目之和 ≤7。

2009 年，Mazaferro 等通过简单地结合最大的肿瘤结节大小和数量，引入了 Up - to - seven（UTS）标准。早期包括 1556 名肝移植受者的欧洲多中心试验证明，超过米兰标准但仍符合 Up - to - seven 标准的患者预后良好，与符合米兰标准的患者无差异[23]。目前，该标准已用来预测除肝移植之外的肝癌治疗方法，如微波消融[24]、经导管动脉化学栓塞[25]以及两者的联合治疗[26]。

（六）5 – 5 – 500 标准

定义：肿瘤直径≤5cm，肿瘤数≤5 个，AFP≤500ng/ml。

根据日本全国调查的回顾性数据分析，Shimamura 等[27]提出了新的扩大的活体肝移植标准，即 5 – 5 – 500 标准。共纳入 965 例接受 LDLT 的肝癌患者，新标准达到了 5 年复发率 < 10%，5 年生存率 >70%，并使可接受活体肝移植的候选人数增加 19%。

目前，米兰标准和 UCSF 标准仍然是西方国家最常用的肝癌肝移植标准。虽然扩大的标准允许更多患者有资格进行移植，但反对扩大标准的原因包括可能增加的潜在的血管侵犯和术后肿瘤复发的风险[7, 13]。局部治疗是一种临时治疗策略，若能将超越米兰标准的肿瘤降低至米兰标准允许的范围，移植后可获得与常规米兰标准一致的结果[28]。但是目前这种方式仅限于米兰标准内的患者，对于超过米兰标准的患者的移植结果尚不清楚[11]。

超越米兰标准的评分系统在肿瘤大小和肿瘤数量上做了一定的调整，但更重要的是在评分系统中加入了 AFP、PIVKA – Ⅱ 等血清指标，例如 AFP 水平和肿瘤总体积（而不是肿瘤大小和数量）可以提高米兰标准的预测价值[7, 29, 30]。这些改变将有可能提高移植术后患者生存率。

三、供体来源的进展

目前移植供体包括死亡患者器官捐献肝移植（DDLT）、活体肝移植（LDLT），前者又包括心死亡患者（donation after circulatory death，DCD）和脑死亡患者（donation after brain death，DBD）。劈离式肝移植（split liver transplantation）是将捐献的整体肝脏劈离为结构和功能完整的两部分，分别移植给两位体重较轻患者。近些年，"边缘性供肝"（老年人或脂变供肝）的使用增加了，目的是降低候选名单上的死亡率[8]。使用边缘供体肝脏、完善肝移植技术是解决当前肝癌患者器官短缺问题的主要途径。

（一）心脏死亡器官捐献（DCD）

DCD 捐赠者占捐赠者总数的 5%~35%，显著增加了肝移植的供体库[31]。但是，来源于 DCD 的肝脏具有更高的并发症风险，如胆道并发症、肝动脉血栓形成、更严重的缺血再灌注损伤和原发性无功能等风险较高。移植登记处的数据分析报告，由于移植质量差导致 DCD 组较 DBD 具有明显的劣势[32]，与采用 DBD 移植物的患者（63.8%）相比，来源于 DCD 移植物的肝癌患者的 5 年存活率（55.9%）较低[33]。目前尚未有关于移植后肿瘤复发或死亡数据差异的报道[8]。此外，由于 DCD 取肝存在较多不可控因素，缺乏充分的获取器官的准备时间，对于 DCD 肝脏的管理也是一个巨大的挑战。

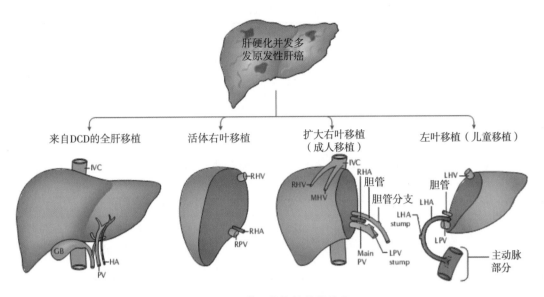

图 7 - 1 供肝获取的外科技术

GB：胆囊；HA：肝动脉；IVC：下腔静脉；LHA：肝左动脉；LHV：肝左静脉；LPV：左门静脉；MHV：肝中静脉；PV：门静脉；RHA：肝右动脉；RHV：肝右静脉；RPV：右门静脉

［引自：Sapisochin G，Bruix J．Liver transplantation for hepatocellular carcinoma：outcomes and novel surgical approaches ［J］．Nature Reviews Gastroenterol Hepatol，2017，14（4）：203 - 217．］

（二）脑死亡器官捐献（DBD）

脑死亡被定义为脑和脑干功能的不可逆转的丧失。DCD 和 DBD 之间的根本区别在于死亡的诊断。患者在脑死亡前始终通气，并且在取出时心脏仍然跳动，因此几乎消除了对供体器官的任何热缺血性损伤。DCD 移植有相对严格的年龄限制，而 DBD 肝移植对供体没有年龄限制[34]。

（三）活体肝移植（LDLT）

与死者器官肝脏移植相比，LDLT 具有几个优点（表 7 - 2），从理论上讲，该方法提供了无限的肝移植来源，因此可以在任何时间进行移植。然而，对于肿瘤患者进行活体肝移植有增加肿瘤复发的危险，有研究发现，LDLT 移植患者与 DDLT 移植患者相比，肝癌复发率显著增加（29% vs 12%，$P < 0.05$），虽然具有更高的生存率[35]。最近的一项 Meta 分析表明，在围手术期生存率上，LDLT 与 DDLT 相似，且对于符合或者超出米兰标准或 UCSF 标准的肝癌患者，LDLT 和 DDLT 具有相似的总体生存率，因此可以考虑将 LD-LT 应用于肝癌患者[3]。然而，就 5 年意向治疗总体生存率而言，LDLT 可能是肝癌患者的更好选择，考虑到纳入文献的偏倚，需要更多高质量的研究进行比较[3]。因此，就目前来讲，LDLT 应用于肝癌患者的治疗应综合分析肿瘤负荷、复发风险、受体生存和供体安全等因素[36]。

表7-2　不同肝移植手术方法治疗肝细胞癌的优缺点

外科技术	优点	缺点
LDLT	缓解供体紧张 减少缺血时间和再灌注损伤 排斥反应的概率减少 准备充足	捐献者手术风险 可能导致肿瘤复发 易发生血管或胆道并发症
DCD	缩短等待时间 MELD 评分低的患者并发症可能减少	供体不足 并发症发生率增加 胆管狭窄 移植物丢弃率增加
劈离式肝移植	较短的等待时间 增加供体利用	肿瘤复发概率可能增加 胆道并发症的风险增加 手术技术要求更高

MELD：Model for end - stage liver disease，终末期肝病模型

（四）边缘供体

　　边缘性肝供体是指供体本身功能不良，存在原发性肝脏无功能或者功能低下以及晚期移植物失活的供体，包括年龄较大的捐献者的供肝、脂肪变性供肝、有感染风险的供肝等（图7-2）。

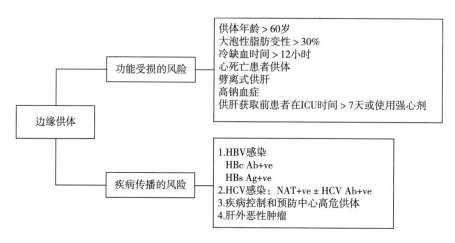

图7-2　各种类型的边缘供体

〔引自：Badawy A，Kaido T，Uemoto S．Current status of liver transplantation using marginal grafts. J Invest Surg，2018：1-12．〕

　　Badawy 等[37]总结了边缘供体对 LDLT 和 DDLT 移植的影响，以及手术的对应措施（图7-3，图7-4）。如果 D - MELD 评分低于1500，并且 HCV 阴性受者，老年供体移植物可以实现接受移植患者和移植物存活；使用无任何其他风险因素的老年供体的肝移植物，且具有低 MELD 评分，将改善 LDLT 后患者和移植物的存活率；对于脂肪变性的肝脏移植物，通过

短期强化给予富含蛋白质的饮食、运动以及 ω−3 脂肪酸等药物，可以对术前供体移植物脂肪变性进行矫正[38]；对于有感染风险的移植物，移植前使用 HBV 疫苗或术后预防性使用拉米夫定＋免疫球蛋白可有效预防乙型肝炎感染[39]。关于 HCV 阳性活体捐献者的使用，Bowring 等[40]研究显示，接受 HCV 感染的肝脏与 HCV 阴性肝脏相比，并没有增加移植物失活比例，直接抗病毒药物的使用增加了 HCV 感染肝脏的利用率，并且显示对移植后结果无明显的负面影响。

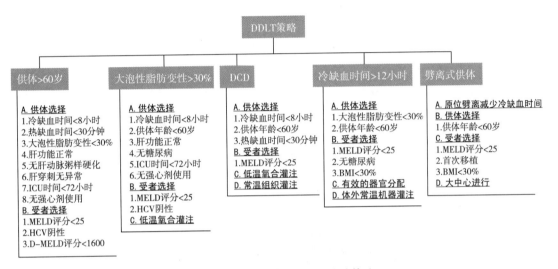

图 7 − 3　DDLT 针对边缘供体的策略

［引自：Badawy A, Kaido T, Uemoto S. Current status of liver transplantation using marginal grafts. J Invest Surg, 2018：1 − 12.］

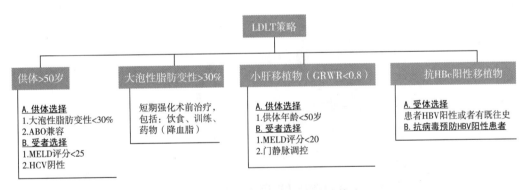

图 7 − 4　LDLT 针对边缘供体的策略

（引自：Badawy A, Kaido T, Uemoto S. Current status of liver transplantation using marginal grafts ［J］. J Invest Surg, 2018：1 − 12.）

（五）缺血再灌注损伤是器官保存面临的重要问题之一

用专门的保存液冲洗并冷却肝脏进行低温运输是目前主要的器官保存方式，这种低温保存可使离体肝脏的新陈代谢减慢。然而，即使在低温条件下，大量的厌氧活动仍在继续，这会导致代谢物的积累，成为再灌注后器官损伤的基础。

目前在临床中引入机器灌注技术，目的是在植入之前优化受损的移植物。Schlegel 等[41]

首次比较了常规冷藏或冷藏后 1~2 小时低温氧灌注（HOPE）处理的 DCD 肝脏移植后患者 5 年存活率，结果显示 HOPE 治疗的肝脏移植物中失活明显较少，并且与 DBD 移植相当。

但是，长时间的冷缺血会降低 ATP 的水平而导致组织损伤，加剧肝脏缺血－再灌注损伤，导致原发性无功能、移植物功能延迟、缺血性胆管病和移植物丢失的风险增加[37, 42]。一项回顾性分析纳入了 67 426 名受试者的数据，结果认为 9~16 小时的冷缺血增加了移植物失活的风险[43]。

近年来，研究的热点开始集中在生理温度条件下的灌注，即常温机械灌注（normothermic machine perfusion，NMP）。NMP 模仿器官的正常条件，使肝脏保持在生理状态，并且可补充 ATP、提高移植成功率（图 7-5，图 7-6）[44]。一项包括 220 例肝移植的随机试验结果显示，与常规静态冷藏相比，常温保存的移植物损伤水平降低 50%，器官丢弃率降低 50%，平均保存时间延长 54%，但是胆管并发症、移植物存活率或患者存活率无显著差异[44]。因此，目前而言，NMP 对于改善器官的利用率可起到积极的作用，会使更多的移植等候者受益。

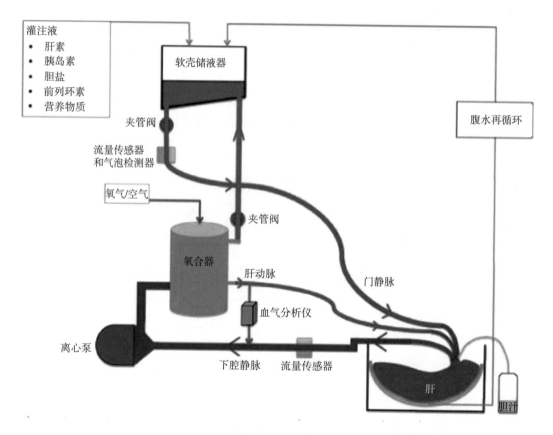

图 7-5　常温机械灌注循环模式图

肝脏通过肝动脉和门静脉灌注。通过下腔静脉排入离心泵，灌注液通过热交换器/氧合器、离心泵进入储液器或直接进入肝动脉。储液器中的灌注液在重力作用下排入门静脉［引自：Nasralla D, Coussios CC, Mergental H, et al. A randomized trial of normothermic preservation in liver transplantation. Nature, 2018, 557 (7703)：50-56.］

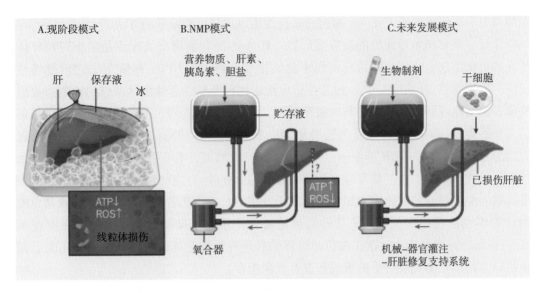

图 7-6 器官保存进展

A. 现阶段模式：在目前的标准方法中，肝脏储存在保存液中并置于冰上低温保存。当移植后血流恢复时，可能导致ATP水平降低，有害活性氧增加和线粒体细胞器破坏。B. NMP模式：通过机器将捐赠的肝脏维持在体温，该装置将肝脏的低氧血液（深红色）泵入机器，然后将含有营养物质、胆盐、肝素和胰岛素等必需因子的含氧血液（浅红色）返回肝脏。C. 基于机械的器官灌注可能用于移植前修复肝脏损伤。这种方法可能需要添加生物因子，例如生长因子或加入干细胞 [引自：Schneeberger S. Life of a liver awaiting transplantation. Nature，2018，557（7703）：40-41.]

四、肝移植术后并发症及预防

（一）一般并发症

外科手术导致的并发症包括麻醉风险、术后出血、感染、输血相关并发症，还包括其他脏器并发症，如心脏意外、脑部意外、肺部并发症（急性肺水肿、肺栓塞等）、应激性消化溃疡和消化道大出血、肾功能衰竭、肠瘘和肠梗阻等。针对以上风险，应加强术前对患者身体状况的评估，积极纠正由肝脏功能障碍引起的代谢紊乱，做好围手术期护理工作。

（二）肝癌肝移植相关并发症

1. **免疫并发症** 肝移植后移植物抗宿主病（graft-versus-host disease，GVHD）是一种罕见但致命的并发症，也是移植领域面临的重要问题。GVHD发生率为0.5%~2%，但死亡率高达85%[45]。其发生机制是由于供体T淋巴细胞被宿主抗原提呈细胞激活，导致宿主组织破坏。其发生与造血干细胞移植、捐献者和受者性别差异、HLA差异、免疫缺陷和受体年龄等因素相关。最常见的GVHD呈现部位是皮肤（87%），胃肠道（43%），肺部（7%），眼睛（4%），HA（4%），以及肾脏（1%）[46]。与其他症状重叠的非特异性表现导致GVHD的诊断很困难。标准治疗方案为基于类固醇的治疗，约半数患者有反应，甲基强的松龙或泼尼松龙已广泛用于治疗分离肝移植后的GVHD。然而，如果患者对类固醇治疗不敏感，则预后很差[46,47]。此外，TNF-α试剂治疗肝移植相关的GVHD已经成功，高剂量类固醇与 IL - 2 拮抗剂或 TNF - α 抑制剂联合使用可能是更有前景的方法[45]。

排斥反应是移植术后面临的最重要问题。HLA 匹配和血清交叉配型是防止同种异体移植排斥的关键方法。大多数排斥反应属于急性排斥反应，占 10% ~ 30%[48]，之后是慢性排斥反应，发生率在 3% ~ 17%[49]；超急性排斥反应比较罕见。急性排斥反应的诊断需要组织学确诊，同时排除肝功能异常的其他潜在原因，并通过优化免疫抑制来进行控制。到目前为止，主要的免疫抑制剂包括皮质类固醇激素、钙调神经磷酸酶抑制剂（环孢素和他克莫司）、增殖抑制药物、mTOR 抑制剂（西罗莫司等）。然而，有一些与免疫抑制治疗相关的移植后并发症，如肾损伤、新发肿瘤和代谢障碍综合征等[50]。为了避免各种并发症的出现，免疫抑制向免疫耐受的转化将更加明确。对于肝移植，一些患者最终可以完全撤除其免疫抑制治疗而不会遭受排斥反应。成功停药被定义为停用免疫抑制剂 1 年而肝功能检查无异常[50]。目前，许多临床试验正在进行，以评估长期存活的受体的免疫耐受性，并确定相关的生物标志物以预测免疫耐受的形成和患者长期生存。

2. 血管并发症　手术技术的改善和手术医生经验的不断积累，使肝移植成功率不断提高，但移植后血管并发症仍然是受者预后的主要威胁。活体肝移植受者由于其复杂的血管重建更容易发生血管并发症[51]。肝移植术后血管并发症主要累及肝动脉、门静脉和肝静脉等，其中肝动脉血栓形成、肝动脉狭窄、门静脉血栓形成和门静脉狭窄是最严重的并发症，可能导致移植物功能障碍和肝功能衰竭[51]。早期发现和及时治疗血管并发症对移植物和受体的存活至关重要。血管栓塞确诊后，应早期进行抗凝、溶栓、手术取栓或动脉重缝术等重建动脉血流；血管狭窄需要介入治疗，如经皮经肝门静脉球囊扩张术、门静脉置管溶栓以及球囊扩张及支架置入等[52]，但如果发生明显的肝坏死，可能需要再次移植。对于肝动脉血栓形成，外科血运重建的成功率不一致，报告在 10% ~ 55% 之间；介入放射学辅助的血运重建和溶栓治疗成功率为 46% ~ 68%[53]。因此，早期发现及时处理尤为重要。

3. 肝功能障碍、肝衰竭　肝移植后的移植物功能障碍可以是轻度短暂的生化紊乱，也可能是急性肝功能衰竭，最终导致移植失败。如果急性肝功能衰竭已经发展为不可逆的移植物损伤，大多数移植中心将允许患者重新进入紧急移植候选名单[14]，因为早期再次移植（肝移植后 < 30 天）可取得较好的效果[54]。

4. 胆道并发症　由于胆管的血液供应不足，胆道并发症是肝移植后常见的并发症，表现为多个位置的非吻合性胆管狭窄。此外，吻合口漏、胆道感染、胆道结石形成也是常见的胆道并发症。风险与供体年龄和缺血时间等相关，部分活体肝移植和心脏死亡供体移植具有更高的胆道并发症风险[55]。磁共振胰胆管造影（MRCP）是研究胆管狭窄的最佳无创诊断工具，灵敏度和特异性均为 90%[53]，治疗方法包括经内镜逆行性胰胆管造影（ERCP）、肝穿刺胆管引流、胆肠吻合手术或胆道 - 胆道重建和再次肝移植等。吻合口狭窄的主要治疗方法是介入治疗；非吻合口狭窄需要多学科治疗，但移植失败仍然是不可避免的。因此，胆道并发症的预防显得更为重要。

5. 肿瘤复发　肝癌肝移植后肿瘤的复发很难控制，即使经过仔细筛选，移植后肿瘤复发率仍为 8% ~ 20%[8, 56]，显著降低了受者的存活率。肿瘤大小、数量和血管侵犯是肝癌移植后复发的危险因素（表 7 - 3）。肿瘤复发部位通常是在肝外，特别是在肺和骨中，肺复发率40%~60%，骨复发率25%~30%，肝脏复发率仅15%~40%，肾上腺复发率0~10%，淋巴结复发率0~10%，腹膜复发率0~10%，多是由于移植后数月或数年隐匿性肿瘤转移的增长[8]。血清AFP可作为生物标志物来预测移植后肿瘤的复发[57]。用于反映肿瘤生物学特征的基因和miRNA等生物标志物已逐渐用于肿瘤复发风险分层和预测预后[58]。为了降低移植后复发率，提高肝癌患者的长期生存率，控制受者的选择标准是必要的[59]。早期发现术后复发和及时治疗是提高肝癌移植术后生存率的关键。主要策略包括辅助治疗和免疫抑制的调节，免疫抑制剂应逐渐减少至最低有效剂量以防止排斥反应。在广泛复发的患者中，索拉非尼具有生存益处[60]。表7-4总结了肝移植后肝癌复发的辅助治疗措施的相关文献，热点主要集中在索拉非尼和西罗莫司，虽然有多数文献显示了两者的有效性，但仍缺乏可靠的数据支持。

　　单个肿瘤复发可通过局部治疗控制疾病获得生存益处，也可通过移植物切除进行治疗，但预计会出现明显的手术并发症，射频消融和立体定向放射治疗是有效的替代策略[61]。对于晚期肝病患者，可考虑采用经肝动脉化疗栓塞或动脉内钇-90微球进行局部治疗。对于肝外单个复发的患者，如果可行，可以考虑进行局部区域治疗。具有一个以上复发部位的患者并不是治疗禁忌，手术切除肝部复发肿瘤有效，但足够的肝功能是先决条件[61]。

表7-3　肝移植术后肿瘤复发的危险因素

捐赠者移植物相关的危险因素	·捐助者年龄大
	·异地捐助
	·脂肪变性
	·缺血再灌注
	·长期冷缺血
	·活体捐赠者？
肿瘤和受体相关的危险因素	·肿瘤负荷
	·AFP
	·炎症标志物
	·DCP
	·PET-CT
移植物病理学中的肿瘤因子	·肿瘤负荷
	·血管侵犯
	·肿瘤分化
	·卫星病灶
	·基因特征？

　　AFP：甲胎蛋白；DCP：脱-γ-羧基凝血酶原；PET-CT：正电子发射计算机断层显像

　　[引自：Sapisochin G，Bruix J. Liver transplantation for hepatocellular carcinoma：outcomes and novel surgical approaches. Nat Rev Gastroenterol Hepatol，2017，14（4）：203-217.]

表 7 - 4　防止术后肿瘤复发的辅助措施

治疗方案	结果	参考文献
靶向治疗		
索拉非尼	有效	[60] [62] [63] [64] [65]
	无效	[66]
免疫抑制的管理		
西罗莫司	有效	[67] [68] [69] [70]
	无效	[71] [72]
联合用药		
索拉非尼 + 西罗莫司	有效	[73] [74]
	无效	[75]

五、小结与展望

理论上讲，肝癌的最佳治疗方案是肝移植，因为它同时治愈了肿瘤和潜在的肝硬化。尽管近年来移植技术取得了实质性进展，但仍需要努力探索如何增加可用于移植的肝脏数量，包括进一步改善器官保存技术，多中心合作以实现数据共享，制定更为完善的标准，以及建立捐赠者和接受者之间更为匹配的指标[76]。成本效益分析支持在预期等待时间超过 6 个月时采用局部治疗，目的是延缓肿瘤进展，使患者符合纳入标准并获得较好的生存率[8]，但目前仍缺乏多中心的数据以证实其有效性。

在肝癌肝移植患者的纳入标准上，目前欧美仍然以米兰标准和 UCSF 标准为主，个别移植中心制定了基于上述两种标准的扩大标准，并取得了一定的效果。中国、日本和韩国也根据本地区的特点制定了相应的标准，以最大限度提高肝癌患者的治愈率。但无论哪一种标准，尚不足以替代米兰标准成为广泛的共识。一些新标准引入了血清标记物如 AFP 和 PIV-KA - II，理论上变得更加完善，并且增加了预测性。

对于术后并发症，预防和早期发现、早期干预显得更为重要。由于各个移植中心的经验日益丰富，供肝质量评估与维护不断提高，相应的并发症逐年下降，在部分移植中心患者的围手术期生存率已达 97% 以上[52]。尽管如此，仍然需要持续不断地实践和总结，以指导肝癌患者肝移植。

随着大数据在医疗中的广泛应用，对既往的肝移植结果进行数据整理，重视数据的前瞻性研究，发掘出更全面的信息，将科学证据与前瞻性研究结合起来，制定更为完善的标准至关重要。此外，随着新技术对供体优化和移植物保存进行改善，移植物的存活率和状态将得到更好的改善；筛选生物标志物，可以帮助外科医生判断移植物的使用可能以及术后复发可能，而基础免疫学的发展将更好地解决排斥问题；同时，随着手术经验的不断积累，术后一般并发症发生率也会逐步降低。这些综合指标的改善将提高肝移植患者的预后，使肝移植治疗肝癌的前景更为广阔。

参考文献

［1］　Qu Z, Krauth C, Amelung VE, et al. Decision modelling for economic evaluation of liver transplantation ［J］. World J Hepatol, 2018, 10（11）：837－848.

［2］　Meirelles Junior RF, Salvalaggio P, Rezende MB, et al. Liver transplantation：history, outcomes and perspectives ［J］. Einstein（Sao Paulo）, 2015, 13（1）：149－152.

［3］　Zhu B, Wang J, Li H, et al. Living or deceased organ donors in liver transplantation for hepatocellular carcinoma：a systematic review and meta－analysis ［J］. HPB, 2018, 21：133－147.

［4］　Costentin CE, Bababekov YJ, Zhu AX, et al. Is it time to reconsider the Milan Criteria for selecting patients with hepatocellular carcinoma for deceased－donor liver transplantation? ［J］. Hepatology, 2019, 69：1324－1336.

［5］　European Association for the Study of the Liver. EASL Clinical Practice Guidelines：management of hepatocellular carcinoma ［J］. J Hepatol, 2018, 69（1）：182－236.

［6］　Pavel MC, Fuster J. Expansion of the hepatocellular carcinoma Milan criteria in liver transplantation：Future directions ［J］. World J Gastroenterol, 2018, 24（32）：3626－3636.

［7］　Forner A, Reig M, Bruix J. Hepatocellular carcinoma ［J］. Lancet, 2018, 391（10127）：1301－1314.

［8］　Sapisochin G, Bruix J. Liver transplantation for hepatocellular carcinoma：outcomes and novel surgical approaches ［J］. Nature Rev Gastroenterol Hepatol, 2017, 14（4）：203－217.

［9］　Xu X, Lu D, Ling Q, et al. Liver transplantation for hepatocellular carcinoma beyond the Milan criteria ［J］. Gut, 2016, 65（6）：1035－1041.

［10］　Hogen R, Lo M, Dinorcia J, et al. More than just wait time? Regional differences in liver transplant outcomes for hepatocellular carcinoma ［J］. Transplantation, 2018, 103（4）：747－754

［11］　Ogawa K, Kaido T, Okajima H, et al. Impact of pretreatments on outcomes after living donor liver transplantation for hepatocellular carcinoma ［J］. J Hepato biliary Pancreat Sciences, 2019, 26（2）：73－81.

［12］　Gunsar F. Liver transplantation for hepatocellular carcinoma beyond the Milan criteria ［J］. Exp Clin Transpl, 2017, 15（Suppl 2）：59－64.

［13］　Rudnick SR, Russo MW. Liver transplantation beyond or downstaging within the Milan criteria for hepatocellular carcinoma ［J］. Exp Rev Gastroenterol Hepatol, 2018, 12（3）：265－275.

［14］　European Association for the Study of the Liver. EASL Clinical practice guidelines：liver transplantation ［J］. J Hepatol, 2016, 64（2）：433－485.

［15］　Bonadio I, Colle I, Geerts A, et al. Liver transplantation for hepatocellular carcinoma comparing the Milan, UCSF, and Asan criteria：long－term follow－up of a Western single institutional experience ［J］. Clin Transpl, 2015, 29（5）：425－433.

［16］　余斌, 丁佑铭, 廖晓锋, 等. 符合米兰标准、UCSF 标准和上海复旦标准的单发肝癌肝移植受者的预后比较：一项基于 SEER 数据库的回顾性研究 ［J］. 中国肿瘤, 2018, 27（8）：613－618.

［17］　Levi sandri GB, Rayar M, Qi X, et al. Liver transplant for patients outside Milan criteria ［J］. Transl Gastroenterol Hepatol, 2018, 3：81.

［18］　Qu Z, Ling Q, Gwiasda J, et al. Hangzhou criteria are more accurate than Milan criteria in predicting long－term survival after liver transplantation for HCC in Germany ［J］. Langenbeck's Arch Surg, 2018, 403

（5）：643 - 654.

[19] Lei JY, Wang WT, Yan LN. Hangzhou criteria for liver transplantation in hepatocellular carcinoma: a single - center experience [J]. Eur J Gastroenterol & Hepatol, 2014, 26 （2）: 200 - 204.

[20] Chen J, Xu X, Wu J, et al. The stratifying value of Hangzhou criteria in liver transplantation for hepatocellular carcinoma [J]. PloS One, 2014, 9 （3）: e93128.

[21] Xia W, Ke Q, Guo H, et al. Expansion of the Milan criteria without any sacrifice: combination of the Hangzhou criteria with the pre - transplant platelet - to - lymphocyte ratio [J]. BMC Cancer, 2017, 17 （1）: 14.

[22] Audet M, Panaro F, Piardi T, et al. Are the Hangzhou criteria adaptable to hepatocellular carcinoma patients for liver transplantation in Western countries? [J]. Liver Transpl, 2009, 15 （7）: 822 - 823.

[23] Mazzaferro V, Llovet JM, Miceli R, et al. Predicting survival after liver transplantation in patients with hepatocellular carcinoma beyond the Milan criteria: a retrospective, exploratory analysis [J]. Lancet Oncol, 2009, 10 （1）: 35 - 43.

[24] Xu Y, Shen Q, Liu P, et al. Microwave ablation for the treatment of hepatocellular carcinoma that met up - to - seven criteria: feasibility, local efficacy and long - term outcomes [J]. Eur Radiol, 2017, 27 （9）: 3877 - 3887.

[25] Kimura H, Ohkawa K, Miyazaki M, et al. Subclassification of patients with intermediate - stage （Barcelona Clinic Liver Cancer stage - B） hepatocellular carcinoma using the up - to - seven criteria and serum tumor markers [J]. Hepatology Int, 2017, 11 （1）: 105 - 114.

[26] Pan T, Mu LW, Wu C, et al. Comparison of combined transcatheter arterial chemoembolization and CT - guided radiofrequency ablation with surgical resection in patients with hepatocellular carcinoma within the Up - to - seven Criteria: a multicenter case - matched Study [J]. J Cancer, 2017, 8 （17）: 3506 - 3513.

[27] Shimamura T, Akamatsu N, Fujiyoshi M, et al. Expanded living - donor liver transplantation criteria for patients with hepatocellular carcinoma based on the Japanese nationwide survey: the 5 - 5 - 500 rule [J]. Transpl Int, 2019, 32: 356 - 368.

[28] Lei J, Wang W, Yan L. Downstaging advanced hepatocellular carcinoma to the Milan criteria may provide a comparable outcome to conventional Milan criteria [J]. Gastrointest Surg, 2013, 17 （8）: 1440 - 1446.

[29] Duvoux C, Roudot - Thoraval F, Decaens T, et al. Liver transplantation for hepatocellular carcinoma: a model including alpha - fetoprotein improves the performance of Milan criteria [J]. Gastroenterology, 2012, 143 （4）: 986 - 994. e3.

[30] Toso C, Meeberg G, Hernandez - Alejandro R, et al. Total tumor volume and alpha - fetoprotein for selection of transplant candidates with hepatocellular carcinoma: a prospective validation [J]. Hepatology, 2015, 62 （1）: 158 - 165.

[31] Angelico R, Perera MTPR, Manzia TM, et al. Donation after circulatory death in paediatric liver transplantation: current status and future perspectives in the machine perfusion era [J]. Biomed Res Int, 2018, 2018: 1756069.

[32] Jayant K, Reccia I, Virdis F, et al. Systematic review and meta - analysis on the impact of thrombolytic therapy in liver transplantation following donation after circulatory death [J]. J Clin Med, 2018, 7 （11） pii: E425.

[33] Croome KP, Wall W, Chandok N, et al. Inferior survival in liver transplant recipients with hepatocellular

carcinoma receiving donation after cardiac death liver allografts [J]. Liver Transpl, 2013, 19 (11): 1214 – 1223.

[34] Durand F, Levitsk J, Cauchy F, et al. Age and liver transplantation [J]. J Hepatol, 2019, 70 (4): 745 – 758.

[35] Vakili K, Pomposelli JJ, Cheah YL, et al. Living donor liver transplantation for hepatocellular carcinoma: Increased recurrence but improved survival [J]. Liver Transpl, 2009, 15 (12): 1861 – 1866.

[36] 蒋文涛, 沈中阳. 成人活体肝移植的现状和进展 [J]. 实用器官移植电子杂志, 2017, 5 (4): 258 – 263.

[37] Badawy A, Kaido T, Uemoto S. Current status of liver transplantation using marginal grafts [J]. J Invest Surg, 2018: 1 – 12.

[38] Doyle A, Adeyi O, Khalili K, et al. Treatment with optifast reduces hepatic steatosis and increases candidacy rates for living donor liver transplantation [J]. Liver Transpl, 2016, 22 (9): 1295 – 1300.

[39] Wang SH, Loh PY, Lin TL, et al. Active immunization for prevention of Denovo hepatitis B virus infection after adult living donor liver transplantation with a hepatitis B core antigen – positive graft [J]. Liver Transpl, 2017, 23 (10): 1266 – 1272.

[40] Bowring MG, Kucirka LM, Massie AB, et al. Changes in utilization and discard of hepatitis C – infected donor livers in the recent Era [J]. Am J Transpl, 2017, 17 (2): 519 – 527.

[41] Schlegel A, Muller X, Kalisvaart M, et al. Outcomes of DCD liver transplantation using organs treated by hypothermic oxygenated perfusion before implantation [J]. J Hepatol, 2019, 70 (1): 50 – 57.

[42] Brüggenwirth IMA, Dolgin NH, Porte RJ, et al. Donor diabetes and prolonged cold ischemia time synergistically increase the risk of graft failure after liver transplantation [J]. Transpl Direct, 2017, 3 (7): e173.

[43] Pan ET, Yoeli D, Galvan NTN, et al. Cold ischemia time is an important risk factor for post – liver transplant prolonged length of stay [J]. Liver Transpl, 2018, 24 (6): 762 – 768.

[44] Nasralla D, Coussios CC, Mergental H, et al. A randomized trial of normothermic preservation in liver transplantation [J]. Nature, 2018, 557 (7703): 50 – 56.

[45] Murali AR, Chandra S, Stewart Z, et al. Graft versus host disease after liver transplantation in adults: A case series, review of literature, and an approach to management [J]. Transplantation, 2016, 100 (12): 2661 – 2670.

[46] Green T, Hind J. Graft – versus – host disease in paediatric solid organ transplantation: a review of the literature [J]. Pediatr Transpl, 2016, 20 (5): 607 – 618.

[47] Kakotrichi A, Hind J. Graft – versus – host disease in paediatric liver transplantation: a review of the literature [J]. South African Med J, 2017, 107 (10): 12133.

[48] Rodriguez – Peralvrez M, Rico – Juri JM, Tsochatzis E, et al. Biopsy – proven acute cellular rejection as an efficacy endpoint of randomized trials in liver transplantation: a systematic review and critical appraisal [J]. Transpl Int, 2016, 29 (9): 961 – 973.

[49] Choudhary NS, Saigal S, Bansal RK, et al. Acute and chronic rejection after liver transplantation: what a clinician needs to know [J]. J Clin Experim Hepatology, 2017, 7 (4): 358 – 366.

[50] Huang H, Lu Y, Zhou T, et al. Innate immune cells in immune tolerance after liver transplantation [J]. Front Immunol, 2018, 9: 2401.

[51] Ma L, Lu Q, Luo Y. Vascular complications after adult living donor liver transplantation: evaluation with

ultrasonography［J］. World J Gastroenterol, 2016, 22（4）: 1617 – 1626.

［52］ 王正昕, 钦伦秀. 肝移植术后并发症的防治现状及进展［J］. 中国普外基础与临床杂志, 2018, 25（9）: 1025 – 1030.

［53］ Kok B, Dong V, Karvellas CJ. Graft dysfunction and management in liver transplantation［J］. Crit Care Clin, 2019, 35（1）: 117 – 133.

［54］ Lui SK, Garcia CR, Mei X, et al. Re – transplantation for hepatic artery thrombosis: a national perspective ［J］. World J Surg, 2018, 42（10）: 3357 – 3363.

［55］ Seehofer D, Eurich D, Veltzke – Schlieker W, et al. Biliary complications after liver transplantation: old problems and new challenges［J］. Am J Transpl, 2013, 13（2）: 253 – 265.

［56］ Sapisochin G, Goldaracena N, Laurence JM, et al. The extended Toronto criteria for liver transplantation in patients with hepatocellular carcinoma: a prospective validation study［J］. Hepatology, 2016, 64（6）: 2077 – 2088.

［57］ Wong LL, Naugler WE, Schwartz J, et al. Impact of locoregional therapy and alpha – fetoprotein on outcomes in transplantation for liver cancer: a UNOS Region 6 pooled analysis［J］. Clin Transpl, 2013, 27（1）: E72 – 79.

［58］ 王海清, 李磊, 杨家印. 肝癌肝移植术后的复发机制与防治策略［J］. 中华肝脏病杂志, 2018, 26（2）: 93 – 97.

［59］ Wang LY, Zheng SS. Advances in predicting the prognosis of hepatocellular carcinoma recipients after liver transplantation［J］. J Zhejiang Univ Sci B, 2018, 19（7）: 497 – 504.

［60］ Kang SH, Cho H, Cho EJ, et al. Efficacy of sorafenib for the treatment of post – transplant hepatocellular carcinoma recurrence［J］. J Korean Med Sci, 2018, 33（45）: e283.

［61］ Au KP, Chok KSH. Multidisciplinary approach for post – liver transplant recurrence of hepatocellular carcinoma: a proposed management algorithm［J］. World J Gastroenterol, 2018, 24（45）: 5081 – 5094.

［62］ Deángelis N, Landi F, Nencioni M, et al. Role of sorafenib in patients with recurrent hepatocellular carcinoma after liver transplantation［J］. Progr Transpl, 2016, 26（4）: 348 – 355.

［63］ Huang L, Li GM, Zhu JY, et al. Efficacy of sorafenib after liver transplantation in patients with primary hepatic carcinoma exceeding the Milan criteria: a preliminary study［J］. Onco Targets Ther, 2012, 5: 457 – 462.

［64］ Saab S, Mctigue M, Finn RS, et al. Sorafenib as adjuvant therapy for high – risk hepatocellular carcinoma in liver transplant recipients: feasibility and efficacy［J］. Exp Clini Transpl, 2010, 8（4）: 307 – 313.

［65］ 陈婧. 索拉非尼治疗肝癌肝移植术后复发的疗效［J］. 中国实用医药, 2017, 12（8）: 121 – 123.

［66］ Bruix J, Takayama T, Mazzaferro V, et al. Adjuvant sorafenib for hepatocellular carcinoma after resection or ablation（STORM）: a phase 3, randomised, double – blind, placebo – controlled trial［J］. Lancet Oncol, 2015, 16（13）: 1344 – 1354.

［67］ Toso C, Merani S, Bigam DL, et al. Sirolimus – based immunosuppression is associated with increased survival after liver transplantation for hepatocellular carcinoma［J］. Hepatology, 2010, 51（4）: 1237 – 1243.

［68］ Menon KV, Hakeem AR, Heaton ND. Meta – analysis: recurrence and survival following the use of sirolimus in liver transplantation for hepatocellular carcinoma［J］. Aliment Pharmacol Ther, 2013, 37（4）: 411 – 419.

［69］ Liang W, Wang D, Ling X, et al. Sirolimus – based immunosuppression in liver transplantation for hepatocellular carcinoma: a meta – analysis ［J］. Liver Transpl, 2012, 18 （1）: 62 – 69.

［70］ Yanik EL, Chinnakotla S, Gustafson SK, et al. Effects of maintenance immunosuppression with sirolimus after liver transpl, 2016, 22 （5）: 627 – 634.

［71］ Geissler EK, Schnitzbauer AA, Zulke C, et al. Sirolimus use in liver transplant recipients with hepatocellular carcinoma: a randomized, multicenter, open – label phase 3 trial ［J］. Transplantation, 2016, 100 （1）: 116 – 125.

［72］ Mehta N, Roberts JP, Yao FY. Lack of benefits of mammalian target of rapamycin inhibitor in patients transplanted for hepatocellular carcinoma: Is this the end of the story? ［J］. Liver Transpl, 2016, 22 （5）: 582 – 584.

［73］ 邵文雨, 黄新立, 周浩明, 等. 原发性肝癌肝移植术后肿瘤复发应用索拉菲尼联合雷帕霉素的有效性及安全性 ［J］. 肝脏, 2018, 23 （11）: 1020 – 1024.

［74］ 高婧雅, 郭庆军, 谢炎, 等. 雷帕霉素联合索拉非尼在超米兰标准肝移植肝细胞癌复发患者中的疗效观察 ［J］. 中国普外基础与临床杂志, 2018, 25 （9）: 1039 – 1043.

［75］ Mancuso A, Mazzola A, Cabibbo G, et al. Survival of patients treated with sorafenib for hepatocellular carcinoma recurrence after liver transplantation: a systematic review and meta – analysis ［J］. Digest Liver Dis, 2015, 47 （4）: 324 – 330.

［76］ Trapero – Marugán M, Little EC, Berenguer M. Stretching the boundaries for liver transplant in the 21st century ［J］. Lancet Gastroenterol Hepatol, 2018, 3 （11）: 803 – 811.

第八章

肝癌的局部消融治疗及其进展

一、概述

在过去的 20 年里，影像引导下的消融技术（Image guided ablation，IGA）有了长足的发展，并逐渐成为实性脏器中许多难以治疗的癌症的可靠治疗手段，包括不可切除的肝细胞癌、胆管细胞癌、结直肠癌肝转移以及其他肝内肿瘤。虽然手术切除一直被认为是治愈性治疗的金标准，但由于肿瘤大小、位置、体积、多灶性、肝功能不全等因素，只有 5%~15% 的患者适合进行手术治疗[1]。事实上，指南推荐 IGA 用于治疗早期肝细胞癌单个肿瘤直径 < 5cm 或最多 3 个结节，每个直径 <3cm，且没有任何血管侵犯的证据或肝外扩散［巴塞罗那临床肝癌（BCLC）分级 0~A 期］的患者。消融技术已成为除肝脏切除术以外另一种安全有效的治疗方法。近年来，一系列随机、对照临床试验结果显示[2,3]，对于某些特定病例，消融治疗可以达到和手术治疗相同的效果[8]。

近几十年来，一系列消融治疗技术得以陆续开展，而且可以根据不同患者情况选取相应的消融方法。目前，消融技术主要分为两大类：化学消融和物理消融。最近，不可逆电穿孔（IRE）也成为电诱导肿瘤细胞破坏的一种代替形式。本章我们主要论述几种肝肿瘤消融技术概况及最新进展等内容。

二、常见消融手段

肿瘤消融并不是一个新的概念。几个世纪前就已经出现了粗略的关于组织或肿瘤消融的报道。随着对肿瘤、现代影像学技术和消融技术研究的深入，我们目前可以更好地评估肿瘤组织的情况，并准确地定位肿瘤，从而安全进行消融治疗。尽管与消融治疗相关的更深入的研究还在进行，目前已经可以证明，对于特定病例，消融技术可以治愈肿瘤，并保证最小并发症发生率。为了达到有效的治疗效果，临床上有效的消融边缘一般需达到肿瘤周边 5~10mm 的无瘤区域。另一方面，鉴于肿瘤消融是一种原位治疗手段，多种影像学手段也用来综合评估其治疗反应及预后。

目前，肿瘤消融常使用的方式为化学消融或物理消融（表 8-1）。总体而言，非切除性治疗方式有多方面优势。近 20 年来，尽管肝脏切除术在安全性上有明显的改善，而且可以使用微创技术完成手术，但消融治疗的并发症发生率仍远小于手术切除。除此之外，因为消融治疗可以对单个肿瘤进行定位治疗，周围的肝实质不会受到很大影响，所以特别适合那些病灶弥散、肝功能受损及需要长期进行重复性介入治疗的患者。

表 8-1　消融治疗方法

治疗手段	年份	治疗原理
冷冻消融术	1890	消融探头气压快速变化，导致消融针头瞬间形成低温区，在肿瘤组织内形成冰晶与肿瘤细胞内渗透压的骤然变化，诱发肿瘤死亡
高强度聚焦超声	1957	在体外通过多重坐标将高强度超声聚焦至肿瘤部位，引发肿瘤组织温度骤然升高，机械性空腔结构形成
经皮无水乙醇注入术	1980	直接将无水乙醇注入瘤内，破坏肿瘤细胞正常结构，引起细胞脱水，蛋白质变性以及微小血管栓塞，最终引发凝固性坏死
射频消融术	1990	利用 300~400Hz 射频电流引起离子快速流动，局部释放大量能量将瘤内温度升高至 100℃ 左右的高温，引起肿瘤组织快速脱水、炭化、瘤内坏死
微波消融术	1995	直接利用微波在肿瘤局部形成电磁场，肿瘤内部极性分子快速摩擦产生 130~140℃ 的高温，引发肿瘤组织坏死
不可逆电穿孔	2005	通过短暂而强力的电场，在肿瘤细胞的细膜上产生纳米孔，破坏肿瘤细胞跨膜电位，对肿瘤细胞完整性产生不可逆的破坏

（一）化学消融

最常用的化学消融法是酒精注入，也有一些医院使用 5% 乙酸作为替代品[4]。向肿瘤组织内缓慢注入纯度 95% 的酒精可以导致局部肿瘤凝固性坏死，肿瘤血管形成血栓以及组织缺血。化学消融的优点是操作简单，药物和手术治疗费用较低。如果病灶易于定位，则可以在门诊超声引导下进行。相对于热消融，化学消融另一个很重要的优势是精确定位，明显减少对周围组织、胆管及血管结构的损伤。

化学消融的局限性在于其治疗效果依赖于化学药物在肿瘤内的扩散程度。尽管肝细胞癌和神经内分泌性肿瘤质地相对较软，而且有包膜包裹，治疗药物弥散较好；但对于致密的肿瘤，如转移性的腺癌，常常质地较硬而且纤维化程度较高，往往化学药物在瘤内不能均匀扩散。由于复发率相对较高，化学消融通常只用于不适合切除或热消融治疗（如肿瘤贴近胆管等情况），且肿瘤 <2cm 的患者。

（二）冷冻消融

冷冻消融术利用超冷消融针，连接液氮、液氮循环系统进行消融。温度低于 -170℃ 时，细胞内冰晶形成，细胞壁被破坏，微血管血栓形成，进而细胞坏死。冷冻消融的优势在于，可见消融冰球的边缘，进而明确消融的范围。冰球的边缘是一个回波反射器，使用超声即可观察到（图 8-1）。

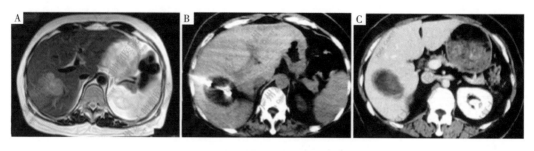

图 8 - 1　肿瘤的冷冻消融

A. 术前肝肿瘤 MRI；B. 术中冷冻消融；C. 术后 12 个月，消融处活检病理阴性

［引自：Niu L, Zhou L, Xu K, et al. Cryosurgery for colorectal liver metastases. Ann Palliat Med, 2013, 2 （3）：130 - 140］

冷冻消融也有明显局限性。消融针头的直径为 5 ~ 10mm，单根消融针产生的最大冰球直径为 5cm。为了扩大消融范围，常常会使用多根消融针。在解冻循环中，消融更易使组织结冰，就像在温水中放入冰块一样。这种冷冻方式可导致血管受损，明显出血。在拔出针头的过程中，管腔内大出血的情况比较常见，需向管腔中注入栓塞剂进行栓塞止血。基于上述特点，冷冻消融的穿刺路径局限性较大。冷冻消融特有的治疗后全身反应包括血小板严重降低、凝血功能障碍、肌红蛋白尿、急性肾功能损伤、电解质紊乱以及心律不齐等[5-12]。这些潜在的问题导致冷冻消融的患者需要额外监护，以及术后住院时间延长。

冷冻消融已成为公认的治疗方法。近年来第三代 17 号氩冷冻探头的发明又极大地推动了冷消融在临床中的应用，特别是在肾癌、骨癌等一些其他常用消融手段难以达到良好治疗效果的疾病当中[13,14]。该技术通过目标组织温度的瞬时相变形成冰球，在该区域内形成 -40℃ 至 -30℃ 的低温区域并杀死癌细胞。"冰球"在手术成像过程中，其本身在所有三个平面上都很容易得到解决，这一特性提供了一个定义良好的、可替代最终成像的围手术期成像消融区[15]。值得注意的是，动物模型和临床经验都表明，与冷冻消融相反，热技术如射频消融（RFA）和微波消融（MWA）对相对不含胶原蛋白的组织伤害较小，如骨盆、肾或长骨等。

（三）热消融

很多消融技术可使组织升温至 50℃ 以上，在这个温度下，蛋白质开始凝固，细胞壁被破坏，微血管血栓形成；在高于 60℃ 时，细胞立即坏死，可以安全准确地导致靶病灶 100% 坏死，又不损伤周围组织的技术，即为消融技术。最常用的热消融技术是射频消融（RFA）和微波消融（MWA）。

热消融技术也存在一定的局限性。热消融的效果取决于能否在治疗区域达到合适的治疗温度。尽管目前临床上可以使用温度监测测定消融区域多个点的温度，也有人仅在单一消融点测量温度，或经验性地设定消融时间，或通过阻抗测量。在对贴近中央胆管的肿瘤进行消融时，消融针可能在灭活靶病灶的同时引起脓肿或胆道狭窄。此外，邻近肿瘤的器官，如十二指肠和结肠，也容易在消融过程中受损。术者应避免在离上述结构 1 ~ 2cm 范围内进行消融，或在消融过程中将以上组织剥离开来。

1. 射频消融　射频消融是最常用的热消融治疗方式。射频消融使用高频交流电改变肿瘤和周围组织的电场离子运转方向，离子相互磨擦并与其他微粒相碰撞而产生生物热作用。由于肿瘤散热差，使肿瘤组织温度高于其邻近正常组织，加上癌细胞对高热敏感，高热能杀灭癌细胞，而对周围正常组织影响小。单个靶病灶的消融时间取决于病灶大小及位置，通常在10～30分钟。直径2cm的肿瘤平均消融时间为20分钟。射频消融的优点是易操作，可通过经皮穿刺、经腹腔镜或手术开腹等途径进行。单个消融针的最大消融范围为6～7cm。这种治疗方式适用于单针大病灶消融。与微波消融相比较，射频消融升温较慢，且大血管较少受到损伤。

2. 微波消融　微波消融依据介质磁滞现象产热。由于磁场的作用，组织在加热时被破坏，通常磁场频率为900～2500MHz。组织中的极性分子不断与振荡电场对齐，增加动能，引起组织温度升高，含有较多水分的肿瘤组织适用于此种治疗方法。微波能有效地使多种类型的组织间产生热传导，甚至低电导率、高阻抗或导热系数低的组织都可以使用微波治疗。微波可以穿透其他热消融涂敷器附近的炭化组织，而不受电流传导和炭化的影响。

微波治疗的优势是消融速度快（5～20分钟，直径2cm的肿瘤平均消融时间12分钟）以及治疗邻近血管的肿瘤时无热损失（这是血液流动冷辐射效应的结果）。微波消融的主要缺陷在于单针消融范围受限。单针微波消融的最大治疗范围为4.6cm。因此，只用单针消融时，边界1cm的肿瘤，其最大消融范围只有2.6cm。所以，大范围的消融需要单针多重使用或多根针消融。两者都可能存在治疗失败或覆盖范围不够等问题。

3. 不可逆电穿孔　不可逆电穿孔是一种新的非热传导的消融技术，使用脉冲直流电致细胞死亡。它利用跨细胞膜的电位梯度和高压直流电，改变细胞中的跨膜电位和破坏脂质双分子层，使之产生小孔洞，细胞外离子内流增加。当施加的电压足够高，这些孔隙便永久形成。这些离子由三磷酸腺苷（ATP）附属离子泵清除，致使细胞内ATP耗竭，进而使细胞死亡，24小时后组织达到最大凋亡率。目前认为细胞凋亡是由于在细胞膜上形成固定孔导致的，故细胞外基质、血管和胆管的胶原结构仍会保持完整。

不同于RFA等热消融技术，不可逆电穿孔不会产生热沉效应，即不会因为血液流动带走部分热量而导致治疗效果变差。此方法能安全地靠近重要结构而不造成伤害，因其运行机制是非热能的。不过也有文献报道，不可逆电穿孔可能也会产热[13]。

三、消融最新进展

（一）化学消融进展

欧美肝脏研究协会已将化学消融疗法（percutaneous chemo - ablation therapy，PEA）列为早期肝癌的有效治疗方法之一。常规PEA治疗的死亡率可忽略不计，因为接受治疗的患者中仅有极少数死亡病例报道。严重并发症少见，为1.3%～2.4%（包括腹腔出血、胆管炎、主要胆管损伤后引发的黄疸、肝脓肿、胆管出血、动脉-门静脉瘘、休克、肝段梗死和肿瘤种植），通常仅需保守治疗。应用单疗程大剂量无水乙醇消融技术（PEI）时，由于注射乙醇的剂量较大，死亡率和并发症发生率随之升高（可分别达0.9%和4.5%），并可出现其他严重的并发症（如门脉高压的短暂加重而导致食管曲张静脉破裂出血、肝功能失代偿和一过性乙醇中毒）[14,16]。PEA术后的复发率相对较高，1～5年的累计复发率分别为21.9%、50%、61%、82%、85%。复发肿瘤中约80%是新病灶。复发频率与原发肿瘤的大小有关。手术切除后或PEA术后的复发性肿瘤如继续接受PEA，患者1年、3年、5年的生存率仍可分别达到98%、74%和49%。

1. 不同化学消融剂药物的用量及使用方法　目前无水乙醇（乙酸、盐酸）使用剂量、次数与肿瘤大小的量化关系以及乙酸和盐酸的浓度暂无统一标准。对于化学消融剂剂量的使用，有经验使用法和公式计算法[15-18]。

（1）经验使用法：在实际使用时一般根据经验，但遵循一个基本原则。研究表明，通过单针直接注射方法，无水乙醇在有活性肿瘤组织内的弥散范围一般在3cm以内，所需无水乙醇剂量为25~30ml。因此，采用无水乙醇消融治疗肝癌，肿瘤大小与无水乙醇剂量呈正相关，即肿瘤越大，需要的无水乙醇越多，插入到肿瘤内的无水乙醇注射针也要越多。由于患者对酒精的耐受力有一定的限度，一般情况下，单次剂量最好控制在30ml以下，而对酒精耐受性好的患者单次使用时的最大量也应不超过50ml。当使用大剂量无水乙醇进行肝癌化学消融时，患者心、肝、肾损害增加，发生并发症和死亡的风险也相应增加。小肝癌病灶通过1~2次无水乙醇注射可以使肿瘤组织彻底消融，而较大肿瘤则需进行多点、多次的消融注射治疗且肿瘤残留和复发率更高。临床上乙酸化学消融多采用50%的浓度，盐酸消融时采用10%~20%浓度。

（2）公式法：无水乙醇、乙酸和盐酸可参考的量化公式分别为：①无水乙醇 $V = 4/3\pi(R + 0.5)^3$；②乙酸 $V = 4/3\pi(R + 0.5)^3/3$；③稀盐酸 $V = 4/3\pi(R + 0.5)^3/15$（R为瘤体半径）。故乙酸和稀盐酸使用量分别为乙醇估计量的1/3和1/15。

药物注射速度不宜过快，须缓慢注药并行间断CT扫描了解肿瘤内药物的浸润情况。注射过快或压力过大，部分化学消融剂可能会流入肝实质引起肝功能损害，流入肝包膜下引起疼痛，流入腹腔引起腹膜炎，流入血管或胆管引起肝、肾功能受损甚至威胁生命[19-21]。

2. 化学消融治疗转移性肝癌　以无水乙醇为代表的化学消融对原发性肝癌的治疗效果较好，但对各种转移性肝癌的疗效不如原发性肝癌的治疗效果好。其主要原因是：原发性肝癌多数是在肝硬化的基础上发生，肿瘤周围肝组织质地较硬，肿瘤组织本身的质地较软以及有较丰富的血供，周围的肝硬化组织以"硬包软"的形式包绕肿瘤组织，同时在肿瘤外周还常常有假包膜形成，这两个特点都有利于无水乙醇等化学消融剂在肿瘤组织内扩散，肿瘤组织丰富的血供也有利于乙醇在丰富的肿瘤血管网中均匀分布。但大多数的转移性肝癌是发生在质地柔软的正常肝组织中，而转移性肝癌因内部结缔组织成分较多，质地较硬，形成所谓"软包硬"的结构，同时以乏血供肿瘤为主，肿瘤外周缺乏包膜，这些均不利于化学消融剂在肿瘤组织内的弥散，行化学消融治疗时，疗效有限，需要采取缓慢注射、多次注射等方法以及适当延长疗程[22-24]。

（二）射频消融进展[16-20,25]

自20世纪90年代至今近30年，以射频消融（radiofrequency ablation，RFA）为代表的局部消融治疗已经成为肝癌的重要治疗手段，在临床应用中仅次于手术切除（包括肝移植）及TACE治疗，并在肝癌综合治疗中起着越来越重要的作用。该项技术已逐渐得到各专业医师及患者的认可（图8-2）。经典的文献报道RFA仍仅对灭活小肝癌有效，对>3.0cm的肿瘤，坏死率仅为48%~56%。受消融范围限制，即使多次消融治疗也难以完全灭活；同时对邻近重要结构、脏器的肿瘤以及血供丰富的肿瘤，RFA治疗后易复发且并发症发生率高，诸多因素会影响RFA的疗效及其临床应用[26-29]。

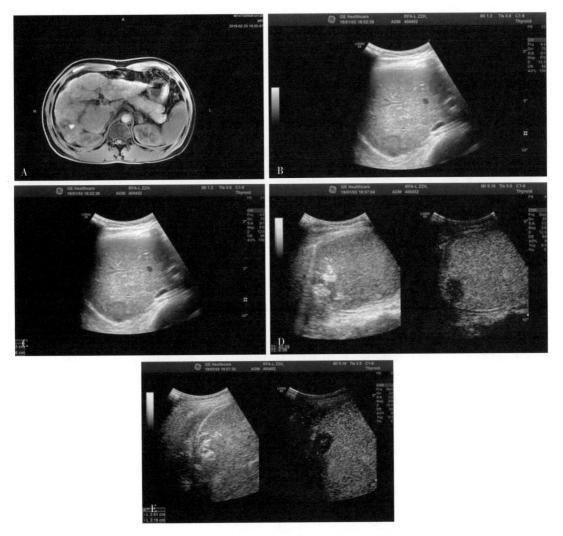

图 8 - 2　53 岁男性，肝癌患者，肝癌射频消融术

A. 磁共振提示 S3 病灶大小为 26mm×29mm；B，C. 超声引导下射频消融穿刺定位；D，E. 术后超声造影

　　根据《影像引导肝脏肿瘤热消融治疗技术临床规范化应用专家共识》[30]，参照美国麻醉医师协会（American Society of Anesthesiologists，ASA）的病情分级标准（表 8 - 2）进行麻醉前评估，病情分级 ≤ Ⅲ可进行消融治疗。

表 8 - 2　美国麻醉师协会病情分级标准

分级	标准
Ⅰ级	体格健康，发育营养良好，各器官功能正常
Ⅱ级	除外科疾病外，有轻度系统性疾病，功能代偿健全
Ⅲ级	系统性疾病较严重，体力活动受限，但尚能应付日常活动
Ⅳ级	系统性疾病严重，丧失日常活动能力，经常面临生命威胁
Ⅴ级	无论手术与否，生命难以维持 24 小时的濒死患者

目前临床应用的消融治疗引导穿刺技术为 CT/MRI 技术、超声或超声融合导航技术、超声造影（CEUS）等相关技术。RFA 治疗多可在门诊治疗室或复合手术室进行[17,31,32]。这种多影像融合立体定位导向系统可灵活选择穿刺途径，避开重要血管、胆管结构进针，指导整体重叠消融，可实时观察电极针的位置、深度及相邻脏器关系，布针精准，减少正常肝组织的损伤。

对于可手术切除的原发性肝癌，在此之前的治疗中，肝移植、手术切除是主要根治方式。在巴塞罗那临床肝癌（BCLC）分期的治疗策略中，外科切除被认为是早期患者（单个肿瘤 <2cm）的首选治疗。最近的一项研究，直径 ≤2cm 的病灶，特别是中央型肝癌，经皮射频消融较手术切除的疗效和安全性更好。对单发病灶 <5cm 的肝癌手术切除或经皮 RFA 的比较研究，两组 1 年和 4 年总生存率分别相当，手术切除组分别为 96%、68%，RFA 组为 93%、64%；相应的无病生存率分别为 86%、46% 和 87%、52%。随机比较符合米兰标准的肝癌 RFA 与手术切除的研究报道，1、2、3、4 和 5 年总生存率 RFA 组为 87%、77%、70%、66%、55%，而切除组为 98%、97%、92%、83%、76%；1、2、3、4 和 5 年总体复发率 RFA 组为 17%、38%、50%、59%、63%，而切除组为 12%、23%、34%、39% 和 42%。以上研究说明 RFA 是肝移植和外科切除的很好的补充手段，对适应证患者来说疗效甚至超过传统治疗手段，是肝癌个体化序贯治愈性治疗中一个不可或缺的治疗方法[33-36]。

根据《影像引导肝脏肿瘤热消融治疗技术临床规范化应用专家共识》，增强 CT/MRI 是评价局部疗效的标准影像学方法，超声造影也可应用，有条件者还可联合 PET-CT。2010 年修改后的实体瘤疗效评价标准（modified response evaluation criteria in solid tumors，MRECIST）提出了"活性肿瘤"（viable tumor）的概念，即在增强 CT/MRI 动脉期强化的肿瘤组织，表现为偏心、散在、结节状不规则强化。循此概念重新定义完全有效（complete response，CR）、部分有效（paid response，PR）、疾病稳定（stable disease，SD）和疾病进展（progressive disease，PD），见表 8-3。

表 8-3　修改后的实体瘤疗效评价标准（MRECIST）

疗效	定义
完全有效（CR）	全部靶肿瘤在增强 CT/MRI 动脉期无瘤内强化
部分有效（PR）	活性靶肿瘤最大径之和至少减少 30%（以治疗前活性靶肿瘤最大径之和作为参考基线）
疾病稳定（SD）	指既不符合 PR 又不符合 PD 的任何情况
疾病进展（PD）	活性靶肿瘤最大径之和至少增加 20%（以治疗前活性靶肿瘤最大径之最小总和作为参照基线）

不能手术切除的肝癌患者射频消融和经动脉化疗栓塞（TACE）治疗回顾性研究结果发现，RFA 组 1 和 2 年总生存率分别为 82% 和 72%，TACE 组分别为 80% 和 58%。另一项研究发现，总体无复发率 RFA 组显著优于 TACE 组；2 年局部无复发率 RFA 和 TACE 组分别为 60% 和 49%。

肝移植作为治疗肝癌的概念是不断发展的。据米兰标准，患者单发肿瘤（≤5cm）或多发性肿瘤（数量 <3 个且直径≤3cm）有条件进行移植。因为需求的增加和死亡捐赠者肝脏的供给不足，很多等待移植患者要么死于等待期，要么因肿瘤进展而丧失移植指征。RFA、TACE、PEI 等局部治疗，作为等待期的有效治疗手段，可以控制肿瘤进展，为等待肝移植的患者争取更多的时间。RFA 作为肝移植患者待肝期的针对性治疗或局部治疗的可选择方法，不仅可使患者能等到成功接受肝移植，并可降低复发率，延长无瘤生存期[37-39]。

　　射频消融是等待肝移植手术的过渡手段，一项研究报告射频消融后 11.9 个月的等待时间里仅有 14% 的退出率。另一项研究报告平均等待 12.7 个月后退出率为 5.8%。根据美国器官分配网（UNOS）的入选标准，一项研究发现，等待 6 个月、12 个月和 18 个月后的肝移植患者退出率分别为 11.0%、57.4% 和 68.7%。使用相同的排除标准，一项研究发现在肝移植等待期联合应用多种局部治疗方法（RFA、TACE）6 个月、12 个月、24 个月后的退出率分别为 0、0 和 6%。对肝移植后肿瘤复发，若肝功能好、肝脏体积大，重视随访及早诊断，行多次 RFA 治疗，可获长期生存。肝癌切除术后 5 年肝内复发率高达 50%~80%，其中大多数发生在术后 2 年。以往，再次手术是复发肝癌首选的治疗方式，但因手术粘连、残肝体积不足等原因，再次手术风险较大，并发症及死亡率较高，而进行 RFA 治疗创伤小、疗效好。对比再次手术切除，RFA 治疗复发性肝癌有着独特的优势，可作为首选的治疗方法，尤其是小肝癌。目前，射频消融已越来越多地用于复发肝癌患者，队列研究报告的 5 年总生存率为 18%~52%[40,41]。

　　早期射频消融研究发现，包膜下肿瘤患者与非包膜下肿瘤患者射频消融后短期肿瘤复发率有统计学差异。随着技术的进步和认识的提高，最近的研究发现，肝包膜下肿瘤患者接受经皮射频消融后局部复发率与非包膜下肿瘤患者相似。另一项早期研究发现，存在连续的 3cm 以上的肿瘤血管是肝脏肿瘤不完全消融破坏的一个强有力的独立预测因素。研究发现，即使是邻近大血管的高危肿瘤患者，射频消融也是一种有效的方法。对不能手术切除的位于邻近重要组织及器官如胆囊、肠管、膈肌旁的肝癌，需采用个体化方案治疗，大体上采用的相应策略如局部注水分离。根据瘤区与周围结构关系，可针对肿瘤设计布针方案，使用提拉扩针等技术提高灭活率并减少对周围脏器的灼伤。有条件者可行开腹术中或腹腔镜下 RFA，有利于上述肿瘤以及肝表面大肿瘤得到根治性治疗（图 8-3）。

　　进入 21 世纪，肿瘤的系统性治疗越来越受到重视，全身 + 局部的组合方法是今后肿瘤治疗的趋势。目前国际上已经开展多项 RFA 联合药物治疗，如索拉非尼和热敏多柔比星脂质体的多中心临床研究。该研究发现，经静脉注射阿霉素可浓聚在肝脏，即刻消融可使包裹在脂质体内的阿霉素局部释放于肿瘤内，从而有效发挥抗肿瘤效应，提高了大肿瘤的灭活效率。术后肿瘤残留的患者采用 RFA 联合索拉非尼治疗，可通过索拉非尼的作用提高 RFA 治疗的疗效。接受 RFA 根治性治疗后辅以 RAK 细胞过继性免疫疗法，在 7 个月的随访期内未发现肿瘤的复发。

　　中晚期肝癌易播散并且肝功能差，是我国临床治疗面临的难题，也是研究的热点[42]。对多发肿瘤、富血供大肿瘤采用 1~2 次 TACE 后再行姑息性 RFA 也可取得良好的临床疗效，但需要术前充分评估肿瘤被消融灭活的可行性。术中静脉麻醉下应争取达到充分消融并尽量减少正常组织及大血管的损伤，术后还要积极进行保肝、抗病毒治疗，并积极随访，对

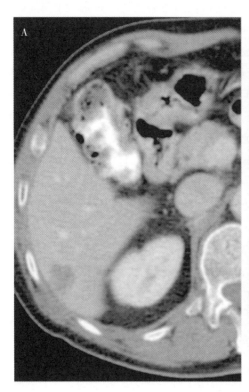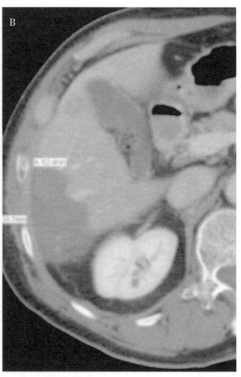

图 8 – 3　射频消融治疗结直肠癌肝转移

A. 治疗前；B. 治疗后

复发转移病灶早期诊断，采取及时再消融等积极措施。不少治疗结果证实 RFA 可有效延长部分中晚期肝癌患者的生存期。Wu 等报道一组失去手术、TACE、肝移植机会的肝癌患者，肝功能 Child – Pugh C 级 13 例（17 个灶）行姑息性 RFA 治疗，1 年、2 年、3 年生存率分别为 53.8%、30.8% 和 15.4%，但并发症发生率较高，达 13.6%；1 例直径 >5.0 cm HCC 患者 RFA 后合并感染，2 个月后死于肝功能衰竭。但总的治疗结果显示，RFA 可有效延长部分中晚期肝癌患者的生存期[43 – 45]。

尽管现在射频消融治疗的应用越来越广泛，但就射频治疗技术本身来说，还有很多技术上的限制。如对肝门处肿瘤的射频消融治疗，容易发生胆道狭窄和胆瘘，胆管对于热力耐受程度较差。对于邻近血管的影响和对组织的破坏也使射频治疗的应用受限。当肿瘤邻近肝脏被膜和腹腔内其他脏器时，在穿刺过程中和消融治疗过程中都可能造成穿孔。相对于小肠和胃，结肠对热力的耐受更差，更容易产生穿孔。同经皮穿刺射频治疗相比，这样的情况在开腹射频消融治疗和腹腔镜下射频治疗的过程中可以避免。射频消融的过程是由射频仪来控制的，最早的射频仪应用回路阻抗参数来控制电极不产生结痂炭化，以此控制射频消融的治疗过程。由于射频消融是应用热能治疗，精确地测定消融区域的温度是必要的。现在有能精确测温控温的射频消融仪，使射频消融的控制技术更加成熟[46 – 50]。

RFA 治疗肝肿瘤已取得毋庸置疑的效果，目前中国正在临床积极推广开展 RFA 消融技术，国内数百家医院均开展了肿瘤消融治疗方法。但术者来自多个学科，有外科、肿瘤科、消化内科、感染科，还有介入科、影像科或超声科等，因医师专业不同，治疗模式也不同。术者多从本专业角度评估、治疗肝癌，放射介入科医师多选择 TACE 联合 RFA 治疗，外科医生多选择 RFA 治疗后手术切除或术中射频治疗，而超声科医师多选择立体定位，超范围消融。鉴于操作技术水平、治疗经验、仪器设备及患者病情程度的差异较大，治疗效果参差不齐，复发率及并发症发生率较高。

RFA 治疗是在影像技术引导下的局部肿瘤治疗，作为一门需多学科参与的新技术、新学科，要求术者既要会评估肿瘤的影像，又要有一定的穿刺技能，同时需了解肿瘤生物学行为以选择适应证，并能够多学科协作综合治疗。临床上能达到以上要求的专业射频治疗医师数量不多，是造成目前我国射频治疗不规范的根本原因。术者克服自身的局限性，重视学习他人长处，加强配合协作，将有助于 RFA 技术的深入开展和疗效提高。同时重视对适应证及治疗模式的选择、正确的操作方法、规范的治疗方案和策略、合理的综合治疗、进行岗前培训等也是今后肝癌治疗领域需要重视的课题。2011 年中国抗癌协会肝癌专业委员会（CS-LC）、中国抗癌协会临床肿瘤学协作专业委员会（CSCO）和中华医学会肝病学分会肝癌学组共同发起，组织外科、肿瘤、超声、介入等多个学科的专家参与，起草制定了《肝癌局部消融治疗规范的专家共识》以指导临床治疗。目前多数医院都成立了肝癌治疗中心，多学科的联合治疗能给患者带来更好的预期，同时多家大中心的规范治疗技术培训在国内陆续召开，推动了射频治疗的规范化进程。临床工作中，治疗理念已经逐步从入门过渡到肝癌的精准射频治疗，其包括筛选最佳适应证、设定科学消融方案策略、准确的布针、精准适形灭活肿瘤，把肿瘤彻底灭活作为 RFA 治疗的主要目标。

重视在多种影像技术指导下实施精准消融及术中实时监控，制定规范化 RFA 方案，可提高对非手术适应证肝癌及术后复发癌的疗效，拓展应用范畴。临床研究证实，随着消融治疗操作技术的成熟，消融新技术，如冷冻消融（cryoablation）、激光消融（laser - ablation）、化疗消融（chemo - ablation）、不可逆转电穿孔（irreversible electroporation）、粒子植入内放射（brachytherapy）、生物疗法（biotherapy）、光动力（photodynamic）、高能聚焦超声（high intensity focused ultrasound）治疗等方法均在临床开始应用研究。近年医学影像引导技术的发展使靶向定位更精准、消融效果更快更好，从而在肝癌综合治疗中发挥重要作用。

四、微波消融进展

近些年来影像引导的热消融，如射频、微波、激光消融等被广泛应用于治疗肝脏恶性肿瘤，并且提高了肝癌患者的疗效。肿瘤微波消融技术虽然近年来在市场推广上落后于其他同类技术（如射频），但与射频相比，它具有许多优势（表 8 - 4），必将会被越来越多的国内外临床专家所重视[51 - 54]。

表 8 - 4　微波消融的优势

比较项目	微波消融	射频消融
系统	开放系统	闭合系统
加热原理	微波场 ≥900MHz，极性分子旋转摩擦产热	射频电流 300～400Hz，离子摩擦产热
瘤内温度	较高，130℃左右	较低，100℃左右
加热速度	快	慢
受炭化及血流灌注影响	小	大
消融范围	范围大，时间短	范围小，时间长
多针联合使用	互不干扰，具有协同效应	电流相互干扰（双极射频除外）
体外电极	不需要，有起搏器时不影响	需要，易灼伤，有起搏器时属禁忌

　　微波消融技术的快速发展源于近年对微波仪和天线不断的改进创新。1996 年董宝玮等在国内首先报道了超声引导下经皮微波凝固治疗肝癌的使用研究及临床应用结果，他们应用自行研制的 UMC - 1 型微波消融治疗仪，通过改变辐射天线芯的材料和裸露长度，不仅使消融体积显著增大，消融形态接近球形，而且还大大提高了天线的组织匹配性等技术指标。21 世纪初，随着水循环内冷却式微波天线的研制成功，微波天线杆温度过高的难题得以解决，使大功率、长时间的高能量级消融也不会造成天线的毁损，且消融的形态更趋于球形（图 8 - 4）。局部微波消融技术作为一种微创的肝癌治疗方法，近十多年来在国内外发展迅速，已逐渐成为肝癌非手术治疗的一种常用且日趋成熟的手段[55,56]。

　　相比外科切除，对于部位良好的小肝癌，微波消融可获得与肝切除相媲美的肿瘤完全清除率，而对患者全身及肝脏局部造成的损伤却远小于外科切除；即使对于 5～10cm 大肝癌，配合其他微创治疗手段，微波消融也可获得令人满意的有效性和安全性。与放射治疗相比，微波消融等疗效确切，后续肝损害轻，容易恢复；而放疗疗效不确定性较大，肝脏损伤程度也重于血管介入和微波消融，尤其是滞后性肝脏放射性损伤。

　　解放军总医院微波研究团队总结了 288 例肝癌患者 477 个肿瘤结节经皮微波消融的临床资料，肿瘤大小为 1.2～8.0cm，患者随访 5～106 个月，1，2，3，4，5 年累积生存率分别为 93.0%、82.0%、72.0%、63.0% 和 51.0%。这项研究发现微波消融治疗肝癌影响生存率的重要因素是肿瘤的大小、数目及肝功能 Child - Pugh 分级，微波消融对于直径 ≤4.0cm 的单发肿瘤且肝功能 Child - Pugh A 级具有良好的远期疗效。2007 年 Kuang 等报道了 90 例肝癌应用水循环内冷却微波天线经皮微波消融，按肿瘤大小 ≤3.0cm、3.1～5.0cm、5.1～8.0cm 分为 3 组，完全消融的成功率分别为 9.0%、9.0%、92.0%，只有 5.0% 的患者出现消融后近期的局部进展。这项研究结果也证明了微波消融对较大肝癌的可行性，但由于随访时间较短，远期疗效尚待评价。当然，对于靠近肝表面特别是突向胃肠道的肝肿瘤、靠近肝门区的肝肿瘤以及位于超声盲区的肝肿瘤，腹腔镜下或开腹的消融治疗也是可行的。2005 年 Kawamoto 等报道对 69 例直径 ≤4cm 的单发小肝癌在腹腔镜下行微波消融，5 年生存率为

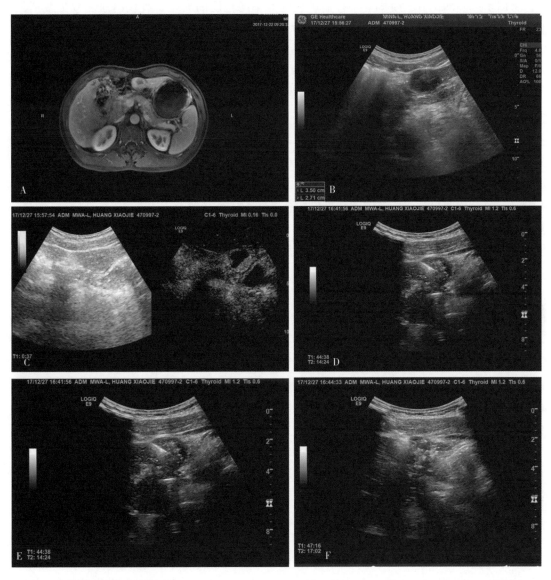

图 8-4　肝癌微波消融案例分析。男性，45 岁，磁共振提示肝 S3 段包膜下 27mm×28mm 存活肿瘤病灶图（A）；行微波消融治疗，术中超声定位（B）；及术前超声造影（C）；术中引导消融穿刺定位（E、F）；及术中消融情况（F）

63.9%，与 216 例直径≤5cm 的小肝癌经皮微波消融 5 年生存率 68.6% 的结果相似。金仲田等对 53 例原发性肝癌患者 88 个结节行经皮微波消融治疗（percutaneous microwave ablation，PMCT），研究结果显示完全消融率为 88.6%，随访 6 个月、1、2 及 3 年的累积生存率分别为 86.4%、64.9%、45.3% 和 17.6%，平均生存期 21.2 个月，中位生存期 20.0 个月，可见局部灭瘤效果满意，能够改善远期疗效。何文等采用不同功率、长时间、多点多部位分段凝固的方法治疗中晚期大肝癌，获得了较好效果。对 60 例无法手术的中晚期肝癌患者进行了微波消融治疗，肿瘤最大直径为 5~15cm，治疗功率为 30~60W，作用时间为 200~1800

秒，采用多点多部位分段凝固。治疗后肿块均有不同程度的缩小，肿块内血流减少或消失，患者全身状况明显改善。笔者对 2006 年 7 月至 2010 年 12 月 480 例原发性肝癌患者 685 个特殊部位病灶进行微波消融，其中近胆囊区 135 例，邻近膈肌 288 例，邻近肠管 147 例，邻近肝表面 15 例，均在 1 年后随访，统计早期灭活率分别为 92.6%、90.4%，91.5%、93.5%，平均灭活率为 91.6%，局部复发率分别为 7.4%、9.6%、8.5%、6.5%，平均局部复发率为 8.4%。

对于肝转移瘤的微波消融术的疗效评价，国内外亦有较多的报道。金仲田等对 27 例肝转移癌的患者共 69 个结节进行 PMCT 治疗，6 个月、1 年及 2 年的累积生存率分别为 8.9%、63.0% 和 34.4%，平均生存期 17.8 个月，中位生存期 19.0 个月。此结果接近于黄韬等手术切除的疗效。梁萍等[55]对 74 例肝转移癌的患者共 149 个结节行 PMCT 治疗，研究显示全部患者 1、3、5 年生存率分别为 91.4%、46.4% 和 29%，中位生存期 20.5 个月，说明 PMCT 有较好的临床疗效。多因素分析结果表明，肝转移癌肿的结节数、治疗后病灶有无复发或转移及肿瘤不同的分化程度对生存率的影响有显著性意义，单发或肿瘤结节数 <2 个的转移灶，其生存期明显延长。但肿瘤的大小对生存率的影响差异无显著意义。随肿瘤个数增加，死亡的危险性增加；治疗后病灶复发或转移组死亡的危险性是无复发转移组的 3.6 倍；而肿瘤分化越低则死亡的风险性越高。PMCT 治疗肝转移癌是一种有效的微创治疗手段，其优势在于创伤小、原位灭活肿瘤效果好、容易反复实施、治疗周期短、并发症少等，而且 PMCT 治疗肝转移瘤的技术日渐成熟，这将有助于提高肝转移瘤的整体治疗水平。但微波消融毕竟是一种局部治疗方式，对肝转移癌的治疗需要把局部的治疗和全身的化疗等有效地结合起来才能达到最佳疗效[57-59]。

参考热损伤对肝细胞癌（HCC）细胞增殖及侵袭转移特性影响的实验研究，热处理 HCC 细胞后存活率测定：以不同温度（42.5~44.5℃）水浴加热 30 分钟处理 McA - RH7777 HCC 细胞，对照组常规 37℃培养，分析各组 24 小时及 48 小时细胞存活率，结果显示加热造成迟发性细胞死亡，随着加热温度上升，细胞存活率逐渐降低，温度高于 44℃时处理组 48 小时细胞存活率显著低于 24 小时。其中 43.5℃处理 30 分钟后细胞 24 小时、48 小时存活率分别为 81.9%、77.1%。研究证实亚致死量热损伤诱导 McARH7777 HCC 细胞发生上皮细胞 - 间充质转化（epithelial - mesenchymal transition，EMT），并增加其增殖和侵袭转移能力，上调血管内皮生长因子（vascular endothelial growth factor，VEGF）和基质金属蛋白酶 9（Matrix metallopeptidase 9，MMP - 9）的表达，表现出更高的恶性潜能。尽管微波消融是目前重要的有根治潜能的 HCC 治疗手段，但是不完全微波消融可能会诱导残存肿瘤表现出更高的恶性潜能，增加复发和远处转移机会。因此，临床上需要选择合适患者或联合其他治疗方法，以提高 HCC 疗效[60]。

实际上，肝癌的局部灭活只是治疗的第一步，真正的治愈还得依靠患者本身免疫功能的提高。通过深入研究微波消融治疗后机体及肝癌治疗区免疫反应的规律，发现微波消融对激活并增强患者免疫力有明显的作用。肿瘤被原位灭活并留置之后，治疗局部 CD3、CD45RO、CD56、CD68 的表达均增加，更重要的是肝癌病灶内外 T 细胞、NK 细胞及巨噬细胞的浸润均明显增加，表明局部微波热疗能激活、增强机体免疫力[61-63]。

影像引导下经皮穿刺微波消融治疗肝癌方法简单、安全、实用、可重复性强，患者痛苦小，费用低，热场可控，效果确切。单次消融或多位点叠加消融可做到一次性原位整体灭活直径 5cm 以内的肿瘤；对病灶较大的中晚期肝癌，也可缩小肿块，改善症状，延长患者生存时间，提高患者生存质量；术中、术后并发症少，对肝功能、凝血机制要求相对不高，适用于各期肝癌的治疗。联合经动脉栓塞化疗术、无水乙醇化学消融术、^{125}I 粒子植入术等对中大肝癌以及靠近重要脏器或毗邻重要组织结构的特殊部位肝癌也可以达到根治的目的。

20 多年来，尽管微波热消融治疗肿瘤的技术发展迅速，并取得了较好的临床疗效，但有许多问题尚需要进一步研究：①改进微波消融治疗仪和微波天线，进一步扩大微波凝固区范围并增强适形调控能力，实现数字化、自动化温控调节；②开发新一代影像监视设备和选择新的检测参数，以便适时观察肿瘤坏死情况；③应用三维超声成像显示肿块三维特征以指导治疗，提高单次治疗的完全消融率；④局部微波热凝固治疗引起细胞免疫反应的机制和规律性尚需深入探索，以提高治愈率和远期疗效；⑤探讨微波治疗后转移复发的规律，进行多中心、大样本、随机、对照、前瞻性的研究，使这一技术沿着规范、科学的方向快速发展。

随着现代科学技术的飞速发展、微波技术的改进和临床经验的不断总结，相信肿瘤微波消融的临床应用前景将更加广阔。

五、纳米刀消融进展

纳米刀即不可逆电穿孔技术（irreversible electroporation，IRE），该技术通过反复的电脉冲引起去稳定性穿膜电势，在不产生热的情况下，引起细胞膜脂质双分子层纳米级穿孔，导致细胞内离子泄漏，细胞内环境破坏，最终可使细胞死亡。体外实验显示，应用 10 个 1500V/cm 300 微秒脉冲即可使肝肿瘤细胞完全消融[64]。

现在，IRE 消融技术在国外多应用于消融靠近肝门区血管及胆管等重要组织结构的肿瘤。2012 年，Kingham 首次报道采用 IRE 系统治疗血管周围肝恶性肿瘤，28 例患者共 65 个病灶中，57% 位于肝静脉主干周围 1 cm 以内，40% 位于门静脉主干周围 1 cm 以内。术后无一例严重并发症。2013 年，Cannan 等和 Cheung 等均对消融邻近重要结构的肝肿瘤的安全性及有效性进行了研究，均没有出现手术相关死亡，术后无肠管、胆管等损伤及其他严重并发症出现。2014 年 Eisele 等对恶性肝肿瘤消融后局部失败的风险进行了研究，他们选择肝脏病变 <3cm 的肿瘤，结果显示 14 例患者中 13 例成功消融。同年，Hosein 等对结直肠癌肝转移行 IRE 消融进行了分析总结，结果显示 2 年无进展生存率为 18%，2 年总生存率为 62%。研究说明结直肠癌肝转移行经皮 IRE 安全可行。2015 年 Eller 等也对邻近血管的肝恶性肿瘤进行了研究，他们对 14 例患者进行经皮 IRE 消融治疗，71%（10/14）被成功治愈。以上临床研究结果表明，在治疗胆管、血管周围的原发性和转移性肝癌时，当其他的消融技术无法进行时，IRE 可以作为一种新的治疗选择[65]。

在肝癌 IRE 消融动物实验中，学者们重点验证了 IRE 消融是否会破坏消融区内的血管和胆管等结构，以及对大血管周围的肝脏组织消融是否完全。大量的研究显示，IRE 消融区内的血管和胆管等结构保存完整，并且大血管周围的肝脏组织消融完全，IRE 技术理论上的优势在动物实验中得到了初步验证。临床研究中，有了动物实验中令人鼓舞的结果，学者们大胆尝试对靠近肝门、血管及胆管的肝癌进行消融，其安全性和有效性再次得到了验证，且有望完全治愈早期肝癌。当然，IRE 能否完全取代手术仍需更多的前瞻性临床研究[66-68]。

　　总之，对于肝癌治疗，IRE 消融与热消融相比优势颇多。热消融的应用有一系列限制：①热消融只适合≤3cm 肿瘤，对大的肝癌，完全反应率仅为 10%~25%；②热消融需要在靶组织内达到 60℃才能引起细胞死亡，但在邻近大血管的肿瘤，由于热沉降效应，难以达到此温度，以致不能达到完全消融，术后复发率高；③热消融易损伤邻近消融区正常结构，危险性较大。而 IRE 为非热能消融，因此不受血流热沉降效应影响，能完全消融邻近大血管的肿瘤组织且不损害血管的正常结构。当然，IRE 相关机制、理论、最佳的参数以及其治疗的安全性和疗效还需要进一步研究及更多的循证医学证据支持。IRE 治疗肝癌，因其无热沉降效应，可完全消融邻近下腔静脉、大肝动脉或门静脉结构的肿瘤，且不损伤这些重要结构。但目前对 IRE 消融肝癌的适应证、禁忌证以及治疗参数尚无详尽研究，这将是未来将 IRE 进行临床推广应用的必经之路[69,70]。

六、小结与展望

　　大量证据证明 RFA 对于早期肝癌有较为理想的疗效；也有大量研究比较了 RFA 与无水乙醇灌注（PEI）治疗早期肝癌的预后差异。这些研究表明 RFA 与较好的抗癌治疗效果（初始治疗反应率的提高）及局部疾病进展控制率（局部复发率的降低）相关。然而，提高治疗疗效是否能最终改善预后，这一问题仍然有待商榷。尽管亚洲地区 3 项随机对照试验（RCT）研究证明 RFA 队列较 PEI 队列在总生存期（overall survival）上有所提高；然而欧洲地区另外 2 项 RCT 研究中，尽管 RFA 组在总生存期上显示出了较好的趋势，却无法证明两组之间存在统计学差异（表 8-5）。证据不足的原因之一，可能是由于患者在整个治疗过程当中也接受了其他多种介入疗法的治疗，进而对总生存期产生了一定影响。尽管如此，对于 >2cm 的肝癌而言，RFA 的疗效仍然显著优于 PEI，多项 RCT 研究都肯定了这一观点。基于这些证据，RFA 可用作一线经皮穿刺微创治疗方法。另一方面，一项 Meta 分析显示 RFA 术后并发症发生率（4.1%，95% CI 1.8%~6.4%）高于 PEI（2.7%，95% CI 0.4%~5.1%），然而 RFA 对于患者个体而言，仍然有最佳的获益风险比。

表 8 - 5　RFA 与 PEI 在早期肝癌疗效的 RCT 比较研究

	患者例数		初始完全缓解率 （%）		治疗失败率 （%）		1 年总生存率 （%）		3 年总生存率 （%）		P 值
	RFA	PEI	RFA	PEI	RFA	PEI	RFA	PEI	RFA	PEI	
Lencioni 等，2003	52	50	91	82	13	34	88	96	81	73	NS
Lin 等，2004	52	52	96	88	17	45	82	61	74	50	0.014
Shiina 等，2005	118	114	100	100	2	11	90	82	80	63	0.02
Lin 等，2005	62	62	97	89	16	42	88	96	74	51	0.031
Brunello 等，2008	70	69	96	66	34	64	88	96	59	57	NS

大量研究证明，肝功能在 Child - Pugh A 级及以上的早期肝癌患者接受 RFA 治疗的 5 年生存率可达 51%~76%，但这一结论也存在一定不确定性，主要原因在于肝癌患者接受 RFA 治疗后的肝癌病理类型无从得知。实际上，肿瘤是否能实现完全消融，仍然取决于肿瘤大小及位置。一项 RFA 术后肝移植的研究表明，RFA 术后肿瘤邻近组织中大血管（直径 > 3mm）的出现与肿瘤消融后坏死不足 50% 这一事件存在相关性，其主要病理生理机制可能是由于血流灌注导致组织冷却，进而限制了热消融中热量对肿瘤组织的杀伤效果。另一方面，冷冻消融等治疗手段的治疗机制与临床转化潜力也需要进一步研究。在最近的一项队列研究当中，冷冻消融组的 33 例患者中 13 例出现并发症（39.4%），同比 RFA 组 30 例患者出现 8 例并发症（26.7%），其中冷冻消融组出现严重并发症 2 例（6.1%），热消融组出现 1 例（3.3%）。

就目前而言，肝癌消融治疗与手术治疗总体疗效的差异仍然需要进一步研究证实；但射频消融在小肝癌中的疗效已经毋庸置疑。基于此，多学科交叉的精准医学模式，如肝癌的标志物分析、全肿瘤病理分析等将进一步推动射频消融对肝癌边界的精准认定，从而使肝癌射频消融向更加微创与精准的方向发展。

参考文献

[1] 明韦迪，李晓光，邓灵波，等. 射频消融与手术切除结直肠癌肝转移的 Meta 分析 [J]. 中国医学影像技术，2014，30（9）：1371 - 1376.

[2] Hammill CW, Billingsley KG, Cassera MA, et al. Outcome after laparoscopic radiofrequency ablation of technically resectable colorectal liver metastases [J]. Ann Surg Oncol，2011，18（7）：1947 - 1954.

[3] Tito L, Franca M, Michele DS, et al. Sustained complete response and complications rates after radiofrequency ablation of very early hepatocellular carcinoma in cirrhosis：is resection still the treatment of choice [J]. Hepatology，2010，47（1）：82 - 89.

[4] Huo TI, Huang YH, Wu JC, et al. Comparison of percutaneous acetic acid injection and percutaneous etha-

nol injection for hepatocellular carcinoma in cirrhotic patients: a prospective study [J]. Scand J Gastroenterol, 2003, 38 (7): 770 – 778.

[5]   Ravikumar TS, Kane R, Cady B, et al. A 5 – year study of cryosurgery in the treatment of liver tumors [J]. Arch Surg, 1991, 126 (12): 1520 – 1523.

[6]   Mckinnon JG, Temple WJ, Wiseman DA, et al. Cryosurgery for malignant tumours of the liver [J]. Can J Surg, 1996, 39 (5): 401 – 406.

[7]   Onik GM, Atkinson D, Zemel R, et al. Cryosurgery of liver cancer [J]. Semin Surg Oncol, 2010, 9 (4): 309 – 317.

[8]   Ross WB, Horton M, Bertolino P. Cryotherapy of liver tumours—a practical guide [J]. Hpb Surg, 2007, 8 (3): 167 – 173.

[9]   Hammill CW, Billingsley KG, Cassera MA, et al. Outcome after laparoscopic radiofrequency ablation of technically resectable colorectal liver metastases [J]. Ann Surg Oncol, 2011, 18 (7): 1947.

[10]   Ming WD, Xiao – Guang LI, Deng LB, et al. Radiofrequency ablation versus resection for colorectal cancer liver metastases: A Meta – analysis [J]. Chin J Med Imag Technol, 2014, 7 (9): e45493.

[11]   Tito L, Franca M, Michele DS, et al. Sustained complete response and complications rates after radiofrequency ablation of very early hepatocellular carcinoma in cirrhosis: Is resection still the treatment of choice [J]. Hepatology, 2010, 47 (1): 82 – 89.

[12]   Onik G, Rubinsky B, Zemel R, et al. Ultrasound – guided hepatic cryosurgery in the treatment of metastatic colon carcinoma. Preliminary results [J]. Cancer, 1991, 67 (4): 901 – 907.

[13]   Rubinsky B. Irreversible electroporation in medicine [J]. Technol Cancer Res Treat, 2007, 6 (4): 255 – 260.

[14]   中华人民共和国卫生和计划生育委员会医政医管局. 原发性肝癌诊疗规范（2017 年版）[J]. 传染病信息, 2017, 16 (7): 705 – 720

[15]   Liang HH, Peng ZW, Chen MS, et al. Effects of percutaneous radiofrequency ablation and repeat hepatectomy for the treatment of solitary recurrent hepatocellular carcinoma with the diameter no more than 3cm [J]. J Clin Gastroenterol, 2018, 45 (1): 69 – 75.

[16]   Chen S, Peng Z, Lin M, et al. Combined percutaneous radiofrequency ablation and ethanol injection versus hepatic resection for 2. 1 – 5. 0 cm solitary hepatocellular carcinoma: a retrospective comparative multicentre study [J]. Eur Radiol, 2018, 28 (9): 3651 – 3660.

[17]   Liu B, Jiang C, Chen S, et al. Multipronged ethanol ablation combined with TACE for intermediate hepatocellular carcinoma [J]. Minim Invasive Ther Allied Technol, 2018, 27 (5): 300 – 308.

[18]   Shiina S, Sato K, Tateishi R, et al. Percutaneous ablation for hepatocellular carcinoma: comparison of various ablation techniques and surgery [J]. Can J Gastroenterol Hepatol, 2018 (3): 4756147.

[19]   Rhim H, Dodd GD3rd. Radiofrequency thermal ablation of liver tumors [J]. J Clin Ultrasound, 2015, 27 (5): 221 – 229.

[20]   Liu B, Long J, Wang W, et al. Treatment of hepatocellular carcinoma in the caudate lobe: US – guided percutaneous radiofrequency ablation combined with ethanol ablation [J]. Clin Radiol, 2018, 73 (7): 647 – 656.

[21]   司芩, 王轩, 穆红艳, 等. 超声引导射频治疗加无水酒精注射联合肝动脉栓塞治疗肝癌的临床研究 [J]. 中华超声影像学杂志, 2002, 11 (12): 746 – 749.

［22］ 彭卫军，蒋寒，杨雯，等. 肝动脉化疗栓塞联合超声引导下射频消融及经皮肝穿刺瘤内无水酒精注射治疗乏血供大肝癌的疗效分析［J］. 临床医学工程，2018，25（1）：11－12.

［23］ 左长京，王培军，田建明，等. CT引导下肝脏肿瘤酒精注射治疗的技术及价值探讨［J］. 临床放射学杂志，2002，21（7）：553－556.

［24］ 刘亚洪，彭志康，全显跃. 经皮乙酸局部注射治疗小肝癌［J］. 临床放射学杂志，2003，22（7）：69－71.

［25］ 程永德，程英升，颜志平. 常见恶性肿瘤介入治疗指南［M］. 北京：科学出版社，2013：890.

［26］ Rhim H, Goldberg SN, Dodd GD 3rd, et al. Essential techniques for successful radio－frequency thermal ablation of malignant hepatic tumors［J］. Radiographics, 2001, 21（suppl 1）：S17－35.

［27］ Kele PG, Jong KPD, Jagt EJVD. Increase in volume of ablation zones during follow－up is highly suggestive of ablation site recurrence in colorectal liver metastases treated with radiofrequency ablation［J］. J Vasc & Intervent Radiol, 2012, 23（4）：537－544.

［28］ Crocetti L, Baere TD, Lencioni R. Quality improvement guidelines for radiofrequency ablation of liver tumours［J］. Cardiovas Intervent Radiol, 2010, 33（1）：11－17.

［29］ Curley SA, Izzo F. Radiofrequency ablation of primary and metastatic hepatic malignancies［J］. Int J Clin Oncol, 2005, 4（2）：92－100.

［30］ 郑加生，范卫君，胡凯文，等. 影像引导肝脏肿瘤热消融治疗技术临床规范化应用专家共识［J］. 中华医学杂志，2017，97（31）：1864－1869.

［31］ Matsuo M, Furukawa K, Shimizu H, et al. Novel treatment strategy with radiofrequency ablation and surgery for pregnant patients with hepatocellular carcinoma: a case report［J］. Surg Case Rep, 2018, 4（1）：43.

［32］ Ako S, Nakamura S, Nouso K, et al. Transcatheter arterial chemoembolization to reduce size of hepatocellular carcinoma before radiofrequency ablation［J］. Acta Med Okayama, 2018, 72（1）：47－52.

［33］ 陈露阳，廖锦堂，齐文君，等. 动态三维超声造影评价肝癌射频消融术疗效的价值［J］. 中华医学超声杂志：电子版，2017，14（3）：193－199.

［34］ 杨晓珍，张晓勇，刘海春，等. 肝动脉化疗栓塞联合射频消融治疗肝癌疗效及预后分析［J］. 中国基层医药，2016，23（17）：2609－2612.

［35］ 张登科，纪建松，涂建飞，等. 射频消融治疗肝癌严重并发症原因分析及其防治方法探讨［J］. 中华放射学杂志，2016，50（3）：213－216.

［36］ 张亚杰，于泽洋，项昆. 小肝癌射频消融疗效的MRI与MSCT对比研究［J］. 世界最新医学信息文摘，2016，16（50）：128－129.

［37］ Yi PS, Huang M, Zhang M, et al. Comparison of transarterial chemoembolization combined with radiofrequency ablation therapy versus surgical resection for early hepatocellular carcinoma［J］. Am Surg, 2018, 84（2）：282－288.

［38］ 王淞，郝艳红，杨薇，等. 肝癌射频消融后肝脓肿的发生率及危险因素分析［J］. 中国介入影像与治疗学，2018，15（1）：37－41.

［39］ 吴佳恒，乔强，李海莹，等. 肝癌射频消融术前指标对术后疼痛的预测价值［J］. 医学影像学杂志，2016，26（9）：1639－1641.

［40］ 冉江林，袁春旺，尹小勇. 腹腔镜下射频消融术治疗原发性肝癌的效果探讨［J］. 腹腔镜外科杂志，2017，22（10）：770－773.

[41] Allaire M, Rekik S, Layese R, et al. Virologic control and severity of liver disease determine survival after radiofrequency ablation of hepatocellular carcinoma on cirrhosis [J]. Digest Liver Dis, 2019, 51 (1): 86 – 94.

[42] 王二慧. 探讨肝动脉化疗栓塞联合射频消融治疗大肝癌的临床疗效 [J]. 世界最新医学信息文摘, 2018, 18 (93): 78.

[43] 张厚云, 陈书凯, 李学敏, 等. 射频消融、高频热疗联合 DC/CIK 细胞治疗中晚期肝癌的临床研究 [J]. 临床和实验医学杂志, 2018, (3): 287 – 290.

[44] 张厚云, 陈书凯, 李学敏, 等. 射频消融联合高频热疗对中晚期肝癌患者免疫功能及生活质量的影响 [J]. 中国肿瘤临床与康复, 2018, 25 (1): 47 – 50.

[45] 丁成明, 谭业儒, 贺更生, 等. 射频消融术在中晚期肝癌中的应用效果 [J]. 临床合理用药杂志, 2018, 11 (9): 123 – 124.

[46] 马玉靖, 张昕, 苏国宏, 等. 阿霉素热敏脂质体联合射频消融治疗肝癌的研究进展 [J]. 中华普通外科杂志, 2018, 33 (2): 182 – 184.

[47] 陈书德, 王宏光, 张文智, 等. 腹腔镜下射频消融与经皮射频消融治疗原发性肝癌 [J]. 南方医科大学学报, 2018, 38 (9): 182 – 184.

[48] 张发鹏, 袁荣发, 张引, 等. 腹腔镜下射频消融治疗小肝癌的临床疗效分析 [J]. 中国普通外科杂志, 2018, 27 (1): 35 – 41.

[49] 祝普利, 王德盛, 田德福. 肝动脉化疗栓塞联合射频消融治疗原发性肝癌 124 例临床观察 [J]. 肝胆胰外科杂志, 2018, 30 (1): 1 – 4.

[50] 戎冬文, 王慧宇, 贾军梅, 等. 肝动脉化疗栓塞术联合射频消融治疗肝癌疗效观察 [J]. 中国基层医药, 2018, 25 (1): 1 – 5.

[51] 安东均, 郑晓燕, 张成. 358 例肝肿瘤微波消融并发症的临床分析 [J]. 肝胆外科杂志, 2015, 23 (1): 24 – 26.

[52] 蓝思荣, 张森源, 周剑辉. 超声造影在肝脏恶性肿瘤微波消融治疗后近期疗效评估的应用价值 [J]. 齐齐哈尔医学院学报, 2015, (15): 2205 – 2207.

[53] 张海文. 肝脏恶性肿瘤患者微波消融治疗后淋巴细胞亚群及细胞因子变化的临床研究 [D]. 青岛: 青岛大学, 2015.

[54] 贾振宇, 陈奇峰, 吴文涛, 等. 肝脏肿瘤微波消融后 MRI 信号演变解读 [J]. 介入放射学杂志, 2017, 26 (4): 324 – 328.

[55] 梁萍, 窦健萍, 于杰. 肝肿瘤的微波消融治疗 [J]. 中华老年多器官疾病杂志, 2016, 15 (7): 481 – 485.

[56] 袁强, 王毅军, 经翔, 等. 微波消融治疗肝脏恶性肿瘤的临床价值 [J]. 中国肿瘤临床, 2012, 39 (15): 1104 – 1107.

[57] Rose SC, Dupuy DE, Gervais DA, et al. Research reporting standards for percutaneous thermal ablation of lung neoplasms [J]. J Vasc Intervent Radiol, 2009, 20 (7): S474 – S485.

[58] Tae Wook K, Hyunchul R, Woo LM, et al. Terminology and reporting criteria for radiofrequency ablation of tumors in the scientific literature: systematic review of compliance with reporting standards [J]. Korean J Radiol, 2014, 15 (1): 95 – 107.

[59] 杜轲锋. 超声引导下经皮微波消融术治疗原发性小肝癌的疗效分析 [J]. 实用中西医结合临床, 2018, 18 (3): 35 – 37.

［60］ 杨国威，张巍，钱晟，等. 热损伤对肝细胞肝癌细胞增殖及侵袭转移特性影响的实验研究［J］. 介入放射学杂志，2017，26（5）：436－442.

［61］ 周佩，梁萍，董宝玮，等. 微波消融联合过继免疫治疗肝癌的临床研究［J］. 同济大学学报：医学版，2012，33（4）：71－77.

［62］ 李鑫，梁萍. 肝癌微波消融联合免疫治疗现状及前景［J］. 胃肠病学和肝病学杂志，2012，21（11）：1000－1004.

［63］ 刘建平，熊勇，范耀刚，等. 微波消融联合经肝动脉化疗栓塞术对肝癌患者免疫功能、AFP 水平及生存时间的影响［J］. 中国老年学，2018，38（3）：554－556.

［64］ 孙钢. 不可逆电穿孔技术消融肿瘤研究进展［J］. 介入放射学杂志，2015，24（4）：277－281.

［65］ Sutter O，Calvo J，NKontchou G，et al. 不可逆电穿孔技术在不适合热消融治疗肝癌病人中的安全性及有效性评价：回顾性单中心研究［J］. 国际医学放射学杂志，2017，40（6）：97－98.

［66］ 姚陈果，赵亚军，李成祥，等. 不可逆电穿孔微创消融肿瘤技术的研究进展［J］. 高电压技术，2014，40（12）：3725－3737.

［67］ 秦子淋，曾健滢，牛立志. 不可逆电穿孔消融治疗肝恶性肿瘤现状［J］. 介入放射学杂志，2017，26（3）：285－289.

［68］ 宁周雨，王鹏，陈颖，等. 不可逆电穿孔治疗肝癌的临床前动物实验研究［J］. 肿瘤学杂志，2016，22（1）：17－23.

［69］ 刘颖，周玮，熊正爱，等. 超声引导不可逆电穿孔消融山羊肝脏的实验研究［J］. 解放军医学杂志，2011，36（3）：254－256.

［70］ 来龙祥，宿娟，卢昊，等. 超声引导下不可逆性电穿孔治疗晚期肝癌的临床疗效［J］. 中国普外基础与临床杂志，2016，23（6）：691－695.

第九章

肝癌的 TACE 治疗及其进展

肝动脉化疗栓塞（TACE）治疗在国内亦称介入疗法、介入治疗（interventional treatment），被公认为肝癌非手术治疗的最常用方法之一[1]。虽然手术切除是肝恶性肿瘤患者长期生存的最佳治疗方法，但是70%的患者在发现时已错过了根治性手术治疗的最佳时机。大多数患者通常依靠姑息疗法，其目的同手术切除一样，是为了提高患者生活质量，延长生存期。肝脏是全身唯一一个既接受动脉系统血供，又接受肝肠循环血供的器官。正常的肝脏组织大部分血供来自门静脉，而肝脏肿瘤细胞的绝大部分血供却来自肝动脉（hepaticartery，HA）[2,3]。在过去很长一段的时间里中，研究者为了利用肝脏双重血供这一特点，尝试了多种治疗方案，对肝脏肿瘤进行局部治疗。肝动脉化疗栓塞疗法正是利用了正常肝实质血供主要由门静脉系统提供，而肝脏肿瘤则主要由肝动脉系统供血的特点发展而来。现阶段以肝动脉化疗栓塞为主的局部治疗已成为治疗中晚期肝脏恶性肿瘤的主要方法（图9-1）。

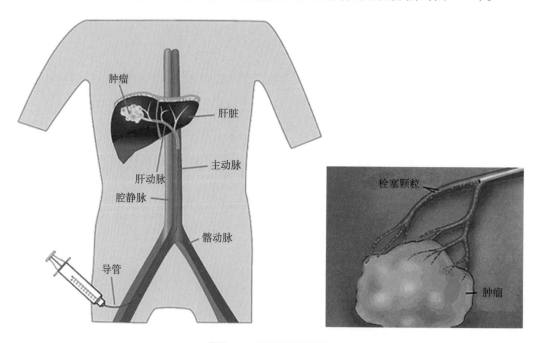

图 9-1　TACE 示意图

一、TACE 的发展

20 世纪 70 年代中期已经有了较多关于经肝动脉灌注化疗（TAI）治疗肝癌的临床应用报道，几乎在同时或稍晚有了明胶海绵等经动脉栓塞（TAE）治疗腹部肿瘤（包括肝肿瘤）的报道，至 80 年代这一技术已在发达国家得到广泛应用。Chuang 和 Wallace 等在肝癌血管内介入治疗方面做了大量工作[4,5]。1979 年日本学者开始将碘化油经肝动脉注入治疗肝癌，1983 年首次有了碘化油经肝动脉栓塞治疗肝癌的临床应用报道[6,7]。随后，采用以带有化疗药物的碘化油作为主要栓塞剂的 TACE 治疗技术在世界范围尤其是亚洲国家得到了广泛应用。由于接受 TACE 治疗的肝癌患者背景各异、TACE 治疗方法各不相同，各家报道结果不尽相同，且缺乏严格的前瞻性随机对照研究，对 TACE 的真实疗效也一度存在争议。1995 年 NEJM 发表的不能手术切除肝癌患者 TACE 与支持治疗的随机对照研究显示，TACE 治疗虽能控制肿瘤生长，但常引起急性肝功能衰竭；与支持治疗相比，TACE 并不能明显延长患者的生存期[8]。随着 TACE 技术的改进和成熟，特别是微导管技术的应用，TACE 疗效进一步提高，急性肝功能衰竭等严重并发症发生率明显减低。21 世纪初 Llovet[9] 和 Lo[10] 等的前瞻性随机对照研究均证明与最佳支持治疗相比，TACE 治疗能明显延长不能手术切除肝癌患者的生存期。随后临床系统回顾和 Meta 分析均显示 TACE 治疗能明显提高不能手术切除，尤其是不伴门静脉受侵/癌栓肝癌患者的生存率[11,12]。目前，TACE 治疗已经被推荐为 BCLC B 期肝癌患者的首选治疗方法[13]。Lencioni 等[14] 对 1980 年 1 月至 2013 年 6 月发表的 101 篇论文中采用带有化疗药物的碘化油乳剂为主的 c – TACE 治疗 10 108 例肝癌患者的系统性回顾分析显示，TACE 客观有效率为 52.5%，1，2，3，5 年生存率分别为 70.3%、51.8%、40.4%、32.5%，中位生存期为 19.4 个月。

二、TACE 治疗肝癌的作用机制

（一）提高药物浓度

药物杀伤癌细胞的效果取决于药物有效浓度与持续时间的乘积，药物浓度增加 1 倍，可使杀伤癌细胞的能力提高 10~100 倍；从药物动力学观点来看，减少靶器官的血流和血管缓阻疗法，可提高药物浓度数倍至数十倍；灌注能减少药物与血浆蛋白的结合；灌注药物浓度的提高与被灌注动脉的分流紧密相关，超选择插管可提高血药浓度 25 倍；动脉用药剂量可大于全身化疗数倍，且全身毒性反应低。

（二）栓塞肿瘤血管

肿瘤的生长有赖于肿瘤新生血管的形成。有学者认为当肿瘤生长至一定体积（1~2mm^2）时，由于缺氧和局部组织 pH 的下降，肿瘤便会分泌促血管形成因子，加速肿瘤新生血管的形成，以提供肿瘤生长所需的氧气及营养成分。TACE 作为临床治疗 HCC 的重要方法，主要通过栓塞肿瘤的供血动脉，阻断肿瘤的血供，导致肿瘤缺血、缺氧，达到抑制肿瘤生长，促进肿瘤细胞坏死、凋亡的目的（图 9 – 2，图 9 – 3）。

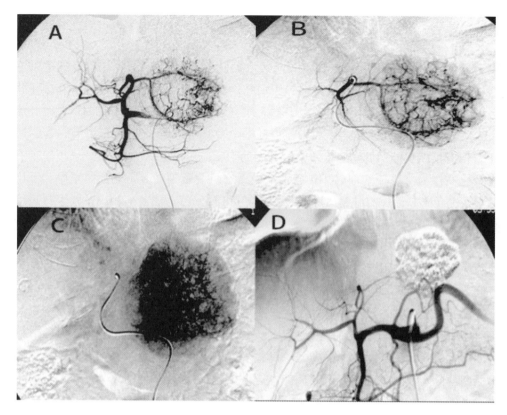

图 9 – 2 肝动脉化疗栓塞

A. 选择性肠系膜上动脉造影显示，肝动脉分支有一处富血管肿瘤肿块（箭头）；B. 选择性动脉插管，明确肿瘤范围、位置及供血动脉；C. 再次造影确认肿瘤动脉供血，经导管注入化疗药物碘油剂栓塞后加用颗粒性栓塞剂；D. 注入化疗药物碘油乳剂栓塞及颗粒性栓塞剂后，造影显示肿瘤血管不存在。

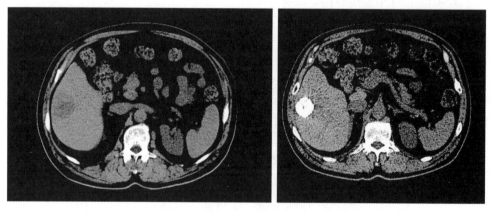

图 9 – 3 术前 CT、术后 CT 对比

三、TACE 的临床应用

（一）肝细胞癌

TACE 治疗是中期肝癌（BCLC – B 期）多结节病灶、无血管侵犯或肝外转移灶的标准治疗[15,16,17]。然而，最初的研究将 TACE 的作用与保守治疗对比评估，得出一个模棱两可的结果（表 9 - 1）[8,18,19]。直到 2002 年，两项开创性的随机对照试验（RCT）结果发布，显示经 TACE 治疗的肝癌患者总生存期显著提高。Llovet 等[21]在研究中将 112 例不可手术切除的肝细胞癌和肝硬化患者（Child - Pugh A/B 级）随机分配到接受阿霉素为主的 TACE 治疗组或姑息治疗（症状管理）组。研究报告指出，接受 TACE 治疗的患者 1 年和 2 年生存率（分别为 82% 和 63%）与姑息治疗组（63% 和 37%）相比，有显著提高（P = 0.009）。此外，在多变量模型分析中，治疗方法与生存有关（95% CI 0.25 ~ 0.81，P = 0.02，OR 0.45）。同样，Lo 等[10]报道，在不可手术切除的肝细胞癌患者中，与对症治疗相比，使用顺铂为基础的 TACE 治疗提高了患者生存率。共有 40 例患者接受 TACE 治疗，其 1 年和 2 年生存率（分别为 57% 和 31%）与对照组（32% 和 11%）相比有显著提高（P = 0.002）。虽然 2 项研究均显示 TACE 治疗可带来生存获益，但与 Lo 等的试验相比，Llovet 等的试验显示出更大生存获益，这是因为后者在选取患者时更加严格。Llovet 等招募的大多数患者有代偿性肝病（70% Child - Pugh A 级），具有良好的体力活动状态（80% 的患者 ECOG 体力活动状态评分为 0），这可能是对照组患者 2 年生存率为 27% 的原因。与此相反，Lo 等人以更宽松的入选标准纳入了晚期患者（57% 为 ECOG 评分 1 ~ 3 分，27% 出现门静脉受累）。尽管 2 项研究结果存在变量上的差异，但是这些试验第一次证明了 TACE 可带来潜在生存获益，这对治疗不可手术切除的肝细胞癌患者具有重要意义（表 9 - 1）。多项前瞻性和回顾性临床试验[20]肯定了 TACE 在肝癌治疗中的作用。2008 年，在一个大型回顾性分析研究中，Brown 等[20]总结其超过 15 年的 TACE 治疗结果，研究中的 209 例患者中位总生存期为 15.5 个月。另外，2 项 Meta 分析也已证实了 TACE 的疗效[3]。

表 9 - 1　不可切除肝细胞癌患者接受 TACE 或 DEB - TACE 治疗试验生存总结

作者，时间		患者例数	研究设计	治疗方案	中位生存期（月）	总生存期		
						1 年（%）	2 年（%）	3 年（%）
TACE	Pelletier 等，1990	42	RCT	阿霉素	NR	24	NR	NR
	Trinchet 等，1995	96	RCT	顺铂	NR	62	37.8	NR
	Brown 等，2008	209	RCT	顺铂、阿霉素、丝裂霉素 C	15.5	NR	NR	NR
	Georgiades 等，2008	172	RCT	顺铂、阿霉素、丝裂霉素 C				NR
	Sahara 等，2012	51	RCT	表柔比星 vs 丝裂霉素 C	21 vs 19	85 vs 95	76 vs 65	NR
DEB - TACE	Burrel 等，2012	104	RC	阿霉素	48.6	89.9	66.3	54.2
	Malagari 等，2013	45	RC	阿霉素	NR	NR	NR	62.2b

RCT：随机对照试验；PC：前瞻性队列研究；RC：回顾性队列研究；NR：未报道；b5 年总生存率

尽管建立了 TACE 治疗肝细胞癌的化疗方案，但是何为最优化疗方案仍无定论，无论阿霉素和表柔比星还是顺铂，多项研究均未显示出显著生存差异[21-23]。2014 年一项随机对照试验[24]对 63 例患者应用表柔比星与多剂化疗药物（表柔比星、顺铂、丝裂霉素 C 和 5 - 氟尿嘧啶）的治疗结果进行对比。结果显示，两种方案间的生存获益差异无法确定。相比之下，一项回顾性研究评估了肝细胞癌患者使用阿霉素或顺铂/阿霉素/丝裂霉素 C（CDM）的疗效，结果显示 CDM–TACE 组具有较高的肿瘤应答率和较长的无疾病进展生存时间[25]。化疗药物相关结果的多变性导致 TACE 缺乏统一的最佳细胞毒性治疗方案。

（二）肝内胆管癌

肝内胆管癌（ICC）是发病率排名第二的原发性肝脏恶性肿瘤，仅次于肝细胞癌。ICC 较罕见，但进展迅速，总体预后不良（未经治疗的患者中位总生存期 3～8 个月）[26]。手术切除是最好的治疗手段。然而，与肝细胞癌相似，大多数（50%～70%）患者在初诊时已为晚期，错过了手术切除的时机[27]。姑息治疗包括系统性化疗和外部放射治疗，但是作用有限[28,29]。近年来，由于其良好的安全性和有效性[30,31]，TACE 成为肝恶性肿瘤的一个新治疗模式，但大部分文献主要集中在肝细胞癌，只有少数是针对 ICC（表 9–2）。

表 9–2　不可切除肝内胆管癌行 TACE 或 DEB–TACE 治疗试验生存总结

	作者，时间	患者例数	研究设计	治疗方案	中位生存期（月）	总生存期		
						1 年（%）	2 年（%）	3 年（%）
TACE	Burger 等，2005	17	PC	顺铂、阿霉素、丝裂霉素	23	NR	NR	NR
	Gusani 等，2008	42	PC	吉西他滨，顺铂，奥沙利铂，吉西他滨/顺铂联合	9.1	NR	NR	NR
	Kiefer 等，2011	62	PC	顺铂、阿霉素、丝裂霉素	15	61	27	8
	Park 等，2011	72	RC	顺铂	12.2	51	12	NR
	Vogl 等，2012	115	RC	丝裂霉素或吉西他滨或丝裂霉素–顺铂或顺铂	13	52	29	10
DEB–TACE	Aliberti 等，2008	11	RC	阿霉素	13	NR	NR	NR
	Poggi 等，2009	9	RC	奥沙利铂 DEB–TACE + 吉西他滨–奥沙利铂	30	NR	NR	NR
	Kuhliman 等，2012	36	PC	伊立替康 DEB–TACE vs 丝裂霉素 TACE	11.7 vs 5.7	NR	NR	NR

PC：前瞻性队列研究；RC：回顾性队列研究；NR：未报道；DEB：载药微球

2012 年 Vogl 等[32]开展了截至目前评估 TACE 治疗 ICC 规模最大的队列研究。这项研究的主要目的是比较 4 种方案的有效性：①丝裂霉素 C；②吉西他滨；③吉西他滨联合丝裂霉素 C；④ 丝裂霉素 C、吉西他滨与顺铂。从 TACE 治疗开始，115 例患者的平均生存期为 13 个月。研究报道，治疗组之间平均生存期无显著统计学差异。目前的研究已经证实，TACE 可有效治疗不可手术切除的 ICC。

（三）结直肠癌肝转移

肝脏是结直肠癌最常见转移的部位。目前的证据表明，尽管有转移性病灶，大约 50% 的孤立结直肠癌（CRLM）患者手术切除后可获得 5 年生存期[33]。然而，只有 25% 的患者可进行手术切除，TACE 或 DEB – TACE 为无法进行手术切除的患者提供选择[34]。

　　TACE 治疗 CRLM 首先在 20 世纪 90 年代初报道，结果喜人[35,36]。然而，多项后续研究的结果却模棱两可（表 9 – 3）。2013 年专家达成共识，认为由于各研究之间缺乏标准化治疗方案[37]，现有证据对 TACE 治疗 CRLM 的疗效评估仍然有限。2009 年 Vogl 等[38]进行的研究是截至目前规模最大的队列研究。此研究为 I／II 期试验，研究了包括丝裂霉素 C、丝裂霉素 C + 吉西他滨、丝裂霉素 C + 伊立替康在内的不同药物组合 TACE 治疗不可切除 CRLM 的疗效。共有 463 例不可手术切除的 CRLM 患者进行了 4 周为 1 个疗程的 TACE 序贯治疗，62.9% 的患者实现了肿瘤局部控制（PR：14.7%，SD：48.2%），1 年和 2 年生存率分别为 62% 和 28%，肝转移诊断后平均生存期为 38 个月。另外一项回顾性研究纳入 121 例患者，用顺铂、阿霉素、丝裂霉素 C TACE 治疗，其 1 年和 2 年生存率分别为 85% 和 55%[39]。而据报道，使用全身化疗方案 FOLFOX（5 – 氟尿嘧啶、甲酰四氢叶酸和奥沙利铂）或 FOLFI-RI（叶酸、氟尿嘧啶和伊立替康）的 1 年和 2 年生存率分别为 55% 和 33%，这提示，TACE 在 CRLM 治疗上具有极大的潜在治疗效果[40 – 42]。

表 9 – 3　不可切除结直肠癌肝转移行 TACE 或 DEB – TACE 治疗试验生存总结

	作者，时间	患者例数	研究设计	治疗方案	中位生存期（月）	总生存期		
						1 年（%）	2 年（%）	3 年（%）
TACE	Lang 等，1993	46	PC	阿霉素	NR	65	22	15
	Sanz 等，1997	40	PC	氟尿嘧啶，丝裂霉素 C	10	NR	NR	NR
	Tellez 等，1998	30	PC	顺铂，阿霉素，丝裂霉素 C	8.6	20	NR	NR
	Hong 等，2009	21	RC	顺铂，阿霉素，丝裂霉素 C	7.7	43	10	NR
	Albert 等，2011	121	RC	顺铂，阿霉素，丝裂霉素 C	9	36	13	4
DEB – TACE	Bower 等，2010	55	PC	伊立替康	12	NR	NR	NR
	Martin 等，2012	55	PC	伊立替康	19	75	NR	NR
	Fiorentini 等，2012	36	RCT	伊立替康	22	NR	NR	NR
	Nayrayanan 等，2013	28	RC	伊立替康	13.3	NR	NR	NR

　　PC：前瞻性队列研究；RC：回顾性队列研究；RCT：随机对照实验；NR：未报道

四、TACE 的并发症及处理

（一）TACE 术后综合征

　　化疗栓塞后综合征是 TACE 术后最为常见的并发症，50% 以上的患者于 TACE 术后出现发热、恶心、呕吐、肝区闷痛、腹胀、厌食等症状，发热、疼痛的原因是肝动脉被栓塞后引起局部组织缺血、坏死，而恶心、呕吐主要与化疗药物有关。绝大多数的化疗栓塞后综合征可自行缓解，必要时可给予支持疗法、止吐、吸氧、镇痛、禁食、静脉水化等处理。镇痛可按照癌症疼痛三阶梯止痛疗法[1,43 – 45]（证据质量：III；推荐级别：B）。

（二）术中过敏

主要指对比剂及化疗药物引起的急性过敏反应，症状较轻者表现为术中恶心、呕吐、荨麻疹等，较重的过敏表现为低血压、支气管痉挛、喉头水肿等，可危及生命。应在术前给予止吐药、地塞米松静脉滴注预防。术中出现急性重度过敏反应，予面罩吸氧，肾上腺素（1:1000）0.1～0.3mg肌注，支气管痉挛者予β_2受体激动剂气雾剂吸入[46]或地塞米松10mg静脉推注（证据质量：Ⅲ；推荐级别：B）。

（三）术中出血

常因血管粥样硬化严重及操作不当引起动脉夹层或破裂出血，予覆膜支架覆盖损伤段血管或对于肝内分支动脉采用医用胶或弹簧圈栓塞止血[47]（证据质量：Ⅲ；推荐级别：B）。

（四）术中胆心反射

这是由于化疗栓塞导致患者肝区缺氧、疼痛，刺激胆道血管丛的迷走神经所引起的一种严重不良反应，患者表现为严重胸闷、心率减慢、心律不齐、血压下降，严重者可导致死亡。术前可给予阿托品或山莨菪碱预防，如术中患者出现迷走神经反射症状，可给予吸氧、静脉推注阿托品、多巴胺升血压等措施治疗[48]（证据质量：Ⅲ；推荐级别：B）。

（五）肝脓肿、胆汁瘤

术后患者出现肝脓肿，应给予抗生素，或经皮穿刺引流；对于胆汁瘤可经皮穿刺引流[43,49]（证据质量：Ⅲ；推荐级别：B）。对于高危患者（如有胆道手术史）应预防性使用抗生素。

（六）上消化道出血

为应激性溃疡出血或门静脉高压性出血，前者给予止血药及制酸药；后者除给予止血药及制酸药外，还需使用降低门脉压力的药物（如醋酸奥曲肽）。若大量出血，需用三腔管压迫止血，或急诊内镜下注射硬化剂和/或结扎曲张静脉团。仍不能止血时，可急诊给予经皮穿刺，行肝胃冠状静脉及胃底静脉栓塞术，或急诊行经颈静脉肝内门体静脉分流术（TIPS）[43]（证据质量：Ⅲ；推荐级别：B）。

（七）肝功能衰竭

表现为血清胆红素及丙氨酸转氨酶（ALT）、天冬氨酸转氨酶（AST）等指标异常升高。这种情况应在原有保肝药物的基础上，调整和加强用药[48]（证据质量：Ⅲ；推荐级别：B）。

（八）肾功能衰竭

见于有肾脏疾病、肾脏手术史、高血压、糖尿病、痛风病史者。可能与对比剂及化疗药物应用有关[43,46]。术前应充分询问病史，根据病人病情调整用药，CT、MRI能显示清楚的应尽可能避免重复造影。术前术后应充分水化。必要时血液透析[43,46]（证据质量：Ⅲ；推荐级别：B）。

（九）骨髓抑制

表现为化疗药物所致的白细胞、血小板或全血细胞减少。可用口服与针剂升白细胞和血小板药物，必要时给予输全血[43]（证据质量：Ⅲ；推荐级别：B）。

（十）异位栓塞

与操作不当有关，也与肝癌所致潜在动静脉瘘有关。预防方法：①控制TACE术中的碘油用量，一次碘油用量不超过 20 ml[50]。②对于肝动静脉瘘者，尽量少用或不用碘油直接栓塞。③对于巨大、血管丰富的肿瘤，栓塞后加用明胶海绵条栓塞肝动脉主干，避免血流冲刷使碘油漂移。④对于高风险患者，用栓塞微球等固体栓塞剂替代碘油。⑤有先心病如房间隔缺损、室间隔缺损等使用碘油要慎重，一旦怀疑碘油异位脑栓塞发生，应及时对症处理[50]（证据质量：Ⅲ；推荐级别：B）。

五、TACE 研究进展

TACE 是一种局部抗肿瘤疗法，从最初的姑息治疗到现在已有数十年的历史，其在治疗不可切除的肝恶性肿瘤方面仍然是应用最广泛的经肝动脉局部治疗手段。随着医学及其相关领域技术的不断进步，TACE 的适用范围在不断增加，安全性也得到了提高。但是由于肝脏结构复杂，血供网络丰富，其双侧供血及侧支循环，以及 TACE 术后血管内皮生长因子（VEGF）、血管生成素 -2、碱性成纤维细胞生长因子、胰岛素样生长因子 -2（IGF-2）等因为缺血缺氧而上调，最终导致病情进展。单纯的 TACE 难以完全阻止肿瘤的供血，肿瘤完全坏死率不足 30%。同时，预后还受到诸如肝功能、肿瘤负荷、胆红素、边缘情况等影响。这就决定了 TACE 需与其他治疗方式联合使用。伴随着肝脏肿瘤其他治疗方法的进步，TACE 联合其他治疗方式对于肝癌的疗效提高显示出巨大的潜能，成为肝癌治疗的一大趋势。

（一）TACE 联合消融治疗

在各种联合治疗中，TACE 联合消融治疗肝脏肿瘤最为普遍。首先，两者各自的局限性决定了联合的必要。肝癌的血供复杂多样，即使多次 TACE 也难以实现肿瘤的完全坏死[51]。有学者研究了 TACE 后接受肝移植的患肝标本，发现仅 1/3 的病灶坏死率大于 90%，而近一半的病灶坏死率不足 50%[52]。局部消融虽然可以在一定范围内彻底毁损肿瘤，但随着肿瘤体积的增大，其效果明显下降[53]。以射频消融（RFA）为例，其最佳适应证是直径 <3cm 的小肝癌，而对于直径 >5cm 的病灶难免会出现三维空间上的漏洞[54]。其次，两者的联合也具有明显的互补性。①TACE 有效地阻断了病灶的动脉血供和动静脉分流，从而减少消融过程中血液流动的"热沉效应"；②TACE 后病灶在一定程度上缩小，增加了消融范围完全覆盖病灶的可能性；③ TACE 还可发现 CT/MRI 漏诊的病灶，从而降低消融后"假性复发/转移"的发生；④TACE 后的碘油沉积有利于病灶在 CT 上的显示，从而便于消融布针。局部消融的概念很广泛，主要包括 RFA、微波消融（MWA）、冷冻消融（cryoablation）等。TACE 联合哪种消融方法的效果更优尚无明确结论，目前报道较多的是 TACE 联合 RFA，其在原发性肝癌中的优势已得到充分证实[53]。

2016 年的一项纳入 1 篇 RCT 和 10 篇回顾性研究，共 928 例患者的 Meta 分析结果表明：对于中期肝癌患者，TACE 联合 RFA 的肿瘤应答率和生存期都优于单纯 TACE[55]。另一项纳入 6 篇 RCT，共 543 例患者的 Meta 分析证明：对于肝细胞癌（HCC）患者，TACE 联合 RFA 的总生存期和无复发生存期都优于单独 RFA，而主要并发症的发生率并无增加[56]。虽然众多报道显示 TACE 联合消融对于肝癌的疗效较单独使用 TACE 效果更佳，但是普遍存在样本量少及存在区域性问题，目前的研究结论仍有待于更高质量、大样本的临床RCT 或 Meta 分析进一步证实[57]。

（二）TACE 联合分子靶向药物治疗

1. 索拉非尼（sorafenib）　索拉非尼是一种口服多激酶抑制剂，为目前唯一获得大部分国际指南推荐用于晚期肝癌的一线分子靶向药物。有大量的研究发现联合治疗对于肝癌患者有一定的疗效，但是有许多的报道显示在增加疗效的同时，相应的副作用也增加。以下是近年发表的关于 TACE 联合索拉非尼治疗肝癌的情况（表9-4）。

表9-4　TACE 联合索拉非尼治疗肝癌的疗效研究

作者，时间	类型	结论	证据质量	推荐级别
毕大鹏等[58]，2016	RCT	TACE 联合索拉非尼治疗肝癌患者的客观有效率、临床受益率明显高于单纯 TACE 治疗组	Ⅰ级	A
Lencioni 等[59]，2016，	RCT	TACE 联合索拉非尼不能延长患者的生存时间	Ⅰ级	A
Wahl 等[60]，2017	RCT	证明了索拉非尼对于不同国家地区、不同肝病背景的晚期肝癌都具有一定的生存获益	Ⅰ级	A
Casadei 等[61]，2017	综述	TACE 联合索拉非尼治疗是安全的，TACE 联合索拉非尼可延缓肿瘤进程，但无显著优势	Ⅰ级	A
Lee 等[62]，2017	RCT	早、中期患者中，TACE 联合索拉非尼改善生存率	Ⅰ级	A
Rong 等[63]，2017	Meta 分析	TACE 联合索拉非尼可明显提高患者的客观缓解率及临床受益率，但不良反应率明显增加	Ⅰ级	A
Li 等[64]，2017	Meta 分析，RCT	联合治疗可以改善肝癌患者的疾病进展，但不能改善总的生存期	Ⅰ级	A
Masatoshi Kudo 等[65]，2018	RCT	与单纯 TACE 相比，TACE 联合索拉非尼能明显延长患者的无进展生存时间（PFS）	Ⅰ级	A

2. 其他　阿帕替尼（apatinib）是一种国产新型口服小分子抗血管生成制剂，可高度选择性结合并抑制血管内皮细胞生长因子受体-2（VEGFR-2），通过抑制肿瘤血管生成控制肿瘤生长[66,67]。部分研究显示出阿帕替尼在中晚期 HCC 的治疗中效果令人鼓舞[68-70]，但仍有待于更深入的研究。另外，也有报道称瑞戈非尼（regorafenib）、仑伐替尼（lenvatinib）与 TACE 的联合使用具有一定疗效，但具体疗效有待进一步研究确定。

（三）TACE 联合粒子与放射治疗

1. 外放射治疗　外放射治疗常用于大体肿瘤体积（gross tumor volume，GTV）或伴有门静脉/下腔静脉癌栓或肝外转移的Ⅲa 期、Ⅲb 期肝癌，多属于姑息性放疗，部分患者通过治疗可使肿瘤降期，重新获得手术切除机会[71-73]（证据质量：Ⅲ；推荐强度：B）。常用的放疗技术有调强放疗（intensity modulated radiation therapy，IMRT）、三维适形放疗（3D conformal radiotherapy，CRT）、立体定向放疗（stereotactic body radiation therapy，SBRT）及影像引导放疗（image-guided radiation therapy，IGRT）。

2. 内放射治疗　选择性内放射治疗（selective internal radiotherapy，SIRT）是局部治疗肝癌的一种有效方法，包括钇-90 微球[74]、碘-131 单克隆抗体[75]、放射性碘化油[76]、碘-125 粒子植入[77]等。放射性粒子可持续产生低能 X 射线、γ 射线或 β 射线，在肿瘤组织内或在受侵犯的门静脉、下腔静脉或胆道内植入放射性粒子，通过持续低剂量辐射，最大程度杀伤肿瘤细胞。粒子植入技术包括组织间植入、门静脉植入[78,79]、下腔静脉植入和胆道内植入，分别治疗肝内病灶、门静脉癌栓、下腔静脉癌栓和胆管癌栓。我国在肝癌碘-125 粒子植入，在粒子支架的研发及应用上取得了重要的研究成果，特别是在门静脉癌栓、下腔静脉癌栓患者的治疗中取得了显著疗效[80-83]。

（四）DEB-TACE

药物性洗脱微球（drug-eluting beads，DEB）又称载药微球，是一种新型栓塞剂，可携带化疗药物，具有缓释抗肿瘤药物的能力，目前在 TACE 治疗肝癌的应用中备受关注。国外上市的载药微球主要有 Tandem/Oncozene（美国 Boston Scientific 公司）、DC/LC Bead（英国 Biocompatibles 公司）、HepaSphere（美国 Merit 医疗系统公司），国内载药微球有 Calli-Sphere（苏州恒瑞迦俐生生物医药科技公司）。规格主要有 40~100、100~300、300~500、500~700、700~900、900~1200μm 等[84]，可负载阿霉素、伊立替康、顺铂、奥沙利铂等正电荷化疗药物，载药量为 5~45mg/ml 微球。关于 DEB-TACE 的临床疗效是否优于 c-TACE，目前研究结论不尽一致[85-89]。但 DEB-TACE 具有持续稳定释放药物的优势，可使局部达到较高血药浓度，其适应证与 c-TACE 相似。DEB-TACE 对中期、Child-Pugh B 级、体能活动状况 1 级、有两叶病变、复发性疾病较 c-TACE 疗效佳[100]。微球大小的选择应根据肿瘤的大小、血供和分布，尽可能充分栓塞远端滋养动脉，同时注意保留肿瘤近端供血分支，减少对正常肝组织损害的风险[101]（证据级别Ⅱ；推荐级别 A）。

（五）钇-90 放射微球

钇-90（^{90}Y）[102] 微球是选择性内放射治疗（selective internal radiation therapy-SIRT）也被称为放射性栓塞的一种栓塞材料，即使用^{90}Y 微球行肝动脉栓塞。因肿瘤的血流虹吸效应，超选择动脉插管并注入放射性物质，可使放射性物质高选择地沉积于肿瘤内，并持续释放高能、低穿透性射线作用于肿瘤。^{90}Y 微球是目前最流行的内放射微球。使用^{90}Y 微球栓塞可根据肿瘤的大小、位置进行小叶、肝段、扇形栓塞。因为^{90}Y 微球精细栓塞对正常肝组织影响小，故对已形成门静脉血栓或癌栓的患者也可安全使用此技术，但对慢性肝病患者，不建议一次性行全肝治疗。

（六）TACE 联合免疫治疗

目前免疫治疗在 HCC 的治疗中备受关注。单克隆抗体（mAb）如利卡汀与 TACE 联合治疗，有望提高晚期 HCC 患者或外科切除术后复发患者的总体生存率[102-105]。其他肝癌免疫治疗主要还包括免疫调节剂（干扰素 α、胸腺肽 α1 等）[106,107]、免疫靶点阻断剂（CTLA

－4 阻断剂、PD－1/PD－L1 阻断剂等）、肿瘤疫苗（树突细胞疫苗等）、细胞免疫治疗（细胞因子诱导的杀伤细胞，即 CIK）[108]。这些治疗手段均有一定的抗肿瘤作用，但尚缺乏大规模的临床研究加以验证。对于免疫治疗后的肿瘤评价，可参照 irRC（immune－related response criteria）标准[109-111]。

除在 TACE 基础上使用联合治疗外，在联合中药、基因治疗及分子影像等方面也取得一定的进展。虽然最初只是一种姑息性治疗，但 TACE 现已被证明是一种可行的治疗选择。TACE 的主要缺陷依然是治疗反应持久性问题。因此，需要进一步的前瞻性研究来评估不同方案 TACE 及联合治疗策略，从而提高患者的生存率和生活质量。

参考文献

［1］ 中华人民共和国卫生和计划生育委员会医政医管局. 原发性肝癌诊疗规范（2017 年版）［J］. 中华消化外科杂志，2017，16（7）：635－647.

［2］ Breedis C，Young G. The blood supply of neoplasms in the liver［J］. Am J Pathol，1954，30（5）：969－977.

［3］ Lucke B，Breedis C，Woo ZP，et al. Differential growth of metastatic tumors in liver and lung：experiments with rabbit V2 carcinoma［J］. Cancer Res，1952，12（10）：734－738.

［4］ Chuang VP，Wallace S. Chemoembolization：transcatheter management of neoplasms［J］. JAMA，1981，245（11）：1151－1152.

［5］ Chuang VP，Wallace S. Hepatic artery embolization in the treatment of hepatic neoplasms［J］. Radiology，1981，140（1）：51－58.

［6］ Yamada R，Sato M，Kawabata M，et al. Hepatic artery embolization in 120 patients with unresectable hepatoma［J］. Radiology，1983，148（2）：397－401.

［7］ Konno T，Maeda H，Iwai K，et al. Effect of arterial administration of high－molecular－weight anticancer agent SMANCS with lipid lymphographic agent on hepatoma：a preliminary report［J］. Eur J Cancer Clin Oncol，1983，19（8）：1053－1065.

［8］ Trinchet JC，Rached AA，Beaugrand M，et al. A comparison of lipiodol chemoembolization and conservative treatment for unresectable hepatocellular carcinoma. Groupe d'Etude et de Traitement du Carcinome He'patocellulaire［J］. N Engl J Med，1995，332（19）：1256－1261.

［9］ Llovet JM，Real MI，Montana X，et al. Arterial embolisation or chemoembolisation vs. symptomatic treatment in patients with unresectable hepatocellular carcinoma：a randomised controlled trial［J］. Lancet，2002，359（9319）：1734－1739.

［10］ Lo CM，Ngan H，Tso WK，et al. Randomized controlled trial of transarterial lipiodol chemoembolization for unresectable hepatocellular carcinoma［J］. Hepatology，2002，35（5）：1164－1171.

［11］ Camma C，Schepis F，Orlando A，et al. Transarterial chemoembolization for unresectable hepatocellular carcinoma：meta－analysis of randomized controlled trials［J］. Radiology，2002，224（1）：47－54.

［12］ Llovet JM，Bruix J. Systematic review of randomized trials for unresectable hepatocellular carcinoma：chemoembolization improves survival［J］. Hepatology，2003，37（2）：429－442.

［13］ de Baere T，Arai Y，Lencioni R，et al. Treatment of liver tumors with lipiodol TACE：technical recommendations from experts opinion [J]. Cardiovasc Intervent Radiol, 2016, 39 (3): 334 - 343.

[14] Lencioni R, de Baere T, Soulen MC, et al. Lipiodol transarterial chemoembolization for hepatocellular carcinoma: a systematic review of efficacy and safety data [J]. Hepatology, 2016, 64 (1): 106 - 116.

[15] Ferlay J, Shin HR, Bray F, et al. Estimates of worldwide burden of cancer in 2008: GLOBOCAN 2008 [J]. Int J Cancer, 2010, 127 (12): 2893 - 2917.

[16] Lencioni R. Chemoembolization for hepatocellular carcinoma [J]. Semin Oncol, 2012, 39 (4): 503 - 509.

[17] Llovet JM, Burroughs A, Bruix J. Hepatocellular carcinoma [J]. Lancet, 2003, 362 (9399): 1907 - 1917.

[18] Pelletier G, Roche A, Ink O, et al. A randomized trial of hepatic arterial chemoembolization in patients with unresectable hepatocellular carcinoma [J]. J Hepatol, 1990, 11 (2): 181 - 184.

[19] Bruix J, Llovet JM, Castells A, et al. Transarterial embolization versus symptomatic treatment in patients with advanced hepatocellular carcinoma: results of a randomized, controlled trial in a single institution [J]. Hepatology, 1998, 27 (6): 1578 - 1583.

[20] Brown DB, Chapman WC, Cook RD, et al. Chemoembolization of hepatocellular carcinoma: patient status at presentation and outcome over 15 years at a single center [J]. AJR Am J Roentgenol, 2008, 190 (3): 608 - 615.

[21] Kasugai H, Kojima J, Tatsuta M, et al. Treatment of hepatocellular carcinoma by transcatheter arterial embolization combined with intraarterial infusion of a mixture of cisplatin and ethiodized oil [J]. Gastroenterology, 1989, 97 (4): 965 - 971.

[22] Kawai S, Tani M, Okamura J, et al. Prospective and randomized trial of lipiodol - transcatheter arterial chemoembolization for treatment of hepatocellular carcinoma: a comparison of epirubicin and doxorubicin (second cooperative study). The Cooperative Study Group for Liver Cancer Treatment of Japan [J]. Semin Oncol, 1997, 24 (2 Suppl 6): S6 - 38 - S6 - 45.

[23] Watanabe S, Nishioka M, Ohta Y, et al. Prospective and randomized controlled study of chemoembolization therapy in patients with advanced hepatocellular carcinoma. Cooperative Study Group for Liver Cancer Treatment in Shikoku area [J]. Cancer Chemother Pharmacol, 1994, 33 (Suppl): S93 - 96.

[24] Sahara S, Kawai N, Sato M, et al. Prospective evaluation of transcatheter arterial chemoembolization (TACE) with multiple anti - cancer drugs (epirubicin, cisplatin, mitomycin c, 5 - fluorouracil) compared with TACE with epirubicin for treatment of hepatocellular carcinoma [J]. Cardiovasc Intervent Radiol, 2012, 35 (6): 1363 - 1371.

[25] Petruzzi NJ, Frangos AJ, Fenkel JM, et al. Single - center comparison of three chemoembolization regimens for hepatocellular carcinoma [J]. J Vasc Interv Radiol, 2013, 24 (2): 266 - 273.

[26] Shaib Y, El - Serag HB. The epidemiology of cholangiocarcinoma [J]. Semin Liver Dis, 2004, 24 (2): 115 - 125.

[27] Yamamoto M, Ariizumi S. Surgical outcomes of intrahepatic cholangiocarcinoma [J]. Surg Today, 2011, 41 (7): 896 - 902.

[28] Ben - Josef E, Normolle D, Ensminger WD, et al. Phase II trial of high - dose conformal radiation therapy with concurrent hepatic artery floxuridine for unresectable intrahepatic malignancies [J]. J Clin Oncol, 2005, 23 (34): 8739 - 8747.

［29］　Valle J, Wasan H, Palmer DH, et al. Cisplatin plus gemcitabine versus gemcitabine for biliarytract cancer ［J］. N Engl J Med, 2010, 362 (14): 1273 – 1281.

［30］　Maithel SK, Gamblin TC, Kamel I, et al. Multidisciplinary approaches to intrahepatic cholangiocarcinoma ［J］. Cancer, 2013, 119 (22): 3929 – 3942.

［31］　Burger I, Hong K, Schulick R, et al. Transcatheter arterial chemoembolization in unresectable cholangiocarcinoma: initial experience in a single institution ［J］. J Vasc Interv Radiol, 2005, 16 (3): 353 – 363.

［32］　Vogl TJ, Naguib NN, Nour – Eldin NE, et al. Transarterial chemoembolization in the treatment of patients with unresectable cholangiocarcinoma: results and 164 Miura & Gamblin prognostic factors governing treatment success ［J］. Int J Cancer, 2012, 131 (3): 733 – 740.

［33］　Seo SI, Lim SB, Yoon YS, et al. Comparison of recurrence patterns between 5 years and > 5 years after curative operations in colorectal cancer patients ［J］. J Surg Oncol, 2013, 108 (1): 9 – 13.

［34］　Geoghegan JG, Scheele J. Treatment of colorectal liver metastases ［J］. Br J Surg, 1999, 86 (2): 158 – 169.

［35］　Lang EK, Brown CL. Colorectal metastases to the liver: selective chemoembolization ［J］. Radiology, 1993, 189 (2): 417 – 422.

［36］　Martinelli DJ, Wadler S, Bakal CW, et al. Utility of embolization or chemoembolization as second – line treatment in patients with advanced or recurrent colorectal carcinoma ［J］. Cancer, 1994, 74 (6): 1706 – 1712.

［37］　Abdalla EK, Bauer TW, Chun YS, et al. Locoregional surgical and interventional therapies for advanced colorectal cancer liver metastases: expert consensus statements ［J］. HPB (Oxford), 2013, 15 (2): 119 – 130.

［38］　Vogl TJ, Gruber T, Balzer JO, et al. Repeated transarterial chemoembolization in the treatment of liver metastases of colorectal cancer: prospective study ［J］. Radiology, 2009, 250 (1): 281 – 289.

［39］　Albert M, Kiefer MV, Sun W, et al. Chemoembolization of colorectal liver metastases with cisplatin, doxorubicin, mitomycin C, ethiodol, and polyvinyl alcohol ［J］. Cancer, 2011, 117 (2): 343 – 352.

［40］　Douillard JY, Cunningham D, Roth AD, et al. Irinotecan combined with fluorouracil compared with fluorouracil alone as first – line treatment for metastatic colorectal cancer: a multicentre randomised trial ［J］. Lancet, 2000, 355 (9209): 1041 – 1047.

［41］　de Gramont A, Figer A, Seymour M, et al. Leucovorin and fluorouracil with or without oxaliplatin as first – line treatment in advanced colorectal cancer ［J］. J Clin Oncol, 2000, 18 (16): 2938 – 2947.

［42］　Saltz LB, Cox JV, Blanke C, et al. Irinotecan plus fluorouracil and leucovorin for metastatic colorectal cancer. Irinotecan Study Group ［J］. N Engl J Med, 2000, 343 (13): 905 – 914.

［43］　中华医学会放射学分会介入学组协作组. 原发性肝细胞癌经导管肝动脉化疗性栓塞治疗技术操作规范专家共识 ［J］. 中华放射学杂志, 2011, 45 (10): 908 – 912.

［44］　Bruix J, Sherman M. Practice Guidelines Committee, American Association for the Study of Liver Diseases. Management of hepatocellular carcinoma ［J］. Hepatology, 2005, 42 (5): 1208 – 1236.

［45］　Omata M, Lesmana LA. Asian Pacific Association for the Study of the Liver consensus recommendations on hepatocellular carcinoma ［J］. Hepatol Int, 2010, 4 (2): 439 – 474.

［46］　中华医学会放射学分会对比剂使用安全工作组. 碘对比剂使用指南 (第 2 版) ［J］. 中华放射学杂

志，2013，47（10）：869－872.

［47］施昌盛，杨庆施，振静，等. 肝癌 TACE 术后并发碘油异位脑栓塞二例［J］. 中华介入放射学电子杂志，2016，4（4）：243－245.

［48］中华医学会肝病学分会肝癌学组. HBV/HCV 相关性肝细胞癌抗病毒治疗专家建议［J］. 实用肝脏病杂志，2013，16（2）：188－192.

［49］罗鹏飞，符力，陈晓明，等. 肝癌介入治疗后胆汁瘤的形成与临床意义［J］. 中华放射学杂志，2000，34（11）：757－760.

［50］施海彬，顾建平，何旭，等. 外周血管假性动脉瘤的介入治疗［J］. 中华放射学杂志，2005，39（9）：929－931.

［51］Nishikawa H，Kita R，Kimura T，et al. Transcatheter arterial embolic therapies for hepatocellular carcinoma：a literature review［J］. Anticancer Res，2014，34（12）：6877－6886.

［52］Seehofer D，Nebrig M，Denecke T，et al. Impact of neoadjuvant transarterial chemoembolization on tumor recurrence and patient survival after liver transplantation for hepatocellular carcinoma：a retrospective analysis［J］. Clin Transplant，2012，26（5）：764－774.

［53］邹英华，吕天石. 肝动脉化疗栓塞术（TACE）联合射频消融术（RFA）治疗原发性肝癌研究进展［J］. 肝癌电子杂志，2014（1）：29－33.

［54］陈敏华. 肝癌规范化消融治疗及进展［J］. 肝癌电子杂志，2014（1）：34－39.

［55］Wang X，Hu Y，Ren M，et al. Efficacy and safety of radiofrequency ablation combined with transcatheter arterial chemoembolization for hepatocellular carcinomas compared with radiofrequency ablation alone：a time－to－event meta－analysis［J］. Korean J Radiol，2016，17（1）：93－102.

［56］Yang DJ，Luo KL，Liu H，et al. Meta－analysis of transcatheter arterial chemoembolization plus radiofrequency ablation versus transcatheter arterial chemoembolization alone for hepatocellular carcinoma［J］. Oncotarget，2017，8（2）：2960－2970.

［57］李智，倪才方. 肝动脉化疗栓塞的临床应用与进展［J］. 中华介入放射学电子杂志，2018，6（3）：265－268.

［58］毕大鹏，张肖肖. 肝动脉栓塞化疗联合索拉菲尼治疗原发性肝癌的临床研究［J］. 中国当代医药，2016，23（5）：582－584.

［59］Lencioni R，Llovet J M，Han G，et al. Sorafenib or placebo plus TACE with doxorubicin－eluting beads for intermediate stage HCC：The SPACE trial［J］. J Hepatol，2016，23（31）：77－79.

［60］Wahl DR，Stenmark MH，Tao Y，et al. Outcomes After stereotactic body radiotherapy or radiofrequency ablation for hepatocellular carcinoma［J］. J Clin Oncol，2016，34（5）：452－459.

［61］Casadei GA，Santini D，Aprile G，et al. Antiangiogenic agents after first line and sorafenib plus chemoembolization：a systematic review［J］. Oncotarget，2017，8（39）：66699－66708.

［62］Lee TT，Lin CC，Chen CY，et al. Combination of transcatheter arterial chemoembolization and interrupted dosing sorafenib improves patient survival in early－intermediate stage hepatocellular carcinoma：A post hoc analysis of the STAR trial［J］. Medicine（Baltimore），2017，96（37）：e7655.

［63］Rong C，Song R，Pang P，et al. Transcatheter hepatic arterial chemoembolization and sorafenib versus transcatheter arterial chemoembolization alone to treat advanced hepatocellular caricionma：a meta－analysis［J］. BMC Cancer，2017，17（1）：714.

［64］Li J，Liu W，Zhu W，et al. Transcatheter hepatic arterial chemoembolization and sorafenib for hepatocellular carcinoma: a meta – analysis of andomized, double – blind controlled trials [J]. Oncotarget, 2017, 8 (35): 59601 – 59608.

[65] 2018 ASCO Annual Meeting abstract 4017, Masatoshi Kudo, https://meetinglibrary. asco. org/record/160074/abstract.

[66] Ding J, Chen X, Dai X, et al. Simultaneous determination of apatinib and its four major metabolites in human plasma using liquid chromatography – tandem mass spectrometry and its application to a pharmacokinetic study [J]. J Chromatogr B Analyt Technol Biomed Life Sci, 2012, 895 – 896: 108 – 115.

[67] Zhang H. Apatinib for molecular targeted therapy in tumor [J]. Drug Des Devel Ther, 2015, 9: 6075 – 6081.

[68] Liu C, Xing W, Si T, et al. Efficacy and safety of apatinib combined with transarterial chemoembolization for hepatocellular carcinoma with portal venous tumor thrombus: a retrospective study [J]. Oncotarget, 2017, 8 (59): 100734 – 100745.

[69] Lu W, Jin XL, Yang C, et al. Comparison of efficacy between TACE combined with apatinib and TACE alone in the treatment of intermediate and advanced hepatocellular carcinoma: A single – center randomized controlled trial [J]. Cancer Biol Ther, 2017, 18 (6): 433 – 438.

[70] Kong Y, Sun L, Hou Z, et al. Apatinib is effective for treatment of advanced hepatocellular carcinoma [J]. Oncotarget, 2017, 8 (62): 105596 – 105605

[71] Zeng ZC, Tang ZY, Fan J, et al. A comparison of chemoembolization combination with and without radiotherapy for unresectable hepatocellular carcinoma [J]. Cancer J, 2004, 10 (5): 307 – 316.

[72] Meng MB, Cui YL, Lu Y, et al. Transcatheter arterial chemoembolization in combination with radiotherapy for unresectable hepatocellular carcinoma: a systematic review and meta – analysis [J]. Radiother Oncol, 2009, 92 (2): 184 – 194.

[73] Zeng ZC, Fan J, Tang ZY, et al. A comparison of treatment combinations with and without radiotherapy for hepatocellular carcinoma with portal vein and/or inferior vena cava tumor thrombus [J]. Int J Radiat Oncol Biol Phys, 2005, 61 (2): 432 – 443.

[74] Lau WY, Teoh YL, Win KM, et al. Current role of selective internal radiation with yttrium – 90 in liver tumors [J]. Future Oncol, 2016, 12 (9): 1193 – 1204.

[75] Xu J, Shen ZY, Chen XG, et al. A randomized controlled trial of Licartin for preventing hepatoma recurrence after liver transplantation [J]. Hepatology, 2007, 45 (2): 269 – 276.

[76] Raoul JL, Guyader D, Bretagne JF, et al. Randomized controlled trial for hepatocellular carcinoma with portal vein thrombosis: intra – arterial iodine – 131 – iodized oil versus medical support [J]. J Nucl Med, 1994, 35 (11): 1782 – 1787.

[77] 刘德鑫, 王伟, 李新丰, 等. 肝动脉化疗栓塞联合粒子植入治疗肝癌自发性破裂出血的临床研究 [J]. 介入放射学杂志, 2015, (11): 999 – 1003.

[78] 赵倩, 颜志平. 载药微球经导管动脉化疗栓塞治疗肝癌研究进展 [J]. 介入放射学杂志, 2017, (11): 1052 – 1056.

[79] 刘清欣, 颜志平, 李说, 等. ^{125}I 粒子条联合门静脉支架及化疗栓塞治疗原发性肝癌合并门静脉癌栓 [J]. 介入放射学杂志, 2009, (8): 593 – 595.

[80] Lu J, Guo JH, Zhu HD, et al. Safety and efficacy of irradiation stent placement for malignant portal vein thrombus combined with transarterial chemoembolization for hepatocellular carcinoma: a single – center ex-

perience［J］. J Vascul Intervent Radiol, 2017, 28（6）: 786 – 794. e3.

［81］　黄文薮, 蔡明岳, 曾昭奔, 等. TACE 联合[125]I 放射性粒子植入治疗肝细胞癌门静脉癌栓［J］. 介入放射学杂志, 2015, 40（6）: 488 – 493.

［82］　刘岩, 刘瑞平, 王平, 等. 经导管植入[125]I 放射性粒子治疗肝癌伴门静脉癌栓 19 例［J］. 介入放射学杂志, 2014, 23（1）: 35 – 37.

［83］　吴志远, 丁晓毅, 黄蔚, 等. 门脉粒子支架联合载药微球栓塞治疗肝癌 7 例［J］. 介入放射学杂志, 2017, 26（2）: 161 – 165.

［84］　Jordan O, Denys A, De Baere T, et al. Comparative study of chemoembolization loadable beads: in vitro drug release and physical properties of DC bead and hepasphere loaded with doxorubicin and irinotecan ［J］. J Vasc Interv Radiol, 2010, 21（7）: 1084 – 1090.

［85］　Lammer J, Malagari K, Vogl T, et al. Prospective randomized study of doxorubicin – eluting – bead embolization in the treatment of hepatocellular carcinoma: results of the PRECISION V study ［J］. Cardiovasc Intervent Radiol, 2010, 33（1）: 41 – 52.

［86］　Song MJ, Chun HJ, Song DS, et al. Comparative study between doxorubicin – eluting beads and conventional transarterial chemoembolization for treatment of hepatocellular carcinoma ［J］. J Hepatol, 2012, 57（6）: 1244 – 1250.

［87］　Liu YS, Ou MC, Tsai YS, et al. Transarterial chemoembolization using gelatin sponges or microspheres plus lipiodol – doxorubicin versus doxorubicin – loaded beads for the treatment of hepatocellular carcinoma ［J］. Korean J Radiol, 2015, 16（1）: 125 – 132.

［88］　Dhanasekaran R, Kooby DA, Staley CA, et al. Comparison of conventional transarterial chemoembolization (TACE) and chemoembolization with doxorubicin drug eluting beads (DEB) for unresectable hepatocelluar carcinoma (HCC) ［J］. J Surg Oncol, 2010, 101（6）: 476 – 480.

［89］　Wiggermann P, Sieron D, Brosche C, et al. Transarterial Chemoembolization of Child – A hepatocellular carcinoma: drug – eluting bead TACE (DEB TACE) vs. TACE with cisplatin/lipiodol (cTACE) ［J］. Med Sci Monit, 2011, 17（4）: R189 – R195.

［90］　Golfieri R, Giampalma E, Renzulli M, et al. Randomised controlled trial of doxorubicin – eluting beads vs conventional chemoembolisation for hepatocellular carcinoma ［J］. Br J Cancer, 2014, 111（2）: 255 – 264.

［91］　Sacco R, Bargellini I, Bertini M, et al. Conventional versus doxorubicin – eluting beadtransarterial chemoembolization for hepatocellular carcinoma ［J］. J Vasc Interv Radiol, 2011, 22（11）: 1545 – 1552.

［92］　Kloeckner R, Weinmann A, Prinz F, et al. Conventional transarterial chemoembolization versus drug – eluting bead transarterial chemoembolization for the treatment of hepatocellular carcinoma ［J］. BMC Cancer, 2015, 15: 465.

［93］　Gnutzmann D, Kortes N, Sumkauskaite M, et al. Transvascular therapy of hepatocellular carcinoma (HCC), status and developments ［J］. Minim Invasive Ther Allied Technol, 2018, 27（2）: 69 – 80.

［94］　Kim YW, Kwon JH, Nam SW, et al. Sustained multiple organ ischaemia after transarterial chemoembolization with drug – eluting beads for hepatocellular carcinoma ［J］. Exp Ther Med, 2018, 15（2）: 1479 – 1483.

［95］　Duan F, Wang EQ, Lam MG, et al. Superselective chemoembolization of HCC: comparison of short – term safety and efficacy between drug – eluting LC beads, QuadraSpheres, and conventional ethiodized oil emulsion［J］. Radiology, 2016, 2782（2）: 612-621.

［96］ Do MD, Chapiro J, Gorodetski B, et al. Intra-arterial therapy of neuroendocrine tumour liver metastases: comparing conventional TACE, drug-eluting beads TACE and yttrium-90 radioembolisation as treatment options using a propensity score analysis model［J］. Eur Radiol, 2017, 27（12）: 4995-5005.

［97］ Han S, Zhang X, Zou L, et al. Does drug-eluting bead transcatheter arterial chemoembolization improve the management of patients with hepatocellular carcinoma? A meta-analysis［J］. PLoS One, 2014, 9: e102686.

［98］ Kodama Y, Matsui T, Tsuji K, et al. Is drug-eluting bead transcatheter arterial chemoembolization (TACE) associated with better tumor response than conventional TACE in meta-analysis?［J］. Hepatol Res, 2015, 45（12）: 1258-1259.

［99］ Sattler T, Bredt C, Surwald S, et al. Efficacy and safety of drug eluting bead TACE with microspheres < 150μm for the treatment of hepatocellular carcinoma［J］. Anticancer Res, 2018, 38（2）: 1025-1032.

［100］ Huang K, Zhou Q, Wang R, et al. Doxorubicin-eluting beads versus conventional transarterial chemoembolization for the treatment of hepatocellular carcinoma［J］. J Gastroenterol Hepatol, 2014, 29（5）: 920-925.

［101］ 2014 Korean Liver Cancer Study Group-National Cancer Center Korea practice guideline forthe management of hepatocellular carcinoma［J］. Korean J Radiol, 2015, 16（3）: 465-522.

［102］ Sangro B, Salem R. Transarterial chemoembolization and radioembolization［J］. Semin Liver Dis, 2014, 34（4）: 435-443.

［103］ Huang W, You L, Yang S, et al. Metronomic S-1 chemotherapy plus transcatheter arterial chemoembolization (TACE): a promising treatment of hepatocellular carcinoma refractory to TACE［J］. J BUON, 2016, 21（4）: 909-916.

［104］ 李臻, 周进学, 任建庄, 等. ^{131}I美妥莫单克隆抗体灌注联合经肝动脉化疗栓塞术治疗中晚期肝癌介入术后复发的临床价值［J］. 中华肝脏病杂志, 2013, 21（10）: 728-733.

［105］ Pinter M, Ulbrich G, Sieghart W, et al. Hepatocellular carcinoma: a phase II randomized controlled double-blind trial of transarterial chemoembolization in combination with biweekly intravenous administration of bevacizumab or a placebo［J］. Radiology, 2015, 277（3）: 903-912.

［106］ Wang W, Bai W, Wang E, et al. mRECIST response combined with sorafenib-related adverse events is superior to either criterion alone in predicting survival in HCC patients treated with TACE plus sorafenib［J］. Int J Cancer, 2017, 140（2）: 390-399.

［107］ Sun HC, Tang ZY, Wang L, et al. Postoperative interferon alpha treatment postponed recurrence and improved overall survival in patients after curative resection of HBV-related hepatocellular carcinoma: a randomized clinical trial［J］. J Cancer Res Clin Oncol, 2006, 132（7）: 458-465.

［108］ 程树群, 吴孟超, 陈汉, 等. 胸腺肽α-1对原发性肝癌术后复发的影响［J］. 中华肝胆外科杂志, 2004, 10（9）: 19-20.

［109］ Lee JH, Lee JH, Lim YS, et al. Adjuvant immunotherapy with autologous cytokine-induced killer cells for hepatocellular carcinoma［J］. Gastroenterology, 2015, 148（7）: 1383-1391.

［110］ Wolchok JD, Hoos A, O'Day S, et al. Guidelines for the evaluation of immune therapy activity in solid tumors: immune-related response criteria［J］. Clin Cancer Res, 2009, 15（23）: 7412-7420.

［111］ 任秀宝, 于津浦. 肿瘤免疫治疗疗效评价的新标准［J］. 中国肿瘤生物治疗杂志, 2011, 18（4）:

351 - 354.

[112]　中国医师协会介入医师分会. 中国肝细胞癌经动脉化疗栓塞治疗（TACE）临床实践指南［J］.
　　　　介入放射医学杂志，2018，27（12）：1117 - 1126.

第十章

肝癌的放射治疗及其进展

一、肝癌放射治疗的现状

原发性肝癌的发病率位居全球恶性肿瘤的第 5 位、中国恶性肿瘤的第 4 位，在全球和中国癌症相关死亡原因中分别位居第 2 位和第 3 位[1, 2]。在原发性肝癌中，肝细胞癌（hepatocellular carcinoma，HCC）占 75%，胆管细胞癌占 15%，其余为混合型肝癌[3]。HCC 的根治性治疗主要包括手术、肝移植和消融术。然而，就诊时仅少数病例为可切除病变[4]。其他治疗方式包括经导管动脉化学栓塞（transcatheter arterial chemoembolization，TACE）、放射治疗、化疗和靶向治疗等。随着放疗技术的发展，放射治疗对肝功能良好的各期别 HCC 的治疗均具有重要作用，而且放射治疗联合其他治疗（TACE、靶向治疗等）已经成为不可切除 HCC 的重要治疗手段[5, 6]。近年来得益于放疗技术的发展和放疗设备的更新，放疗在肝癌治疗中的作用日益得到重视。美国国立综合癌症网络（National Comprehensive Cancer Network，NCCN）肝癌诊疗指南指出，无论肿瘤位于什么位置，都适合进行三维适形放疗（3 - dimensional conformal radiation therapy，3D - CRT）、调强放疗（intensity modulated radiation therapy，IMRT）或体部立体定向放疗（stereotactic body radiotherapy，SBRT）。

二、放疗在肝癌治疗中的挑战和机遇

（一）肝癌放射生物学问题

研究显示，正常肝脏是放射敏感器官，放射敏感性仅次于骨髓、淋巴组织和肾，肝脏细胞对射线有着显著的剂量 – 体积效应，其放射耐受量、再生能力与照射体积 – 剂量和肝脏的功能状态密切相关。全肝、1/3 肝、1/3 ~ 2/3 肝的放射耐受量分别为 30Gy/3 ~ 4 周、66 ~ 72.6Gy/4 ~ 5 周和 48 ~ 52.8Gy/3 ~ 4 周。全肝照射大于 40Gy 时有 75% 的患者会出现肝功能不全[7]。肝脏肿瘤的放疗剂量与低分化鳞癌（如鼻咽癌）相近，致死剂量约为 60Gy/6 周。因此肝脏细胞的耐受量低于肝脏肿瘤细胞的致死剂量。由于肝脏整体不能耐受高剂量照射，而小剂量照射对肝内恶性肿瘤的治疗效果有限，因此过去肝脏的肿瘤放射治疗方面并没有纳入常规治疗。正常肝脏的再生能力强，只要保留有足够多的正常肝脏不受照射，即使受照射部分肝脏失去功能，也可以通过剩余的肝脏增生来代偿功能。所以通过放疗技术的改进，局部放疗仍然可以治愈原发性肝癌。

（二）放疗的呼吸移动问题

对于肝癌，呼吸、胃肠蠕动、心脏和大血管搏动等各种生理运动可造成靶区及正常器官的实际受照剂量与计划剂量有明显偏差，其中尤以呼吸运动的影响最为显著。在肝癌放疗中，这种影响造成的靶区剂量不均匀性超过了10%，会削弱放疗的潜在优势。近年来使用的主动呼吸控制（active breathing coordination，ABC）提供了一种减少呼吸运动的简便方法，ABC的大致工作原理和过程为：用鼻夹夹闭患者的鼻孔使之不能通气，患者用咬嘴经口通过由计算机监控管道呼吸流量的设备进行呼吸，在预设的呼吸周期的特定时相，该设备能够自动使球囊阀门充气，阻断通气管道，强制患者处于屏气状态。为确保患者的安全，设有患者手控安全按钮，当患者屏不住气时，可松开按钮，关闭呼吸通道的阀门即刻打开，患者恢复自由呼吸。较多的研究表明，应用ABC技术可使屏气过程中肝脏位置相对固定。再应用影像引导技术减少由于肝脏位置重复性等原因造成的摆位误差，从而减少肿瘤外照射体积。目前，国内外肝癌治疗的各类指南中，放疗并非肝癌的首选治疗，大多数肝癌患者合并肝硬化、肝功能不全，总体疗效差，并且呼吸移动的问题也造成放疗有一定的难度。三维适形放疗、影像引导放疗技术、立体定向放疗及质子重离子放疗等技术的应用，提高了肝脏耐受剂量，减少了肝脏受照体积，克服了呼吸移动度，从而降低了放射性肝损伤的发生率，因此，目前放疗的地位在逐渐上升。

三、放射治疗肝癌的适应证

（一）HCC 的术后放疗

对于大部分中央型HCC（与门静脉分叉部、三支主肝静脉、下腔静脉汇合部和肝后下腔静脉主干距离≤1cm的HCC，位于肝脏Ⅳ、Ⅴ和Ⅷ段）和小部分外周型HCC（位于肝脏Ⅱ、Ⅲ、Ⅳ和Ⅶ段），肿瘤邻近或累及肝门部血管主干，难以实现手术切缘安全界>1cm，甚至部分患者手术切缘为阳性，从而影响疗效。2015年王维虎等[8]首次报道了HCC患者窄切缘（<1cm）术后辅助IMRT的结果。研究共纳入181例患者，分为窄切缘手术联合术后放疗组33例，单纯窄切缘手术组83例，宽切缘（>1cm）根治手术组65例。术后IMRT剂量为46~60Gy/23~30次，中位放疗剂量56Gy。窄切缘手术联合放疗组、单纯窄切缘手术组和宽切缘根治手术组的3年总生存率（overall survival，OS）分别为89.1%、67.7%和86.0%，无病生存率（disease free survival，DFS）分别为64.2%、52.2%和60.1%。窄切缘手术联合术后IMRT组患者的OS（$P = 0.957$）和DFS（$P = 0.972$）均与宽切缘手术组相近；与单纯窄切缘手术组患者相比，窄切缘手术联合术后IMRT组的OS（$P = 0.009$）和DFS（$P = 0.038$）均具有显著优势。窄切缘手术联合放疗组3级毒性反应发生率为12.1%，没有出现4级以上的毒性反应。该研究显示，术后辅助IMRT可弥补窄切缘手术的不足，窄切缘手术联合术后放疗可以达到与宽切缘根治术相似的疗效且无严重毒副作用。

（二）体部立体定向放疗（SBRT）

相对于常规剂量放疗，SBRT是一种少分次大剂量的放疗。对于早期HCC患者，因各种原因不适合或拒绝手术时，SBRT是较好的替代治疗，能够显著提高局部控制率，同时可以缩短治疗时间，降低治疗成本。2010年Seo等[9]报道了SBRT治疗38例无法手术的直径<

10cm 肝癌患者的前瞻性研究，SBRT 可作为肝动脉化疗栓塞（transarterial chemoembolization，TACE）后复发的挽救治疗。肿瘤体积 < 300ml 者接受 33 ~ 57Gy/3 次，肿瘤体积 301 ~ 500ml 者接受 40 ~ 44Gy/4 次。中位随访 15 个月，1 年、2 年局部控制（local control，LC）率分别为 78.5%、66.4%，1、2 年 OS 分别为 68.4%、61.4%，SBRT 治疗后 3 个月客观有效率（objective response rate，ORR）为 63%。2012 年 Kang 等[10] 报道了 47 例进展期肝癌 SBRT 联合 TACE 的 II 期前瞻性研究。SBRT 之前进行 TACE 治疗 1 ~ 5 次，肿瘤中位直径 2.9cm（1.3 ~ 7.8cm），SBRT 中位剂量 57Gy/3 次（42 ~ 60Gy）。完全缓解（complete response，CR）38.3%，部分缓解（partial remission，PR）38.3%，2 年 LC 94.6%，2 年 OS 68.7%，DFS 为 33.8%。6.4%（3 例）的患者出现了 3 级胃肠道毒性，4.3%（2 例）患者出现 4 级胃溃疡。

2013 年 Bujold 等[11] 报道了进展期 HCC 患者 SBRT 的 I / II 期前瞻性研究：2004 - 2010 年入组 102 例不适合行其他局部治疗的局部晚期 HCC 患者，肝功能均为 Child - Pugh A 级，肿瘤中位直径 7.2cm（1.4 ~ 23.1cm）。中位放疗剂量为 36Gy/6 次/2 周；1 年 CR 为 11%，PR 为 43%，1 年 LC、OS 分别为 87% 和 55%，中位生存时间为 17 个月。该研究认为 LC 与照射剂量相关，照射剂量与 GTV 体积相关。2016 年 Wahl 等[12] 回顾比较了 SBRT 与射频消融（RFA）治疗不可手术 HCC 的疗效。研究共纳入不能手术且无远处转移的 HCC 患者 224 例。63 例患者接受 SBRT，161 例患者接受 RFA。两组在肿瘤数量、肿瘤位置、肿瘤大小的基线评价基本一致，SBRT 组与 RFA 组相比，Child - Pugh 分级更低（$P = 0.003$），AFP 更高（$P = 0.04$），同时更多的患者先前接受了其他治疗（$P = 0.001$）。SBRT 组 1 年、2 年 LC 分别为 97.4%、83.8%，RFA 组为 83.6%、80.2%；SBRT 组 1 年、2 年 OS 分别为 74%、46%，RFA 组为 70%、53%。两组 3 级及以上急性毒副反应分别为 5% 和 11%。在 RFA 组，随着肿瘤直径增加，局部控制率下降。肿瘤直径 ≥ 2cm 者，SBRT 组 LC 优于 RFA 组（$P = 0.025$）。作者认为，SBRT 和 RFA 都可以作为不能手术 HCC 的有效局部治疗手段，但是 SBRT 更推荐作为不能手术的大体积 HCC 的一线治疗。部分 HCC 体部立体定向放疗的相关研究见表 10 - 1。

表 10 - 1　HCC 体部立体定向放疗的相关研究

作者，发表时间	研究类型	样本量	治疗方案	观察终点	研究结果
Seo 等[9]，2010	前瞻性	38	33 ~ 57Gy/3 ~ 4 次	OS，ORR	2 年 OS 66.4%，ORR 63%
Kang 等[10]，2012	前瞻性	47	42 ~ 60Gy/3 次	OS，AE	2 年 OS 68.7%，AE 10.7%（≥ 3 级毒性）
Bujold 等[11]，2013	前瞻性	102	24 ~ 54Gy/6 次	OS，AE	1 年 OS 55%，AE 30%（≥ 3 级毒性）
Wahl 等[12]，2016	回顾性	63	27 ~ 60Gy/3 ~ 5 次	OS，AE	2 年 OS 46%，AE 5%（RILD、胃肠道出血、腹水）

续表

作者，发表时间	研究类型	样本量	治疗方案	观察终点	研究结果
Sanuki 等[13]，2014	回顾性	185	35～45Gy/5 次	OS，AE	OS 2 年 >82.1%，3 年 70%，AE 13%（≥3 级毒性）
Jang 等[14]，2013	回顾性	108	33～60 Gy/3 次	LC，OS	2 年 LC 87%，OS 63%
Andolino 等[15]，2011	回顾性	60	40～44Gy/3～5 次	OS，AE	2 年 OS 67%，RILD 16%

OS：总生存；ORR：客观有效率；AE：副作用；RILD：放射性肝病；LC：局部控制

根据 NCCN 指南（2017 年第 3 版），推荐 SBRT 用于伴或不伴肝外微小转移灶的肝内 1～3 个肿瘤病灶。只要残余肝脏体积足够，使用 SBRT 进行放疗的肿瘤体积无严格要求。临床研究主要选择肝功能 Child – Pugh A 级的 HCC 患者，对于 Child – Pugh B 级 HCC 患者要进行严格的放疗剂量学评估，才能进行安全的治疗。对于评估为 Child – Pugh C 级的肝硬化患者，尚无临床研究证实 SBRT 的安全性。

（三）放疗与肝动脉栓塞化疗的联合应用

TACE 已成为不能手术切除中晚期 HCC 的有效局部治疗方法之一。但 TACE 本身有一定局限性，因 HCC 为肝动脉与门静脉双重血供，TACE 只对肝动脉供血部分肿瘤有效，而门静脉供血部分肿瘤仍有残留。由于栓塞不彻底或肿瘤侧支血管建立等原因，TACE 很难达到肿瘤完全缺血坏死。目前的临床研究表明，放疗联合 TACE 的综合治疗可提高 HCC 患者的肿瘤控制率并延长患者生存期。2010 年 Oh 等[16]报道了放疗联合 TACE 治疗的前瞻性研究结果：2006—2007 年共入组 40 例 2 周期 TACE 治疗失败的无法手术的 HCC 患者，接受 3D–CRT 放疗，中位放疗剂量为 54Gy，单次分割剂量为 3Gy。结果显示，肿瘤的客观有效率为 62.8%，CR 为 20.9%，PR 为 41.9%，2 年 OS 为 45.6%，治疗中没有出现 3 级以上毒副作用。2014 年 Chio 等[17]报道了放疗联合 TACE 治疗不可切除 HCC 的多中心前瞻性 II 期研究结果：2008—2010 年共入组 31 例无法手术的 II～IVA 期肝癌患者，平均进行 2 个周期的 TACE，间隔 4～6 周后开始 3D–CRT 放疗。中位放疗剂量为 54Gy（46～59.4Gy），放疗后 12 周内照射野内 ORR 为 83.9%，CR 为 22.6%。研究中位随访时间 30 个月，2 年 OS 为 61.3%。研究中没有观察到放射性肝病（radiation – induced liver disease，RILD）和治疗相关性死亡。2016 年王维虎等[18]报道了 IMRT 联合 TACE 的治疗结果：2009—2014 年共入组 54 例无法手术的 HCC 患者，其中 III～IV 期患者占 87%，平均进行 3 个周期的 TACE，间隔 4～6 周后开始行 IMRT，中位放疗剂量 50Gy（44～70Gy），肿瘤 ORR 为 64.8%，CR 为 20.4%。中位无病生存时间为 10.5 个月，中位生存期为 20.2 个月，实际 1 年、2 年、3 年 OS 分别为 84.6%、49.7% 和 36.7%。10 例（18.5%）患者出现了 3 级血液学毒性，3 例（5.6%）患者出现了 3 级急性肝功能异常，未出现因放疗导致的死亡病例，研究结果证实了 IMRT 联合 TACE 治疗的安全性和有效性。2015 年 Huo 等[19]发表的 Meta 研究共纳入 25 篇文献的 2577 例 HCC 患者，其中 11 篇文献为小样本的随机对照研究，14 篇为非随机对照研究。放疗联合 TACE 组达到 CR 和 PR 的概率明显大于单纯 TACE 治疗组（P < 0.001）。放疗联合 TACE 组和单纯 TACE 组的中位生存时间分别为 22.7 个月和 13.5 个月（P < 0.001）。但是研究也发

现，放疗联合 TACE 延长 HCC 患者生存的同时，也增加了胃肠道溃疡、ALT 升高和胆红素升高的风险。HCC 放疗联合 TACE 的部分研究结果见表 10 - 2。

表 10 - 2　HCC 放疗联合 TACE 的部分研究结果

作者，发表时间	研究类型	样本量	治疗方案	观察终点	研究结果
Oh D 等[16]，2010	前瞻性	40	TACE + CRT	ORR	OS 1 年 72.0%，2 年 45.6%
Choi 等[17]，2014	前瞻性	31	TACE + CRT	ORR	OS 2 年 61.3%
Zeng 等[20]，2004	回顾性	54/149	TACE + RT vs TACE	OS, ORR	76% vs 30.9% (P = 0.001) OS 3 年 24.0% vs 11.1% (P = 0.026)
Shim 等[21]，2005	回顾性	38/35	TACE + RT vs TACE	OS	2 年 36.8% vs 14.3% (P = 0.001)
Chen 等[22]，2014	回顾性	78/80	TACE + RT vs TACE	OS	3 年 25.64% vs 16.25% (P < 0.05)
Wang 等[18]，2016	回顾性	54	TACE + IMRT	OS, ORR	OS 64.8%，1 年 84.6%，2 年 49.7%，3 年 36.7%

TACE：肝动脉栓塞化疗；RT：放疗；ORR：客观有效率；OS：总生存；CRT：适形放疗；IMRT：调强放疗

（四）门静脉瘤栓／下腔静脉瘤栓的放疗

HCC 易侵犯肝内门静脉系统，44.0% ~ 62.2% 的 HCC 患者会发生门静脉瘤栓（portal vein tumor thrombus，PVTT）[23]。根据 PVTT 的部位不同，程树群等[24]将 PVTT 分为 I 0 ~ IV 型。目前我国对于 PVTT 分型多选择程氏分型以指导治疗。合并 PVTT 是临床确定的肝癌预后不良因素[25]。文献报道 PVTT 患者仅行对症支持治疗，其中位生存时间 2 ~ 4 个月，明显短于无 PVTT 患者（10 ~ 24 个月）[26, 27]。如何进行 PVTT／下腔静脉瘤栓（inferiorvena cava tumor thrombus，IVCTT）的有效治疗，一直是肝癌治疗的难点。手术、放疗、介入治疗、靶向治疗及化疗均有一定的作用，但综合治疗疗效优于单一治疗。2008 年 Han[28]等报告伴有 PVTT 的 HCC 患者接受 3D - CRT 和肝动脉灌注化疗（hepaticarterial infusion chemotherapy，HAIC）的前瞻性研究结果：中位放疗剂量 45Gy，3 年 OS 为 24.1%，中位 OS 为 13.1 个月，其结果明显优于历史对照支持治疗的疗效。2010 年 Koo 等[29]报告了针对 HCC 伴 IVCTT 患者接受放疗联合 TACE 治疗的前瞻性研究结果：42 例患者接受放疗联合 TACE 治疗，29 例基线特征基本匹配的患者接受了单独 TACE 治疗，中位放疗剂量 45Gy（28 ~ 50Gy）；放疗联合 TACE 组 ORR 为 42.9%，1 年 OS 为 47.7%，PFS 为 71.4%，中位 OS 为 11.7 个月；显著高于单纯 TACE 治疗组的 ORR 13.8%，1 年 OS 为 17.2%，PFS 37.9%（P < 0.01）和中位生存期 4.7 个月（P < 0.01）。2017 年 Zhao 等[30]发表了 HCC 伴 PVTT 接受 TACE 联合放

疗的 Meta 分析，共计纳入 8 项临床研究的 1760 例患者，包括 3 个前瞻性研究和 5 个回顾性研究。表明放疗联合介入治疗较单纯介入治疗能够显著提高 PVTT 患者的 ORR（OR = 4.22；95% CI 3.07 ~ 5.80；$P < 0.001$）和 OS（HR = 0.69；95% CI 0.57 ~ 0.83；$P = 0.001$），但增加了 3 ~ 4 级白细胞降低风险（OR = 5.80；95% CI 2.478 ~ 13.56；$P < 0.001$）和血小板减少的发生风险（OR = 3.77；95% CI 1.06 ~ 13.43；$P = 0.041$）。2013 年 Tang 等[31] 报道 371 例可手术切除的 HCC 伴 PVTT 患者的回顾性研究：186 例接受手术切除，185 例接受包括原发灶和静脉瘤栓的三维适形放疗，中位放疗剂量为 40Gy（30 ~ 52Gy）。两组均行 TACE 治疗，放疗组中位 OS 为 12.3 个月，手术组为 10.0 个月，两组生存率有显著性差异（$P = 0.029$）。多因素分析显示，PVTT 分级和治疗方式是影响患者总生存的预后因素；与手术切除相比，放疗更有益于患者生存。2014 年 Zhu 等[32] 报道了 91 例肝癌合并 PVTT 患者分别接受 TACE + 多吉美（索拉非尼）与单纯 TACE 治疗的疗效分析，46 例患者接受 TACE + 多吉美治疗，45 例患者接受 TACE 治疗，结果显示两组的中位生存时间分别为 11.0 个月和 6.0 个月。2015 年 Kim 等[33] 报告了 HCC 患者伴有 PVTT 的单中心回顾性分析结果，共计入组 557 例患者，分为放疗 + TACE 组（196 例）、TACE 组（295 例）和索拉非尼组（66 例）。研究终点为肿瘤进展时间（time to progression，TTP）和 OS。研究结果显示，TACE + 放疗组与 TACE 组和索拉非尼组相比，提高了 TTP 和 OS（$P < 0.001$）。HCC 伴有 PVTT/IVCTT 综合治疗的部分研究结果见表 10 - 3。

表 10 - 3 HCC 伴有 PVTT/IVCTT 综合治疗的部分研究结果

作者，发表时间	研究类型	样本量	治疗方案	放疗剂量（Gy）	观察终点	研究结果
Han 等[28]，2008	前瞻性	40	HAIC + CRT	45	ORR	ORR 45%（OS 3 年 24.1%）
Koo 等[29]，2010	前瞻性	71	TACE + CRT vs TACE	45	ORR	ORR 42.9% vs 13.8%（$P < 0.01$）
Yoon 等[34]，2012	回顾性	412	TACE + RT	40	ORR	ORR 27.9%（OS 1 年 42.5%，2 年 22.8%）
Chung 等[35]，2015	回顾性	151	TACE + RT	45	ORR	ORR 25.2%
Kim 等[33]，2015	回顾性	557	TACE + RT vs TACE vs Sorafenib	-	TTP，OS	TTP：RT 8.7 个月 vs TACE 3.6 个月（$P < 0.001$）；RT 5.1 个月 vs 1.6 个月（$P < 0.001$）OS：RT 11.4 个月 vs TACE 7.4 个月（$P = 0.023$）；RT 8.2 个月 vs TACE 3.2 个月（$P < 0.001$）
Fujino 等[36]，2015	回顾性	83	HAIC + CRT vs HAIC	39	ORR	ORR 56.1% vs 33.3%（$P = 0.013$）

HAIC：肝动脉灌注化疗；TACE：肝动脉栓塞化疗；RT：放疗；ORR：客观有效率；OS：总生存；CRT：适形放疗；TTP：进展时间；Sorafenib：索拉非尼

对于合并 PVTT/IVCTT 的肝癌，放疗、TACE、靶向治疗等均应用于这类患者的治疗中，且综合治疗手段的疗效优于单一治疗手段，行放疗的疗效优于不行放疗。2016 年王维虎等[8]报道的 IMRT 联合 TACE 的治疗结果显示，中位随访 28.7 个月时，73% 的肝癌合并瘤栓患者发生了肝内放疗野外和远地失败。因此对肝癌合并 PVTT/IVCTT 患者合理的治疗手段可能是：有效的局部和全身治疗的有机结合。介入 + 放疗 + 索拉非尼的三联治疗能各取所长，在两两结合的基础上，能进一步提高这类患者的局部和全身治疗的效果，但目前国内及国际上并无类似研究，故有必要探求介入 + 放疗 + 索拉非尼三联治疗的有效性和可能出现的不良反应，以改善肝癌合并 PVTT/IVCTT 患者的预后。

四、放射治疗肝癌的进展

（一）小肝癌的根治性立体定向放射治疗

大多数 HCC 患者伴有不同程度的肝脏基础疾病，如肝炎和肝硬化，20%~30% 肝癌患者可从根治性手术中获益[37, 38]。射频消融（radiofrequency ablation，RFA）治疗不可切除小 HCC（直径≤5cm 的 HCC）的局部控制（LC）率达 70%~90%[39]，然而电极针[40]可能损伤穿刺路径周围器官而引起严重并发症，如出血、胆汁瘘等，而且病灶周边血流会降低 RFA 的热效应。研究表明，小 HCC 立体定向放射治疗（stereotactic body radiation therapy，SBRT）与 RFA 治疗 LC 相似，均达 90% 以上[10, 13, 41, 42]，生存期[39]亦相似（6.4 年 vs 6.5 年），但对于肿瘤直径 >2cm 的小 HCC[39]，SBRT 疗效优于 RFA，且无创。Su 等[43]采用 SBRT 治疗 132 例不可行手术切除的原发性或复发性小肝癌，1 年局部控制率达 90.9%，1、3 和 5 年的总生存率（overall survival，OS）分别为 94.1%、73.5% 和 64.3%；无进展生存率（progression-free survival，PFS）分别为 82.7%、58.3% 和 36.4%；而 3 度及以上肝毒性反应发生率为 8.3%；多因素分析发现，患者 OS 与 Child-Pugh 分级有关，PFS 与病灶数目有关。Child-Pugh B 级患者的 OS 少于 Child-Pugh A 级患者，多结节病灶患者的 PFS 少于单发病灶。Su 等[44]回顾性分析比较 SBRT 与手术治疗小 HCC 的疗效，结果显示 SBRT 与手术治疗的 1、2 和 5 年的 OS 及 PFS 差异均无统计学意义，肝毒性相似，但 SBRT 治疗肝脏出血、肝区疼痛、体质量减轻等并发症发生率低于手术治疗，其主要不良反应为急性恶心。SBRT 治疗小肝癌 SBRT 的剂量为 18~50 Gy/1~10f，6~15 Gy/次[43-50]。SBRT 的不良反应包括急性不良反应和慢性不良反应。急性不良反应通常包括转氨酶升高、白细胞减少、血小板减少和恶心[46, 49]，多为 1~3 级毒性反应。慢性不良反应则相对少见，主要发生在治疗 6 个月后，包括器官功能失代偿和胃十二指肠溃疡，少数患者因肝衰竭而死亡[47, 50]。

（二）中晚期肝癌的外照射放疗

1. **大肝癌的放疗**　肝脏为剂量限制性器官，既往对大肝癌不建议放疗，但近年的研究表明，大肝癌亦可采用外照射放疗，其疗效和安全性较好。Guarneri 等[51]回顾性分析肿瘤直径 >3 cm 的 HCC 患者采用 SBRT 治疗，2 年的 LC 和 OS 分别为 100.0% 和 57.9%。Gkika 等[52]报道大肝癌（直径 5~10 cm）采用 SBRT 治疗的 LC 高，不良反应较小，47 例 HCC 患者给予平均 45 Gy，3~12 次的 SBRT 治疗。结果显示，1 年 LC 为 77%，中位 OS（median OS，mOS）为 9 个月，2 度及以上胃肠道反应占 6.4%，Child-Pugh 评分肝功能恶化占

10.6%，1 例患者发生放射性肝损伤，1 例患者发生肝衰竭。Que 等[53]报道 SBRT 治疗巨大 HCC（直径≥10cm）可使肿瘤实质缩小，延长患者生存期，22 例不可行手术切除的巨大肝癌 SBRT 治疗后，客观缓解率（objective response rate，ORR）、1 年 OS、1 年 PFS 和 mOS 分别为 83.6%、55.6%、50.0%和 11 个月，不良反应为中度。

2. 合并血管癌栓的姑息性放疗　据估计，10%~40%的 HCC 患者就诊时合并门静脉癌栓（portal vein tumor thrombus，PVTT），PVTT 可导致门脉高压、肝功能恶化、肝内或肝外转移，是 HCC 预后不良因素之一[54]。对于 HCC 合并 PVTT，欧美国家相关指南[55]推荐索拉非尼单药治疗，中国 2016 版《肝癌合并门脉癌栓诊疗共识》[56]则根据 PVTT 类型（Ⅰ0 型：镜下瘤栓；Ⅰ型：门静脉段及以上的癌栓；Ⅱ型：门静脉左/右支癌栓；Ⅲ型：门静脉主干癌栓；Ⅳ型：肠系膜上静脉癌栓）、ECOG 评分和 Child – Pugh 分级推荐治疗方式：①Ⅰ/Ⅱ型、Child – Pugh A 级和 ECOG 0~1 分推荐外科手术治疗（证据等级Ⅱb，A 级推荐）；②不可手术切除Ⅰ/Ⅱ型、Child – Pugh A 级推荐 TACE（证据等级Ⅱb，B 级推荐）；③不能手术的Ⅰ/Ⅱ/Ⅲ型、Child – Pugh A 级和Ⅰ/Ⅱ型推荐三维适形放疗或调强放疗外照射放疗（证据等级Ⅱb，B 级推荐），SBRT（证据等级Ⅱb，A 级）；④Child – Pugh C 级，伴腹水或胃十二指肠出血，以全身治疗为主（证据等级Ⅰb，A 级推荐）。Nakazawa 等[57]报道，放疗比索拉非尼更适合作为 HCC 合并门静脉主干及其大分支癌栓的一线治疗。放疗联合其他治疗可改善患者预后。Koo 等[29]报道，放疗联合 TACE 与单独行 TACE 治疗 HCC 合并 PVTT 的有效率分别为 43%和 14%，而且联合治疗 OS 更长（平均 11.7 个月 vs 4.7 个月）。Zhang 等[58]报道放疗联合 TACE 治疗 HCC 的 1 年 OS 明显高于单独 TACE 治疗（33% vs 7%）。Yoon 等[34]报道采用 TACE 联合放疗治疗晚期 HCC 可稳定门脉癌栓。Kim 等[59]采用大分割螺旋断层放射治疗 HCC 合并门脉癌栓，发现有效组的 mOS 较无效组 mOS 更长（13.9 个月 vs 6.9 个月）。Tang 等[31]比较了三维适形放疗联合 TACE 与手术治疗 HCC 合并门静脉癌栓生存期，结果显示：放疗联合 TACE 治疗组的 mOS 长于手术治疗组（12.3 个月 vs 10 个月），放疗联合 TACE 组 1、2、3 年的 OS 分别为 51.6%、28.4%和 19.9%，手术组分别为 40.1%、17.0%和 13.6%。Ⅱ期临床研究表明[60]，TACE 联合放疗和热疗治疗门脉癌栓，总体 ORR 和放疗野内 ORR 分别为 43.5%和 69.6%。Meta 分析表明[30]，TACE 联合放疗可显著提高 HCC 合并 PVTT 患者的 ORR 和 OS，但发生 3 级及以上白细胞减少等不良反应和血小板减少亦高于单独行 TACE 治疗。因此，HCC 合并癌栓可采用姑息性放疗联合其他治疗，但需注意骨髓抑制的发生和处理。

3. TACE 后巩固治疗　Shim 等[21]报道局部晚期 HCC 栓塞不完全行放疗可巩固疗效，73 例 HCC 患者行 TACE 后发现病灶不完全栓塞，其中 35 例反复行 TACE 治疗，37 例采用局部放疗，TACE 联合放疗组患者的 2 年 OS 明显高于反复单独行 TACE 组（36.8% vs. 14.3%）。Oh 等[16]报道了不可行手术切除的 HCC 患者不完全 TACE 后三维适形放疗的疗效，结果 1、2 年的 OS 分别为 72.0%、46.5%。Paik 等[61]报道，不完全 TACE 患者采用 SBRT 治疗的 2、5 年 OS 分别为 73%和 53%，疗效与完全 TACE 或根治性治疗相似。综上所述，肝癌 TACE 治疗后，可行放疗巩固疗效（图 10 – 1）。

4. 与索拉非尼联合　2013 年有学者提出采用放疗联合索拉非尼治疗 HCC[62,63]。细胞实

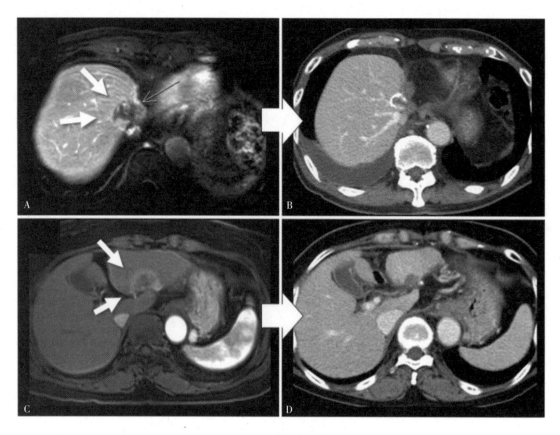

图 10 - 1　TACE 后 SBRT 治疗

验表明[62]，索拉非尼以时间依赖方式提高人 HCC 细胞株的放射敏感性。索拉非尼具有诱导 DNA 损伤和抑制 DNA 修复功能，降低放射激活的 NF - κB，进而促进放射诱导的凋亡。Cha 等[63]报道了 18 例晚期 HCC 患者行放疗联合索拉非尼治疗，13 例患者为原发肿瘤放疗，5 例为可测量转移病灶放疗，3 级及以上不良反应为手足综合征（17%）、血小板减少（17%）、十二指肠出血（6%）和 AST 升高（6%），患者 mOS 为 7.8 个月（95% CI：3.0 ~ 12.6），1 年 OS 为 37%，并发症发生率相对较高，生存期并未显著延长，但该研究样本量少、缺乏对比且患者分期较晚。放疗联合索拉非尼治疗局部晚期 HCC 具有潜在可行性。

5. 肝外转移的姑息性放射治疗　与肝内病灶比较，HCC 肝外转移病灶对患者预后的影响更大。HCC 最常见的转移部位为肺，其次为骨、淋巴结和肾上腺。Uchino 等[64]报道的 342 例 HCC 患者有 23 例（7.6%）死于肝外转移；其中，17 例由于肺转移而死于呼吸衰竭；5 例因脑转移而死于脑出血；1 例由于骨转移骨折而死于出血。骨转移直接导致患者死亡少见，但骨转移会导致病理性骨折，进而引起患者一般状况变差。因此，对肝外转移灶的治疗十分重要。Habermehl 等[65]报道了原发性肝癌骨转移姑息性放疗有效率为 77%。Jiang 等[66]对伴有胸闷、血痰和咳嗽症状的 HCC 肺转移患者进行姑息性放疗，有效率达 92.3%。姑息性放疗可减轻疼痛，降低病理性骨折的风险和减轻呼吸系统症状。淋巴结为 HCC 肝外转移较常见的部位之一，提示预后差。Wee 等[67]报道 HCC 淋巴结转移有症状与无症状的 mOS 分别为 3.8 个月和 10.7 个月，淋巴结转移放疗的有效率为 56.7%，放疗有效的患者生存期延长。Yuan 等[68]报道了 HCC 肾上腺转移放疗的疗效，结果显示 1、2、5 年 OS 分别为 59.9%、35.0% 和 12.9%，mOS 为 15 个月，螺旋断层放疗与二维和三维放疗毒性反应相似，但螺旋断层放疗 OS 高于二维和三维放疗。可见，肝外转移姑息性放疗可降低并发症风险并改善患者预后。

6. 粒子束治疗 粒子束治疗是指利用加速的重离子或回旋或同步加速器产生的高能质子在其停止前到达病变部位并释放巨大能量（Bragg 峰），达到杀灭肿瘤细胞目的的治疗方式[40]。Kato 等[69]报道 Ⅰ、Ⅱ期 HCC 合并肝硬化患者采用碳离子治疗的疗效，24 例患者接受 49.5~79.5 GyE/15 f，每周 5 次，所有患者均未出现严重的不良反应，总有效率为 71%，1、3、5 年的 LC 和 OS 分别为 92% 和 92%，81% 和 50%，81% 和 25%。Kimura 等[70]采用质子束治疗大 HCC，22 例患者接受 60.8~85.8GyE/22 f 质子束照射，2 年的 LC 和 OS 分别为 87% 和 52.4%。碳离子束细胞毒性比质子束强，但质子束治疗可任意方向照射，适用于不适合其他治疗方式的情况。当能够精确调节与胃肠道和肝门部邻近的病灶的放射剂量和照射范围时，质子束治疗的疗效优于重离子治疗[40]。粒子束治疗克服了常规放疗缺点，是有效的放射治疗方式，医用粒子束需要由大型医疗设备产生，而设备的数量制约着其临床应用。未来随着医疗设备的发展和普及，粒子束治疗应用将会增加，临床应用前景会更加广阔。

7. 肝移植前的"桥接"治疗 肝移植是 HCC 的另一种根治性治疗方式。但由于肝源数量远少于等待肝移植患者数，仅有少数肝癌患者能接受肝移植治疗。美国肝病研究学会指南[55]推荐等待肝移植时间超过 6 个月的患者应行移植前局部的过渡治疗，以避免因肿瘤进展而失去肝移植机会。HCC 患者肝移植前局部治疗的主要目的为：①预防肿瘤进展；②增加肝移植率；③降低术后复发率[71]。TACE 和消融技术如 RFA、微波消融和经皮无水乙醇注射为肝移植前最常用的"桥接"治疗，但上述治疗方式有创，对相对较大的病变控制欠佳，且影响肝功能。O'Connor 等[71]报道 10 例 HCC 患者等待肝移植时行 SBRT 治疗，5 年 OS 和 PFS 均为 100%。Sapisochin 等[72]报道了 SBRT、TACE 和 RAF 作为肝癌肝移植前的过渡治疗，发现 SBRT 组、TACE 组和 RAF 组肝移植后 1、3、5 年的并发症和生存率差异均无统计学意义。SBRT 可替代传统的肝癌肝移植前的"桥接"治疗。

五、小结

由于高度适形技术的进步，大分割放疗或常规分割外照射放疗联合其他治疗适用于治疗肝功能评价为低风险的各期别的 HCC。本研究组正在进行基于钆塞酸二钠增强 MR 显像肝功能预留模式下原发性 HCC 自主呼吸控制的精确放疗的临床研究，对于肝功能受损者以及合并肝外其他疾患的患者，需要谨慎应用。随着更多随机临床试验的结果公布，放疗与全身治疗方法的紧密配合，将有可能使得更多的肝癌患者获益。

参考文献

［1］　Bray F, Ferlay J, Soerjomataram I, et al. Global cancer statistics 2018：GLOBOCAN estimates of incidence and mortality worldwide for 36 cancers in 185 countries［J］. CA Cancer J Clin, 2018, 68（6）：394 – 424.

［2］　Chen W, Zheng R, Baade PD, et al. Cancer statistics in China, 2015［J］. CA Cancer J Clin, 2016, 66（2）：115 – 132.

［3］　Center MM, Jemal A. International trends in liver cancer incidence rates［J］. Cancer Epidemiol Biomarkers Prev, 2011, 20（11）：2362 – 2368.

［4］　Takeda A, Sanuki N, Tsurugai Y, et al. Phase 2 study of stereotactic body radiotherapy and optional transarterial chemoembolization for solitary hepatocellular carcinoma not amenable to resection and radiofrequency ablation［J］. Cancer, 2016, 122（13）：2041 – 2049.

［5］　Kudo M, Matsui O, Izumi N, et al. JSH consensus – based clinical practice guidelines for the management of hepatocellular carcinoma：2014 update by the liver cancer study group of Japan［J］. Liver Cancer, 2014, 3（3/4）：458 – 468.

［6］　Song P, Tobe RG, Inagaki Y, et al. The management of hepatocellular carcinoma around the world：a comparison of guidelines from 2001 to 2011［J］. Liver Int, 2012, 32（7）：1053 – 1063.

［7］　Emami B, Lyman J, Brown A, et al. Tolerance of normal tissue to therapeutic irradiation［J］. Int J Radiat Oncol Biol Phys, 1991, 21（1）：109 – 122.

［8］　Wang WH, Wang Z, Wu JX, et al. Survival benefit with IMRT following narrow – margin hepatectomy in patients with hepatocellular carcinoma close to major vessels［J］. Liver Int, 2015, 35（12）：2603 – 2610.

［9］　Seo YS, Kim MS, Yoo SY, et al. Preliminary result of stereotactic body radiotherapy as a local salvage treatment for inoperable hepatocellular carcinoma［J］. J Surg Oncol, 2010, 102（3）：209 – 214.

［10］　Kang JK, Kim MS, Cho CK, et al. Stereotactic body radiation therapy for inoperable hepatocellular carcinoma as a local salvage treatment after incomplete transarterial chemoembolization［J］. Cancer, 2012, 118（21）：5424 – 5431.

［11］　Bujold A, Massey CA, Kim JJ, et al. Sequential phase I and II trials of stereotactic body radiotherapy for locally advanced hepatocellular carcinoma［J］. J Clin Oncol, 2013, 31（13）：1631 – 1639.

［12］　Wahl DR, Stenmark MH, Tao Y, et al. Outcomes after stereotactic body radiotherapy or radiofrequency ablation for hepatocellular carcinoma［J］. J Clin Oncol, 2016, 34（5）：452 – 459.

［13］　Sanuki N, Takeda A, Oku Y, et al. Stereotactic body radiotherapy for small hepatocellular carcinoma：a retrospective outcome analysis in 185 patients［J］. Acta Oncol, 2014, 53（3）：399 – 404.

［14］　Jang WI, Kim MS, Bae SH, et al. High – dose stereotactic body radiotherapy correlates increased local control and overall survival in patients with inoperable hepatocellular carcinoma［J］. Radiat Oncol, 2013, 8：250.

［15］　Andolino DL, Johnson CS, Maluccio M, et al. Stereotactic body radiotherapy for primary hepatocellular carcinoma［J］. Int J Radiat Oncol Biol Phys, 2011, 81（4）：e447 – 53.

［16］　Oh D, Lim DH, Park HC, et al. Early three – dimensional conformal radiotherapy for patients with unresectable hepatocellular carcinoma after incomplete transcatheter arterial chemoembolization：a prospective evaluation of efficacy and toxicity [J]. Am J Clin Oncol, 2010, 33 (4): 370 - 375.

[17] Choi C, Koom WS, Kim TH, et al. A prospective phase 2 multicenter study for the efficacy of radiation therapy following incomplete transarterial chemoembolization in unresectable hepatocellular carcinoma [J]. Int J Radiat Oncol Biol Phys, 2014, 90 (5): 1051 - 1060.

[18] Zhang T, Zhao YT, Wang Z, et al. Efficacy and safety of intensity - modulated radiotherapy following transarterial chemoembolization in patients with unresectable hepatocellular carcinoma [J]. Medicine (Baltimore), 2016, 95 (21): e3789.

[19] Zhao J, Li D, Shi Y, et al. Transarterial infusion chemotherapy with and without embolisation in hepatocellular carcinoma patients: a systematic review and meta - analysis [J]. Ann Acad Med Singapore, 2017, 46 (5): 174 - 184.

[20] Zeng ZC, Tang ZY, Fan J, et al. A comparison of chemoembolization combination with and without radiotherapy for unresectable hepatocellular carcinoma [J]. Cancer J, 2004, 10 (5): 307 - 316.

[21] Shim SJ, Seong J, Han KH, et al. Local radiotherapy as a complement to incomplete transcatheter arterial chemoembolization in locally advanced hepatocellular carcinoma [J]. Liver Int, 2005, 25 (6): 1189 - 1196.

[22] Chen WJ, Yuan SF, Zhu LJ, et al. Three - dimensional conformal radiotherapy in combination with transcatheter arterial chemoembolization in the treatment of hepatocellular carcinoma [J]. J BUON, 2014, 19 (3): 692 - 697.

[23] Zhang ZM, Lai EC, Zhang C, et al. The strategies for treating primary hepatocellular carcinoma with portal vein tumor thrombus [J]. Int J Surg, 2015, 20: 8 - 16.

[24] 程树群, 吴孟超, 陈汉, 等. 肝癌门静脉癌栓分型的影像学意义 [J]. 中华普通外科杂志, 2004, (4): 200 - 201.

[25] Li SH, Wei W, Guo RP, et al. Long - term outcomes after curative resection for patients with macroscopically solitary hepatocellular carcinoma without macrovascular invasion and an analysis of prognostic factors [J]. Med Oncol, 2013, 30 (4): 696.

[26] Minagawa M, Makuuchi M. Treatment of hepatocellular carcinoma accompanied by portal vein tumor thrombus [J]. World J Gastroenterol, 2006, 12 (47): 7561 - 7567.

[27] Schöniger - Hekele M, Müller C, Kutilek M, et al. Hepatocellular carcinoma in Central Europe: prognostic features and survival [J]. Gut, 2001, 48 (1): 103 - 109.

[28] Han KH, Seong J, Kim JK, et al. Pilot clinical trial of localized concurrent chemoradiation therapy for locally advanced hepatocellular carcinoma with portal vein thrombosis [J]. Cancer, 2008, 113 (5): 995 - 1003.

[29] Koo JE, Kim JH, Lim YS, et al. Combination of transarterial chemoembolization and three - dimensional conformal radiotherapy for hepatocellular carcinoma with inferior vena cava tumor thrombus [J]. Int J Radiat Oncol Biol Phys, 2010, 78 (1): 180 - 187.

[30] Zhao Q, Zhu K, Yue J, et al. Comparison of intra - arterial chemoembolization with and without radiotherapy for advanced hepatocellular carcinoma with portal vein tumor thrombosis: a meta - analysis [J]. Ther Clin Risk Manag, 2017, 13: 21 - 31.

[31] Tang QH, Li AJ, Yang GM, et al. Surgical resection versus conformal radiotherapy combined with TACE for resectable hepatocellular carcinoma with portal vein tumor thrombus: a comparative study [J]. World J

Surg, 2013, 37 (6): 1362 - 1370.

[32] Zhu K, Chen J, Lai L, et al. Hepatocellular carcinoma with portal vein tumor thrombus: treatment with transarterial chemoembolization combined with sorafenib: a retrospective controlled study [J]. Radiology, 2014, 272 (1): 284 - 293.

[33] Kim GA, Shim JH, Yoon SM, et al. Comparison of chemoembolization with and without radiation therapy and sorafenib for advanced hepatocellular carcinoma with portal vein tumor thrombosis: a propensity score a-nalysis [J]. J Vasc Interv Radiol, 2015, 26 (3): 320 - 329. e6.

[34] Yoon SM, Lim YS, Won HJ, et al. Radiotherapy plus transarterial chemoembolization for hepatocellular carcinoma invading the portal vein: long - term patient outcomes [J]. Int J Radiat Oncol Biol Phys, 2012, 82 (5): 2004 - 2011.

[35] Chung SR, Kim JH, Yoon HK, et al. Combined cisplatin - based chemoembolization and radiation therapy for hepatocellular carcinoma invading the main portal vein [J]. J Vasc Interv Radiol, 2015, 26 (8): 1130 - 1138.

[36] Fujino H, Kimura T, Aikata H, et al. Role of 3 - D conformal radiotherapy for major portal vein tumor thrombosis combined with hepatic arterial infusion chemotherapy for advanced hepatocellular carcinoma [J]. Hepatol Res, 2015, 45 (6): 607 - 617.

[37] Poon RT, Fan ST, Lo CM, et al. Long - term survival and pattern of recurrence after resection of small hepatocellular carcinoma in patients with preserved liver function: implications for a strategy of salvage transplantation [J]. Ann Surg, 2002, 235 (3): 373 - 382.

[38] Truty MJ, Vauthey JN. Surgical resection of high - risk hepatocellular carcinoma: patient selection, preop-erative considerations, and operative technique [J]. Ann Surg Oncol, 2010, 17 (5): 1219 - 1225.

[39] Seo YS, Kim MS, Yoo HJ, et al. Radiofrequency ablation versus stereotactic body radiotherapy for small hepatocellular carcinoma: a Markov model - based analysis [J]. Cancer Med, 2016, 5 (11): 3094 - 3101.

[40] Kondo Y, Kimura O, Shimosegawa T. Radiation therapy has been shown to be adaptable for various stages of hepatocellular carcinoma [J]. World J Gastroenterol, 2015, 21 (1): 94 - 101.

[41] Huertas A, Baumann AS, Saunier - Kubs F, et al. Stereotactic body radiation therapy as an ablative treat-ment for inoperable hepatocellular carcinoma [J]. Radiother Oncol, 2015, 115 (2): 211 - 216.

[42] Yoon SM, Lim YS, Park MJ, et al. Stereotactic body radiation therapy as an alternative treatment for small hepatocellular carcinoma [J]. PLoS One, 2013, 8 (11): e79854.

[43] Su TS, Liang P, Lu HZ, et al. Stereotactic body radiation therapy for small primary or recurrent hepatocel-lular carcinoma in 132 Chinese patients [J]. J Surg Oncol, 2016, 113 (2): 181 - 187.

[44] Su TS, Liang P, Liang J, et al. Long - term survival analysis of stereotactic ablative radiotherapy versus liv-er resection for small hepatocellular carcinoma [J]. Int J Radiat Oncol Biol Phys, 2017, 98 (3): 639 - 646.

[45] Louis C, Dewas S, Mirabel X, et al. Stereotactic radiotherapy of hepatocellular carcinoma: preliminary re-sults [J]. Technol Cancer Res Treat, 2010, 9 (5): 479 - 487.

[46] Bujold A, Dawson LA. Stereotactic radiation therapy and selective internal radiation therapy for hepatocellu-lar carcinoma [J]. Cancer Radiother, 2011, 15 (1): 54 - 63.

[47] Méndez RA, Wunderink W, Hussain SM, et al. Stereotactic body radiation therapy for primary and meta-

static liver tumors: A single institution phase i – ii study [J]. Acta Oncol, 2006, 45 (7): 831 – 837.

[48] Takeda A, Takahashi M, Kunieda E, et al. Hypofractionated stereotactic radiotherapy with and without transarterial chemoembolization for small hepatocellular carcinoma not eligible for other ablation therapies: Preliminary results for efficacy and toxicity [J]. Hepatol Res, 2008, 38 (1): 60 – 69.

[49] Choi BO, Jang HS, Kang KM, et al. Fractionated stereotactic radiotherapy in patients with primary hepato-cellular carcinoma [J]. Jpn J Clin Oncol, 2006, 36 (3): 154 – 158.

[50] Kwon JH, Bae SH, Kim JY, et al. Long – term effect of stereotactic body radiation therapy for primary hep-atocellular carcinoma ineligible for local ablation therapy or surgical resection. Stereotactic radiotherapy for liver cancer [J]. BMC Cancer, 2010. 10: 475.

[51] Guarneri A, Franco P, Trino E, et al. Stereotactic ablative radiotherapy in the treatment of hepatocellular carcinoma > 3cm [J]. Med Oncol, 2016, 33 (10): 104.

[52] Gkika E, Schultheiss M, Bettinger D, et al. Excellent local control and tolerance profile after stereotactic body radiotherapy of advanced hepatocellular carcinoma [J]. Radiat Oncol, 2017, 12 (1): 116.

[53] Que JY, Lin LC, Lin KL, et al. The efficacy of stereotactic body radiation therapy on huge hepatocellular carcinoma unsuitable for other local modalities [J]. Radiat Oncol, 2014, 9: 120.

[54] Chen MY, Wang YC, Wu TH, et al. Efficacy of external beam radiation – based treatment plus locoregional therapy for hepatocellular carcinoma associated with portal vein tumor thrombosis [J]. Biomed Res Int, 2016, 2016: 6017406.

[55] Bruix J, Sherman M. Management of hepatocellular carcinoma: an update [J]. Hepatology, 2011, 53 (3): 1020 – 1022.

[56] Cheng S, Chen M, Cai J. Chinese expert consensus on multidisciplinary diagnosis and treatment of hepato-cellular carcinoma with portal vein tumor thrombus: 2016 edition [J]. Oncotarget, 2017, 8 (5): 8867 – 8876.

[57] Nakazawa T, Hidaka H, Shibuya A, et al. Overall survival in response to sorafenib versus radiotherapy in unresectable hepatocellular carcinoma with major portal vein tumor thrombosis: propensity score analysis [J]. BMC Gastroenterol, 2014, 14: 84.

[58] Zhang XB, Wang JH, Yan ZP, et al. Hepatocellular carcinoma invading the main portal vein: treatment with transcatheter arterial chemoembolization and portal vein stenting [J]. Cardiovasc Intervent Radiol, 2009, 32 (1): 52 – 61.

[59] Kim JY, Yoo EJ, Jang JW, et al. Hypofractionated radiotheapy using helical tomotherapy for advanced hep-atocellular carcinoma with portal vein tumor thrombosis [J]. Radiat Oncol, 2013, 8: 15.

[60] Yu JI, Park HC, Jung SH, et al. Combination treatment with transarterial chemoembolization, radiothera-py, and hyperthermia (CERT) for hepatocellular carcinoma with portal vein tumor thrombosis: final results of a prospective phase II trial [J]. Oncotarget, 2017, 8 (32): 52651 – 52664.

[61] Paik EK, Kim MS, Jang WI, et al. Benefits of stereotactic ablative radiotherapy combined with incomplete transcatheter arterial chemoembolization in hepatocellular carcinoma [J]. Radiat Oncol, 2016, 11: 22.

[62] Yu W, Gu K, Yu Z, et al. Sorafenib potentiates irradiation effect in hepatocellular carcinoma in vitro and in vivo [J]. Cancer Lett, 2013, 329 (1): 109 – 117.

[63] Cha J, Seong J, Lee IJ, et al. Feasibility of sorafenib combined with local radiotherapy in advanced hepato-cellular carcinoma [J]. Yonsei Med J, 2013, 54 (5): 1178 – 1185.

［64］ Uchino K, Tateishi R, Shiina S, et al. Hepatocellular carcinoma with extrahepatic metastasis: clinical features and prognostic factors ［J］. Cancer, 2011, 117 (19): 4475 – 4483.

［65］ Habermehl D, Haase K, Rieken S, et al. Defining the role of palliative radiotherapy in bone metastasis from primary liver cancer: an analysis of survival and treatment efficacy ［J］. Tumori, 2011, 97 (5): 609 – 613.

［66］ Jiang W, Zeng ZC, Zhang JY, et al. Palliative radiation therapy for pulmonary metastases from hepatocellular carcinoma ［J］. Clin Exp Metastasis, 2012, 29 (3): 197 – 205.

［67］ Wee CW, Kim K, Chie EK, et al. Prognostic stratification and nomogram for survival prediction in hepatocellular carcinoma patients treated with radiotherapy for lymph node metastasis ［J］. Br J Radiol, 2016, 89 (1065): 2016383.

［68］ Yuan BY, Hu Y, Zhang L, et al. Radiotherapy for adrenal gland metastases from hepatocellular carcinoma ［J］. Clin Transl Oncol, 2017, 19 (9): 1154 – 1160.

［69］ Kato H, Tsujii H, Miyamoto T, et al. Results of the first prospective study of carbon ion radiotherapy for hepatocellular carcinoma with liver cirrhosis ［J］. Int J Radiat Oncol Biol Phys, 2004, 59 (5): 1468 – 1476.

［70］ Kimura K, Nakamura T, Ono T, et al. Clinical results of proton beam therapy for hepatocellular carcinoma over 5cm ［J］. Hepatol Res, 2017, 47 (13): 1368 – 1374.

［71］ O'Connor JK, Trotter J, Davis GL, et al. Long – term outcomes of stereotactic body radiation therapy in the treatment of hepatocellular cancer as a bridge to transplantation ［J］. Liver Transpl, 2012, 18 (8): 949 – 954.

［72］ Sapisochin G, Barry A, Doherty M, et al. Stereotactic body radiotherapy vs. TACE or RFA as a bridge to transplant in patients with hepatocellular carcinoma. An intention – to – treat analysis ［J］. J Hepatol, 2017, 67 (1): 92 – 99.

第十一章

肝癌的全身治疗及其进展

一、分子靶向治疗的现状和进展

分子靶向治疗是近年来迅速发展的新型肿瘤疗法之一。其原理为针对肿瘤生长过程中过表达的生物学靶点，阻断其下游细胞信号通路，进而抑制肿瘤细胞的生长或转移；其主要靶向的肿瘤靶点如血管内皮生长因子（vascular endothelial growth factor，VEGF）、血小板衍化生长因子（platelet - derived growth factor，PDGF）、成纤维细胞生长因子受体（fibroblast growth factor receptor，FGFR）、表皮生长因子受体（epidermal growth factor receptor，EGFR）等，可阻断肿瘤生长的关键信号通路，如 HGF/c - MET、PI3K/AKT/MTOR、MAPK RAS/RAF/MEK/ERK、Wnt - β - catenin 通路等。我国《原发性肝癌诊疗规范》指出，索拉非尼是目前针对晚期肝癌的一线治疗药物[1]。近年来，用于靶向治疗的第二代、第三代药物主要有瑞戈非尼、乐伐替尼等，均在国内外大型临床试验中取得了一定成效。

（一）索拉非尼

多靶点酪氨酸激酶抑制剂索拉非尼具有抗血管生成和抗增殖作用。2007 年 Llovet 等的临床Ⅲ期 SHARP 研究首次证明，索拉非尼可有效延长晚期肝癌患者的生存期（10.7 个月 vs 7.9 个月；HR = 0.69，95% CI 0.55~0.87；$P < 0.001$）[2]。在另一项亚洲人群的临床Ⅲ期试验当中也得出了同样结论，亚洲肝癌患者大多与 HBV 感染相关。晚期肝癌患者对索拉非尼表现出了良好的耐受性，其副作用（adverse effects）主要包括腹泻（8%~9%）、手足反应（8%~9%）、疲乏（3%）及高血压（2%）。有 10%~15% 的患者因无法耐受副作用而退出治疗[3]。Bruix 等[4]的包括两项临床Ⅲ期研究的 Meta 分析表明，索拉非尼在所有亚组中均表现出了生存获益，其中肿瘤局限于肝脏、HCV 阳性、低淋巴细胞/白细胞比例与预后较好相关[4]，索拉非尼引起手足反应的症状与预后较好相关。

从索拉非尼的药物机制来看，索拉非尼的治疗效果很可能是由于其可同时靶向肿瘤细胞与肿瘤微环境内其他细胞，进而抑制 40 余种激酶，包括抗血管生成的酪氨酸激酶 RTK（VEGF 及其受体）、血小板衍化生长因子受体 β（PDGFRβ）以及细胞增殖驱动子（RAF1，BRAF，KIT）。然而，鉴于其药理学机制的复杂性，尚未发现可有效预测索拉非尼的预后因子；另一方面，包含在 SHARP 研究中的一项伴生物标志物研究中发现，肿瘤中高表达 KIT 及血液中低表达 HGF 与较好预后存在一定相关性（图 11 - 1）[5]。索拉非尼在晚期肝癌治中的成功也引发了其在早期肝癌治疗中的探索。在一项临床Ⅱ期的 SPACE 研究及临床Ⅲ期针对中期肝癌患者的研究中，肝动脉化疗栓塞术（TACE）与索拉非尼联用，被证明是一种安全的治疗手段；但是与安慰剂组相比，联用索拉非尼并未延长患者的肿瘤进展时间[6,7]。同样，在一项临床Ⅲ期 SHARP 研究中，作为肝切除术或射频消融术后辅助治疗方法，与安慰剂组相比，索拉非尼也并未延长患者的无病生存期[8]。该研究通过术后切除肿瘤的大样本多基因分析，筛选出最有可能从索拉非尼辅助治疗中受益的患者，然而该项研究的结果仍然需要进一步验证[9]。

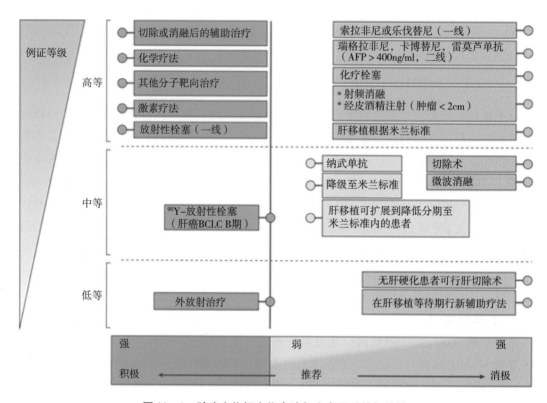

图 11 - 1　肿瘤生物标志物表达与患者预后的相关性

［摘自：Llovet JM, Montal R, Sia D, et al. Molecular therapies and precision medicine for hepatocellular carcinoma. Nature Reviews Clinical Oncology, 2008, 15：599 - 616.］

索拉非尼适用于肝功能较好（Child - Pugh A 级）及 BCLC 分期 C 期或 B 期局部治疗进展的患者；上市后研究表明，BCLC 分期 B 期肝癌患者使用索拉非尼的中位生存期为 15 ~ 20 个月[10,11]。与其类似，在纳入 3000 例以上患者的索拉非尼临床试验中，BCLC 分期 A 期的患者中位生存期为 13.6 个月，B 期患者的中位生存期为 5.2 个月[12,13]。一项 SHARP 研究的结果为后续临床Ⅲ期研究[14]中实验的方案设计提供了研究思路：对于肝功能良好（Child - Pugh A 级）的患者，应着眼于如何控制肝纤维化导致的肝衰竭，进而降低患者总体死亡率；对于晚期或中期肝癌 TACE 术后病情进展的患者，应对各分期的生存期进行分层量化，进而明确各期患者从索拉非尼治疗中所获得的生存收益。更为重要的是，总生存期应始终作为主要研究终点；替代性研究终点，例如肿瘤进展时间，可作为回顾性研究的研究终点。鉴于此，使用基于存活肿瘤概念的改良实体瘤疗效评估方法（mRECIST）较标准的 RECIST 方法在疗效评估上可进一步提升精确度[15]。在一项索拉非尼的临床Ⅲ期试验当中，使用 mRE-CIST 标准可达到 10%~15% 的客观缓解率，同比使用 RECIST 标准仅为 2%~6%[16]。

　　然而，在索拉非尼与其他治疗方法联用方面，尚未有确切的结果可以证明患者可从索拉非尼治疗中获益。在目前规模最大的联合治疗临床试验中，射频消融（RFA）与肝切除（Resection）联合索拉非尼治疗组与单纯射频消融或肝切相比，未观察到生存期或肿瘤进展时间方面的获益。在 TACE 联用索拉非尼与单纯 TACE 相比，也并未表现出生存期或肿瘤进展时间方面的获益[17]。2017 年 Meyer 等[18]的临床Ⅲ期试验亦证实了这一点。

　　虽然传统观念认为，一种有效疗法与另一种有效药物联用可起到更好的治疗作用，然而 RFA 与 TACE 联用结合索拉非尼的临床试验并未成功。Gerbes 等[19]认为，介入联合药物治疗存在两种模式，一种为在开始阶段即联用 TACE 及索拉非尼延缓肿瘤进展时间，直到患者无法耐受介入治疗为止；另一种为开始阶段单用 TACE，直至患者无法耐受介入治疗时启用索拉非尼（图 11 -2）。虽然目前暂无证据表明序贯疗法较直接联用可使患者获得更长的生存期，但序贯疗法中患者耐受副作用的程度及生活质量很可能优于直接联用，且取决于开始使用药物的时机。药物联用疗法也存在同样的问题，目前并无确切证据表明两种靶向药物联用可使患者获得更多生存获益，然而 Bruix 等的 RESORCE 试验[20]证明，索拉非尼与瑞戈非尼序贯使用可延长患者生存期。

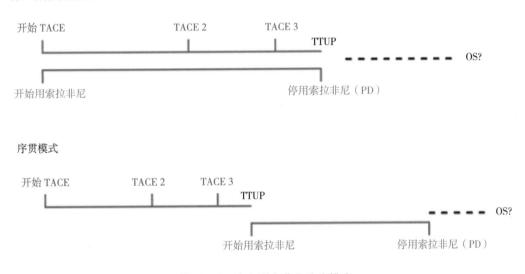

图 11 -2　介入联合药物治疗模式

［引自：Gut roundtable meeting paper：selected recent advances in hepatocellular carcinoma. Gut, 2018, 67 (3)：594 -594.］

　　部分新近开发的靶向药物临床Ⅲ期研究结果证明，索拉非尼作为一线治疗药物的地位仍然不可取代，其中参与临床实验的药物包括布利尼布（选择性 VEGFR 和 FGFR 多激酶抑制剂）、舒尼替尼（多靶点激酶抑制剂，可针对 VEGF、PDGFR 和 KIT）、利伐尼布（VEGFR

和 PDGFR 的多激酶抑制剂）以及依罗替尼（EGFR 抑制剂）。Ⅲ期临床试验失败的原因包括过度的抗肿瘤边际效应、显著的毒性反应、试验设计问题以及生物标志物丰度不足等[21]。

在近年的临床Ⅲ期 SARAH[22] 和 SIRveNIB[23] 比较索拉非尼与 ^{90}Y 树脂内放射微球粒子治疗晚期肝癌患者（至少 30% 伴有门脉癌栓）的有效性研究中，试验结果未到达主要的总体生存终点。在这两项研究中，^{90}Y 放射性微球组的中位生存期为 8.0 ~ 8.8 个月，索拉非尼组中位生存期 9.9 ~ 10.0 个月，表明放射栓塞疗法并未使患者总生存期有更多受益。两项研究的研究者均强调放射栓塞疗法可增加客观缓解率，并有更高的生存质量，因此可作为部分患者在索拉非尼的二线疗法。然而，治疗方案的选择应基于主要研究终点的数据，因此这两项研究中基于次要研究终点所得出的结论仍然有待商榷。除此以外，单次治疗疗法（如 ^{90}Y 放射栓塞治疗）患者的生存质量通常会好于多次治疗（如索拉非尼）。两项比较 ^{90}Y 放射栓塞治疗联用索拉非尼与单纯索拉非尼治疗的临床Ⅲ期研究（STOP - HCC 研究与 SORAMIC 研究）已经启动（NCT01556490 和 NCT01126645）。在 2018 年 4 月披露的 SORAMIC 研究初步结果中，联合治疗并未延长总生存期[24]。

（二）乐伐替尼

乐伐替尼是一种口服多激酶抑制剂，可抑制 VEGFRs、FGFR1 - FGFR4、RET、KIT 以及 PDGFR75。该药物的临床Ⅱ期及Ⅲ期试验已经证明其在中晚期肝癌中的效果[25,26]。在临床Ⅲ期研究当中，乐伐替尼与索拉非尼在总生存期的疗效相当（乐伐替尼 13.6 个月 *vs* 索拉非尼 12.3 个月，HR = 0.92，95% CI 0.79 ~ 1.06）。重要的是，按照 mRECIST 标准，乐伐替尼的客观缓解率为 24.1%；而按照独立成像学检查方法，乐伐替尼的客观缓解率达到了40.6%（按照 RECIST 标准为 18%）[25]。需要注意的是，肝脏占位大于 50%、胆管明显侵犯和/或门脉癌栓的患者未被纳入本项研究。在该研究的一项亚组分析中，血液 AFP 值 >200ng/ml 为基线的患者，乐伐替尼较索拉非尼有更佳的生存获益（HR = 0.78，95% CI 0.63~ 0.98）。乐伐替尼出现大于 3 级副作用的频率较索拉非尼高（57% *vs* 49%）。在所有级别的治疗相关副作用中，乐伐替尼最常出现的副作用为高血压（42%）、腹泻（39%）、纳差（34%）以及体重减轻（31%）；乐伐替尼组因治疗相关副作用而退出治疗的患者比例为9%，而索拉非尼组为 7%。相关的严重致命性副作用包括肝衰竭、脑出血及呼吸衰竭，出现的频率在乐伐替尼组中为 2%，在索拉非尼组为 1%。

基于以上结果，乐伐替尼被选作晚期肝癌患者索拉非尼的备选一线治疗方法（不包括大于 50% 肝癌侵犯与门脉癌栓患者），或中期 TACE 术后肿瘤进展患者的治疗；美国食品与药品监督管理局（Food and Drug Administration，FDA）与欧洲药监局（Europen Medicines Agency，EMA）正在审批当中。两种药物在维持患者生存质量方面并无显著性差异[25]。目前尚未有基于治疗费用与治疗效果关系的研究报道，也未见有关可有效预测两种药物疗效的生物标志物方面的研究呈现。

（三）二线靶向治疗

自 2007 年索拉非尼通过审批上市以来，以瑞戈非尼为代表的药物作为索拉非尼治疗失败后补充的二线用药被用于临床。以索拉非尼为核心的临床试验大多数提高了总生存期，却忽视了客观缓解率这一重要标准，未能准确区分出实际受试过程中已经不再从索拉非尼受益的患者。总体而言，将影像学表现与临床进展结合综合评估患者实际生存受益的方法存在一定挑战。

1. 卡博替尼　卡博替尼是一种小分子多激酶抑制剂。在目前进行的临床Ⅲ期研究中，卡博替尼表现出了独特的治疗特性：除抑制 VEGFR 之外，卡博替尼还可有效抑制肿瘤的两个关键靶点——MET 与 AXL，有研究表明 MET 及其配体 HGF 在索拉非尼耐药中具有重要作用。在一项中断的初始的临床Ⅱ期研究中，卡博替尼被用于未经治疗以及无法耐受索拉非尼或服药后进展的患者，结果显示，中位无进展生存期为 5.5 个月，41 例病人中的 2 例获得部分缓解[35]。CELESTIAL 研究是一项全球性随机对照的临床Ⅲ期试验，纳入了索拉非尼服药后进展的患者。与其他研究不同的是，这项研究也纳入了最多接受过两种治疗方法的晚期肝癌患者。基于中期试验数据的结果，总体人群中卡博替尼组可获得 10.2 个月的中位生存期，同比安慰剂组为 8.0 个月（HR = 0.76，95% CI 0.63 ~ 0.92，P = 0.0049），该试验随后终止。在约 72% 仅接受索拉非尼治疗的患者中，卡博替尼组可获得 11.3 个月的生存期，同比安慰剂组为 7.2 个月（HR = 0.70，95% CI 0.55 ~ 0.88）。卡博替尼组并未获得良好的客观缓解率（RECIST 标准下仅为 4%），但在肿瘤进展时间（TTP）与无病生存期（PFS）方面结果较好。毒副作用方面，卡博替尼组最常见的 3 ~ 4 级副作用为手足反应（约见于 17% 的患者）及高血压（约见于 16% 的患者）。卡博替尼组出现 6 例 5 级治疗相关性副作用，而安慰剂组仅出现 1 例。

2. 瑞戈非尼　瑞戈非尼与索拉非尼结构类似，然而其抑制作用截然不同。瑞戈非尼对 VEGFR 有更高的抑制性以及更加广谱的活性，例如血管生成素 1 受体（TIE2）、KIT 与 RET[27]。一项小型单臂临床Ⅱ期瑞戈非尼临床试验的成功为瑞戈非尼作为二线治疗用药治疗肿瘤提供了一定证据[28]，然而其药效与同类药物并无太大差异。不管如何，该项研究仍然推动了随后 10 年内晚期肝癌第一项大型临床Ⅲ期试验进行，并推动了 FDA 将瑞戈非尼作为二线用药的进程。RESORCE 研究[29]的结果证明了瑞戈非尼用于索拉非尼治疗失败的肿瘤进展患者的中位总生存期的优势：瑞戈非尼组 10.6 个月 vs 安慰剂组 7.8 个月（HR = 0.63，95% CI 0.50 ~ 0.79，P < 0.0001）。与其他研究[26,30,31]不同，该项研究纳入的患者除索拉非尼治疗肿瘤进展之外（RECIST 标准），也至少对索拉非尼具有一定耐受性（药物剂量 ≥ 400mg/d，终止治疗前至少在 28 天内的治疗周期中治疗 20 天）[29]。瑞戈非尼明显延长了次要治疗终点，包括疾病进展时间 TTP（HR = 0.44，95% CI 0.36 ~ 0.55，P < 0.0001）和肿瘤无进展生存期 PFS（HR = 0.46，95% CI 0.37 ~ 0.56；P < 0.0001）。瑞戈非尼组按照 mRECIST 标准与 RECIST 标准的客观缓解率均高于安慰剂组（10.6% vs 4.1%，6.6% vs 2.6%）。一项后续的研究表明，瑞戈非尼组中服用索拉非尼开始时间到死亡的中位时间为 26 个月，相比安慰剂组中中位时间 19 个月[32]。在药物副作用方面，耐受索拉非尼人群对瑞戈非尼亦表现出较好的耐受性，副作用的类型与索拉非尼亦无明显差异，主要包括手足反应、腹泻与高血压。

基于两种药物具有一定相似性，索拉非尼治疗失败后使用瑞戈非尼获得治疗受益的确切原因尚不明确。除抑制 VEGFR 及抗血管作用外，有推测瑞戈非尼可能具有抑制肿瘤细胞增长、增殖、转移及调控肿瘤微环境的作用。

二、免疫治疗的现状和进展

近年来，临床上针对免疫检查点的治疗进展不胜枚举，针对细胞毒性 T 细胞蛋白（cytotoxic T lymphocyte protein 4 CTLA－4）或 PD－1（programmed cell death protein 1）及其受体 PD－L1（programmed cell death protein－ligand 1）的治疗方案，革命性地推动了许多肿瘤的治疗效果（图 11－3）。总体而言，免疫疗法的原理是基于阻断肿瘤中介导免疫抑制的负反馈细胞通路，进而达到激活免疫细胞，抑制肿瘤进展的目的[37]。例如，CTLA－4 常规在 T 细胞中是一种主导性的负反馈通路分子，并在 T 细胞激活成为细胞毒性 T 细胞后高表达。伊匹单抗可特异性阻断 CTLA－4，继而阻断这种负反馈通路，最终在肿瘤患者中产生良好的抗肿瘤效果[38]。与之相似，PD－1 是 T 细胞效应阶段表达的特异性分子，亦具有负性调节作用。在肿瘤发生发展过程中，PD－1 受体可结合两种已知配体 PD－L1 和 PD－L2，在肿瘤微环境中抑制抗癌免疫效应[39]。针对 PD－1 的纳武单抗、派姆单抗与针对 PD－L1 的阿特珠单抗、度伐单抗已被批准用于多种肿瘤的治疗[40]。

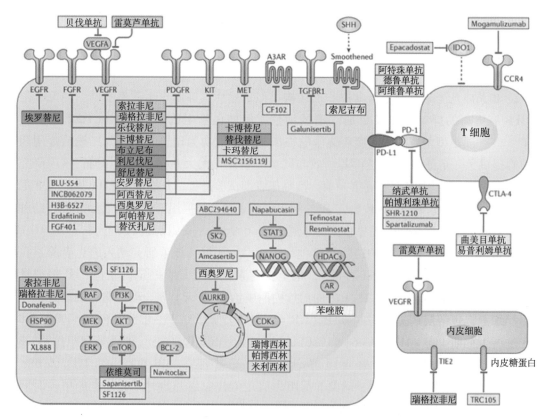

图 11－3 针对免疫检查点的肿瘤治疗方案

肝细胞癌主要发生发展在炎性环境当中，多个研究均表明免疫耐受在此过程中起到重要作用[41]，因此开发免疫检查点抑制剂可作为一种有效的治疗策略。2018 年一项将曲美木单抗用于晚期肝癌治疗的临床 Ⅱ 期队列（n＝20）研究结果显示，客观缓解率可达到 17.6%，中位肿瘤进展时间可达到 6.5 个月[42]。尽管试验结果证明了该疗法的有效性，然而试验过程中患者转氨酶持续而缓慢地升高，导致该疗法在安全性方面引起了业内的担忧。另一方面，该研究纳入的患者中 43% 肝功能 Child – Pugh 分级为 B 级，这可能是导致上述现象的原因之一。

在最近的一项 CheckMate 040 扩展研究中，纳武单抗的治疗效果被再次肯定，此研究也纳入了曾接受索拉非尼治疗的患者[11]。在该项临床 I ~ II 期研究中，共有 262 例患者接受了纳武单抗治疗，其中包括 48 例接受剂量递增的患者与另外 214 例剂量延伸的患者，总客观缓解率为 20%，3 例获得完全缓解，39 例获得部分缓解；另一方面，获得客观缓解的患者缓解时间可达到 9.9 个月。二线治疗总体生存期为 15.6 个月[43]。鉴于关于二线治疗用药试验一直未取得令人满意的结果，基于前期一项纳武单抗 CheckMate 040 试验成功提升了索拉非尼治疗失败患者的总生存期，FDA 加速批准了纳武单抗治疗晚期肝癌患者的试验申请。在该试验中，双盲独立中心研究结果证明依照 RECIST 标准客观缓解率为 14.3%，依照 mRECIST 标准客观缓解率为 18.2%，中位缓解期为 16.6 个月。二线用药 CheckMate 040 扩大研究表明，其药物毒性尚在安全范围，最常见的药物副作用表现为疲乏、骨骼肌疼痛、皮疹及腹泻。治疗相关急性 3 ~ 4 级药物副作用包括血液学指标的升高：AST、ALT、胆红素分别上升 18%、11% 与 7%。更重要的是，没有患者出现治疗相关性肝衰竭，且仅有 11% 的患者因治疗相关副作用退出治疗。值得注意的是，由于此类药物对各脏器均有可能产生一定影响，患者在接受治疗过程中应接受严密的观察及随访。一项用于比较纳武单抗与索拉非尼在一线用药的开放标签随机临床 III 期试验正在进行（CheckMate 459；NCT02576509），目前实验结果尚未公布。肝癌免疫治疗的重要临床试验进展见表 11 – 1。

派姆单抗与纳武单抗在肝细胞癌患者中的治疗效果并无明显差异。在一项包括 104 例患者的单臂临床试验当中[44]，派姆单抗作为索拉非尼治疗失败后的二线治疗，可达到 16.3% 的客观缓解率，包括 1 例完全缓解与 16 例部分缓解，中位生存期达 12.9 个月。毒性副作用主要包括疲乏、AST 升高、腹泻及瘙痒；7 例患者因无法耐受副作用而退出治疗[44]。一项派姆单抗 – 安慰剂对照的临床 III 期的长期随访研究目前正在进行中[45]。

度伐单抗是一种 PD – L1 单克隆抗体。2017 年进行了一项关于派姆单抗包含剂量扩展试验的 I ~ II 期临床试验[46]，结果表明，派姆单抗具有良好的药物安全性，在肿瘤疗效方面可达到 10% 的客观缓解率，因而可被用作二线治疗方案之一。

表 11 - 1　肝癌重要临床试验进展

	药物	靶点	适应证	试验阶段	试验终点	试验编号
靶向治疗	阿帕替尼（apatinib）	VEGFR2	晚期肝癌二线治疗	临床Ⅲ期（安慰剂对照）	OS	NCT02329860
	安罗替尼（anlotinib）	VEGFR；KIT，PDGFR	晚期肝癌二线治疗	临床Ⅱ期	PFS	NCT02809534
	替扎沃尼（tivozanib）	VEGFR	肝癌晚期一线治疗	临床Ⅰ~Ⅱ期	PFS	NCT01835223
免疫治疗	纳武单抗（nivolumab）	PD - 1	晚期肝癌一线治疗	临床Ⅲ期（索拉非尼对照）	OS	NCT02576509
			辅助治疗	临床Ⅲ期（安慰剂对照）	RFS	NCT03383458
	派姆单抗（pembrolizum-ab）	PD - 1	晚期肝癌二线治疗	临床Ⅲ期（安慰剂对照）	OS	NCT02702401
			新辅助治疗	临床Ⅱ期	RFS	NCT03337841
			晚期肝癌一线治疗	临床Ⅰ~Ⅱ期	ORR	NCT03211416
联合用药	纳武单抗±伊匹单抗（nivolumab±ipilimumab）	PD - 1 与 CT-LA - 4	新辅助治疗	临床Ⅱ期	AEs	NCT03222076
	纳武单抗±poteligeo（nivolumab±poteligeo）	PD - 1 与 CCR4	晚期肝癌二线治疗	临床Ⅱ期	MTD	NCT02705105

OS：总生存；RFS：无复发生存期；ORR：客观缓解率；AE：副作用；MTD：最大耐受剂量

　　在肝癌临床应用方面，免疫检查点抑制剂与分子靶向治疗面临着同样的问题，其中最为重要的是目前缺乏有效的生物标志物用于预测免疫/靶向治疗的疗效，因而难以精确地筛选出可从治疗中真正受益的患者。在其他类型的肿瘤当中，少数几种生物标志物已经被用来预测治疗效果，例如免疫组织化学检测 PD - L1 和/或 PD - 1 表达[47]，肿瘤突变负荷程度以及肿瘤 T 细胞浸润程度等。就目前而言，尚未有研究证明 PD - L1 表达或肝纤维化病因与纳武单抗或派伐单抗的临床疗效之间存在联系[48]。FDA 已经批准派姆单抗用于微卫星高度不稳定或失配修复缺陷的晚期癌症。这两种因素与肿瘤病理类型并无关系，因而肝癌也同样适用于这一规定（图 11 -4）。但肝癌发生以上两种突变的概率相对较低（约为3%）[49]。

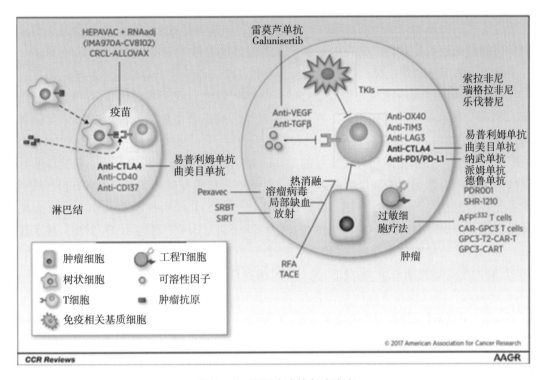

图 11 - 4　肝细胞癌的免疫治疗

［引自：arrairaegui M, Melero I, Sangro B. Immunotherapy of hepatocellular carcinoma：facts and hopes. Clin Cancer Res, 2017, 24（7）：1518 - 1524.］

三、全身系统性化疗的现状和进展

对全身化疗治疗系统性肝癌目前仍然存在一定争议。一般来说，原发性肝癌对化疗药物敏感性较差，由于肝癌患者大多伴有肝硬化，导致对化疗药物的代谢不佳，肝脏毒性更加明显。《原发性肝癌诊疗规范（2017 年版）》中指出，传统的细胞毒性药物在肝癌中的单药或传统联合用药有效率均不高，且毒副作用大，可重复性差。一个主要原因为化疗药物不但会激活乙肝病毒复制，还会损害患者的肝功能，加重肝炎肝硬化，导致化疗无法带来生存效益。肝癌化疗适应证主要为：①合并有肝外转移的晚期患者；②虽为局部病变，但不适合手术治疗和 TACE 者，如肝脏弥漫性病变或肝血管变异；③合并门静脉主干或下腔静脉瘤栓者；④多次 TACE 后肝血管阻塞和/或 TACE 治疗后复发的患者。化疗禁忌证为：①ECOG PS 评分 >2，Child - Pugh 评分 >7 分；②白细胞计数 <3.0×10^9/L 或中性粒细胞计数 <1.5×10^9/L，血小板计数 <60×10^9/L，血红蛋白 <90g/L；③肝、肾功能明显异常，氨基转移酶（AST 或 ALT） >5 倍正常值和/或胆红素显著升高 >2 倍正常值，血清白蛋白 <28g/L，肌酐（Cr） ≥正常值上限，肌酐清除率（CCr） <50ml/min；④具有感染、发热、出血倾向，中或大量腹腔积液和肝性脑病[1]。

1. 单药化疗　阿霉素是临床实践中最常见的抗癌药物。但静脉内注射阿霉素治疗肝癌的效果一般。有研究显示阿霉素治疗晚期肝癌过程中可出现败血症、心脏毒性等较为严重的不良反应。另一种药物吉西他滨的毒性比阿霉素轻，但其治疗效果相似。吉西他滨在治疗晚期原发性肝癌患者的Ⅱ期临床研究中显示，吉西他滨抗肿瘤效果不佳[50]。卡培他滨是一种很容易被患者接受的口服抗癌药物。目前，卡培他滨应用于晚期肝癌以及术后辅助治疗。由Patt 等发起的卡培他滨治疗原发性肝癌疗效的一项回顾性研究，其中包含 37 例肝癌患者、18 例胆管癌患者和 8 例胆囊癌患者。在晚期原发性肝癌患者中卡培他滨组的整体反应率为1%，主要毒副作用为手足综合征和血小板减少症。

2. 联合化疗　一由中国研究者发起的 FOLFOX4 方案（由奥沙利铂、氟尿嘧啶和亚叶酸钙组成）对比阿霉素治疗晚期肝癌的多中心、开放、随机Ⅲ期临床试验（EACH）[51]的结果显示：奥沙利铂组在无进展生存期、客观缓解率（ORR）和疾病控制率（DCR）方面均优于阿霉素组，FLOFOX4 组与阿霉素组的中位生存期分别为 6.4 个月与 4.97 个月。基于这一结果，国家食品药品监督管理局（CFDA）批准了 FOLFOX4 方案用于治疗不适合手术切除或局部治疗的局部晚期或转移性肝癌。美国国家综合癌症网络（National Comprehensive Cancer Network）亦已推荐含奥沙利铂化疗方案用于治疗进展期肝癌。一项联合顺铂、干扰素、阿霉素、5 – 氟尿嘧啶（PIAF 方案）的Ⅱ期临床研究结果显示，部分缓解率（PR）可达到20%[52]。此项研究中的毒副作用主要体现在胃肠道与血液系统的毒性反应。在另一项Yeo 等的研究中，PIAF 方案对比阿霉素单药治疗不可切除的原发性肝细胞癌患者的临床Ⅲ期试验结果显示，PIAF 组与阿霉素组的中位生存期分别为 8.67 个月与 6.83 个月（$P = 0.83$）[53]，研究未达到其主要终点。

此外，我国《原发性肝癌诊疗规范（2017 年版）》[1]还将三氧化二砷列为进展期肝癌的全身治疗方案之一。三氧化二砷对肿瘤细胞有诱导分化和促进凋亡的作用。研究发现，三氧化二砷治疗肝癌可诱导肝癌细胞凋亡、抗肝癌血管生成、抑制多药耐药基因，单药治疗中晚期肝癌的总缓解率为 10.7%~20%，且其对患者肝和肾功能影响小、骨髓抑制作用不明显，能为大多数患者很好地耐受。

四、全身治疗疗效评估的现状和进展

总生存期（OS）一直被作为评价索拉非尼疗效最有效的标准，然而肿瘤 CT 或 MRI 的形态学变化也可以从侧面反映出肿瘤对治疗的反应程度，因而可以作为衡量索拉非尼疗效的替代指标[3,55,56]。其中肿瘤大小是最常用的指标之一。最常用的标准有实体瘤疗效评估标准1.0（Response Evaluation Criteria in Solid Tumors，RECIST 1.0）与实体瘤疗效评估标准 1.1（RECIST 1.1）。

RECIST 1.0 标准是 2000 年欧洲癌症研究与治疗组织（European Organization for Research and Treatment of Cancer，EORTC）、美国国立癌症研究所（US National Cancer Institute）、加拿大国立癌症研究所（National Cancer Institute of Canada）共同发布的[57]，旨在弥补之前发布的 WHO 标准的一些不足。与 WHO 标准相比，RECIST 标准在如下几点做出了修改：（1）RECIST 标准使用了单维衡量标准；（2）对目的病灶的衡量更加精确；（3）强调了病灶数目的影响。这些改动使得肿瘤病灶的测量具有了更加清晰的量化标准。然而该标准仍有一些不足，如单个器官病灶最大计数为5，单个患者病灶最大计数为10，这一标准缺乏理论依据；另外，该标准中也并未纳入功能参数或分子参数，同时也并未纳入淋巴结受侵的情况。为了修正以上问题，2009年推出了RECIST 1.1标准。其主要区别在于：（1）RECIST 1.1标准中单个患者最大肿瘤计数标准由10降至5，单个器官最大肿瘤计数由5降至2；（2）将病理证实的淋巴侵犯计入总病灶当中；（3）将PD的定义精确为单个肿瘤直径大小增加5mm；（4）将[18]FDG - PET显示的新病灶数目作为衡量肿瘤进展的重要标准之一[58]。这一改动使得部分淋巴侵犯患者的疾病分期和部分癌灶导致疾病进展的分期更加精确[59]。目前RECIST标准仍然是FDA认证并在临床广泛应用的标准之一。

　　CT与MRI在判断同一病灶是否进展上可能存在差异，因而在影像学判断病情进展方面需酌情考虑（图11-5）。

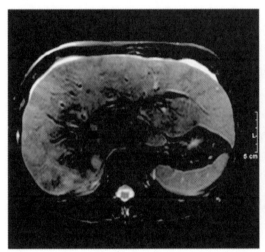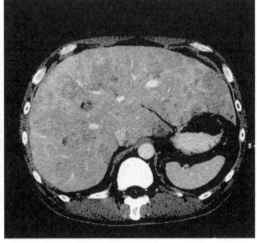

图11-5　CT与MRI在判断同一病灶进展情况的差异对比

〔引自：Eisenhauer E, Therasse P, Bogaerts J, et al. 32 INVITED New response evaluation criteria in solid tumors: revised RECIST guideline version 1.1. European Journal of Cancer Supplements, 2008, 6 (12): 13.〕

五、中医药辅助治疗肝癌的现状和进展

　　中医药能够改善症状，提高机体抵抗力，从而减轻放化疗的不良反应，提高生活质量。中医药在肝癌治疗方面也有独特之处。一方面，由于肝癌的发生机制复杂，一般的细胞毒性药物治疗效果较差。中医药基于"以毒攻毒"思路，以蟾蜍、斑蝥等动物药的抗癌成分为主的中成药在临床得到了十分广泛的应用，如华蟾素、金龙胶囊、复方斑蝥胶囊等[59]。另一方面，化疗及靶向治疗等方法通常对患者本身的肝功能会造成一定损害，产生严重的毒副反应，许多患者因无法耐受而不得不中途退出治疗。中医的辨证施治疗法可不同程度地减轻毒副反应，提高临床疗效；对不能耐受毒副作用的患者，服用中药对一些并发症也有一定的疗效，在改善患者生存质量，延长生存期方面具有独到之处。徐森华等[60]用加味柴芍六君子汤联合TACE治疗中晚期原发性肝癌，发现加味柴芍六君子汤具有一定的减毒作用，可明

显缓解患者术后并发症，如腹痛、发热、恶心呕吐等症状，亦可保护患者术后肝功能及心功能，提高生存质量。余建国[61]将 60 例原发性肝癌患者随机分为观察组、对照组，每组各 30 例，对照组单用 TACE 治疗，观察组在 TACE 基础上给予华蟾素注射液治疗。结果显示，华蟾素联合 TACE 治疗肝癌，在瘤体缓解率、生存期、生活质量方面均优于单纯使用 TACE。中医药治疗肝癌时"扶正"的思想往往是通过改善机体免疫功能实现的。李蕊发现，清肝化瘀颗粒可以通过降低 CD4 + CD25 + Tregs 细胞水平，减少 IL - 10 分泌来调节免疫功能，发挥抗癌作用。张怡等[62]运用补肾健脾方治疗脾虚兼肝肾阴虚型原发性肝癌，发现患者 CD3 + 、CD4 + 、CD4 +/CD8 + 水平均有提高。另有研究[63]表明，党参多糖、薏苡仁提取物、参芪扶正注射液也能提高原发性肝癌患者免疫功能。总之，中西医结合对肝癌治疗具有独特的优势。紧密把握中医基本理论，结合临床实践，才能使中医药的特色得到更好的发挥，从而推动肝癌整体诊疗水平的提升。

六、小结

肝癌防治的形势越来越严峻，全球年发病率极有可能突破 100 万人。因此，肝癌的一级、二级预防与早期筛查机制，在降低患病率与死亡率上显得尤为重要。但目前仅有不到 10% 的肝癌患者可获得痊愈，大多数患者须面临肝癌病情进展的挑战。近年来靶向治疗与免疫治疗的快速发展，为晚期肝癌患者带来了新的曙光与机遇，多激酶抑制剂将中位生存期延长至 1 年左右，多个免疫检查点抑制剂的大型临床Ⅲ期实验结果也较为乐观，分子靶向治疗与免疫治疗的联合应用也成为最新的研究热点。这些治疗手段能否成功将晚期肝癌中位生存期延长至 2 年，将是研究人员面对的下一个挑战。

参考文献

［1］　原发性肝癌诊疗规范（2017 年版）［J］. 消化肿瘤杂志（电子版），2017，9（4）：213 - 228.

［2］　Craxi A, Porta C, Sangiovanni A, et al. Sorafenib for the treatment of alcohol - related hepatocellular carcinoma（HCC）: sub - analysis of the phase III sharp stial［J］. Hepatology, 2008, 48S（4）: 971A.

［3］　Cheng A, Kang Y, Chen Z, et al. Efficacy and safety of sorafenib in patients in the Asia - Pacific region with advanced hepatocellular carcinoma: a phase III randomised, double - blind, placebo - controlled trial［J］. Lancet Oncol, 2009, 10（1）: 25 - 34.

［4］　Bruix J, Cheng A, Meinhardt G, et al. Prognostic factors and predictors of sorafenib benefit in patients with hepatocellular carcinoma: analysis of two phase III studies［J］. J Hepatol, 2017, 67（5）: 999 - 1008.

［5］　Llovet JM, Pena CEA, Lathia CD, et al. Plasma biomarkers as predictors of outcome in patients with advanced hepatocellular carcinoma［J］. Clin Cancer Res, 2012, 18（8）: 2290 - 2300.

［6］　Lencioni R, Llovet JM, Han G, et al. Sorafenib or placebo plus TACE with doxorubicin - eluting beads for intermediate stage HCC: The SPACE trial［J］. J Hepatol, 2016, 64（5）: 1090 - 1098.

［7］　Llovet JM, Sala M, Fuster J, et al. Predictors of drop - out and survival of patients with hepatocellular carcinoma candidates for liver trasnplantation［J］. Hepatology, 2003, 38（4）: 763A.

［8］　Kudo M, Han G, Finn RS, et al. Brivanib as adjuvant therapy to transarterial chemoembolization in pa-

tients with hepatocellular carcinoma: a randomized phase Ⅲ trial [J]. Hepatology, 2014, 60 (5):
1697 – 1707.

[9]　Pinyol R, Montal R, Takayama T, et al. Molecular predictors of recurrence prevention with sorafenib as ad-
juvant therapy in hepatocellular carcinoma: Biomarker study of the STORM phase III trial [J]. J Hepatol,
2017, 66 (1): S12 – S13

[10]　Ganten TM, Stauber RE, Schott E, et al. Sorafenib in patients with hepatocellular carcinoma – results of
the observational INSIGHT study [J]. Clin Cancer Res, 2017, 23 (19): 5720 – 5728.

[11]　Iavarone M, Cabibbo G, Piscaglia F, et al. Field – practice study of sorafenib therapy for hepatocellular
carcinoma: a prospective multicenter study in italy [J]. Hepatology, 2011, 54 (6): 2055 – 2063.

[12]　Marrero JA, Kudo M, Venook AP, et al. Observational registry of sorafenib use in clinical practice across
Child – Pugh subgroups: The GIDEON study [J]. J Hepatol, 2016, 65 (6): 1140 – 1147.

[13]　Kudo M, Lencioni R, Marrero JA, et al. Regional differences in sorafenib – treated patients with hepatocel-
lular carcinoma: GIDEON observational study [J]. Liver Int, 2016, 36 (8): 1196 – 1205.

[14]　Llovet JM, Di Bisceglie AM, Bruix J et al. Design and endpoints of clinical trials in hepatocellular carcino-
ma [J]. Natl Cancer Inst, 2008, 100 (10): 698 – 711.

[15]　Lencioni R, Montal R, Torre F, et al. Objective response by mRECIST as a predictor and potential surro-
gate end – point of overall survival in advanced HCC [J]. J Hepatol, 2017, 66 (6): 1166 – 1172.

[16]　Montal R, Lencioni R, Llovet JM. Reply to: "mRECIST for systemic therapies: More evidence is required
before recommendations could be made" [J]. J Hepatol, 2017, 67 (1): 196 – 197.

[17]　Lencioni R, Llovet JM, Han G, et al. Sorafenib or placebo plus TACE with doxorubicin – eluting beads for
intermediate stage HCC: The SPACE trial [J]. J Hepatol, 2016, 64 (5): 1090 – 1098.

[18]　Meyer T, Fox R, Ma YT, et al. Sorafenib in combination with transarterial chemoembolisation inpatients
with unresectable hepatocellular carcinoma (TACE 2): a randomised placebo – controlled, double – blind,
phase 3 trial [J]. Lancet Gastroenterol Hepatol, 2017, 2 (8): 565 – 575.

[19]　Gerbes A, Zoulim F, Tilg H. Correction: Gut roundtable meeting paper: selected recent advances in hepa-
tocellular carcinoma [J]. Gut, 2018, 67 (3): 594.

[20]　Bruix J, Qin S, Merle P, et al. Regorafenib for patients with hepatocellular carcinoma who progressed on
sorafenib treatment (RESORCE): a randomised, double – blind, placebo – controlled, phase 3 trial [J].
Lancet, 2017, 389 (10064): 56 – 66.

[21]　Llovet JM, Hernandez – Gea V. Hepatocellular carcinoma: reasons for phase III failure and novel perspec-
tives on trial design [J]. Clin Cancer Res, 2014, 20 (8): 2072 – 2079.

[22]　Vilgrain V, Pereira H, Assenat E, et al. Efficacy and safety of selective internal radiotherapy with yttrium
– 90 resin microspheres compared with sorafenib in locally advanced and inoperable hepatocellular carcino-
ma (SARAH): an open – label randomised controlled phase 3 trial [J]. Lancet Oncol, 2017, 18 (12):
1624 – 1636.

[23]　Chow PKH, Gandhi M, Tan S, et al. SIRveNIB: Selective internal radiation therapy versus sorafenib in A-
sia – Pacific patients with hepatocellular carcinoma [J]. J Clin Oncol, 2018, 36 (19): 1913 – 1921.

[24]　Ricke J, Sangro B, Amthauer H, et al. The impact of combining Selective Internal Radiation Therapy
(SIRT) with sorafenib on overall survival in patients with advanced hepatocellular carcinoma: The SORAM-
IC trial palliative cohort [J]. Ann Oncol, 2018, 295: S102.

［25］ Kudo M, Finn RS, Qin S, et al. Lenvatinib versus sorafenib in first－line treatment of patients with unre-sectable hepatocellular carcinoma: a randomised phase 3 non－inferiority trial ［J］. Lancet, 2018, 391 （10126）: 1163－1173.

［26］ Zhu AX, Kudo M, Assenat E, et al. Effect of Everolimus on Survival in Advanced Hepatocellular Carcino-ma After Failure of Sorafenib The EVOLVE－1 Randomized Clinical Trial ［J］. JAMA, 2014, 312 （1）: 57－67.

［27］ Wilhelm SM, Dumas J, Adnane L, et al. Regorafenib （BAY 73－4506）: a new oral multikinase inhibitor of angiogenic, stromal and oncogenic receptor tyrosine kinases with potent preclinical antitumor activity ［J］. Int J Cancer, 2011, 129 （1）: 245－255.

［28］ Bruix J, Tak W, Gasbarrini A, et al. Regorafenib as second－line therapy for intermediate oradvanced hep-atocellular carcinoma: multicentre, open－label, phase II safety study ［J］. Eur J Cancer, 2013, 49 （16）: 3412－3419.

［29］ Bruix J, Qin S, Merle P, et al. Regorafenib for patients with hepatocellular carcinoma who progressed on sorafenib treatment （RESORCE）: a randomised, double－blind, placebo－controlled, phase 3 trial ［J］. Lancet, 2017, 389 （10064）: 56－66.

［30］ Zhu AX, Park JO, Ryoo B, et al. Ramucirumab versus placebo as second－line treatment in patients with advanced hepatocellular carcinoma following first－line therapy with sorafenib （REACH）: a randomised, double－blind, multicentre, phase 3 trial ［J］. Lancet Oncol, 2015, 16 （7）: 859－870.

［31］ Llovet JM, Decaens T, Raoul J, et al. Brivanib in patients with advanced hepatocellular carcinoma who were intolerant to sorafenib or for whom sorafenib failed: results from the randomized phase Ⅲ BRISK－PS study ［J］. J Clin Oncol, 2013, 31 （28）: 3509.

［32］ Finn RS, Merle P, Granito A, et al. Outcomes of sequential treatment with sorafenib followed by rego-rafenib for HCC: Additional analyses from the phase III RESORCE trial ［J］. J Hepatol, 2018, 69 （2）: 353－358.

［33］ Merle P, Rimassa L, Ryoo B, et al. Assessment of tumor response, AFP response, and time to progression in the phase 3 CELESTIAL trial of cabozantinib versus placebo in advanced hepatocellular carcinoma （HCC）［J］. Ann Oncol, 2018, 29 （5）: 104－108.

［34］ Yakes FM, Chen J, Tan J, et al. Cabozantinib （XL184）, a novel MET and VEGFR2 inhibitor, simultane-ously suppresses metastasis, angiogenesis, and tumor growth ［J］. Mol Cancer Ther, 2011, 10 （12）: 2298－2308.

［35］ Kelley RK, Verslype C, Cohn AL, et al. Cabozantinib in hepatocellular carcinoma: results of a phase 2 placebo－controlled randomized discontinuation study ［J］. Ann Oncol, 2017, 28 （3）: 528－534.

［36］ Abou－Alfa GK, Meyer T, Cheng AL, et al. Cabozantinib in patients with advanced and progressing hepa-tocellular carcinoma ［J］. New Engl J Med, 2018, 379 （1）: 54－63.

［37］ Topalian SL, Drake CG, Pardoll DM. Immune checkpoint blockade: a common denominator approach to cancer therapy ［J］. Cancer Cell, 2015, 27 （4）: 450－461.

［38］ Boutros C, Tarhini A, Routier E, et al. Safety profiles of anti－CTLA－4 and anti－PD－1 antibodies a-lone and in combination ［J］. Nat Rev Clin Oncol, 2016, 13 （8）: 473－486.

［39］ Genova C, Rossi G, Rijavec E, et al. Releasing the brake: safety profile of immune check－point inhibitors in non－small cell lung cancer ［J］. Expert Opin Drug Saf, 2017, 16 （5）: 573－585.

[40]　Sharma P, Hu－Lieskovan S, Wargo JA, et al. Primary, adaptive, and acquired resistance to cancer im-munotherapy [J]. Cell, 2017, 168 (4): 707－723.

[41]　Inarrairaegui M, Melero I, Sangro B. Immunotherapy of hepatocellular carcinoma: facts and hopes [J]. Clin Cancer Res, 2018, 24 (7): 1518－1524.

[42]　Aamdal E, Guren TK, Suso EMI, et al. Combining the telomerase peptide cancer vaccine UV1 with CTLA－4 blockade in patients with metastatic malignant melanoma: Proof of principle and early clinical reports from a phase I/IIa trial [J]. Cancer Immunol Res, 2016, 4 (1 Suppl 1): Abstrat nr B141.

[43]　El－Khoueiry AB, Melero I, Yau TC, et al. Impact of antitumor activity on survival outcomes, and noncon-ventional benefit, with nivolumab (NIVO) in patients with advanced hepatocellular carcinoma (aHCC): Subanalyses of CheckMate－040 [J]. J Clin Oncol, 2018, 36: S475.

[44]　Zhu AX, Finn RS, Edeline J. Correction: Pembrolizumab in patients with advanced hepatocellular carcino-ma previously treated with sorafenib (KEYNOTE－224): a non－randomised, open－label phase 2 trial [J]. Lancet Oncol, 2018, 19 (9): E440.

[45]　Finn RS, Chan SL, Zhu AX, et al. KEYNOTE－240: Phase 3, randomized study of pembrolizumab (pem-bro) vs best supportive care (BSC) for second－line advanced hepatocellular carcinoma (HCC) [J]. Ann Oncol, 2017, 35: 4143.

[46]　Wainberg ZA, Segal NH, Jaeger D, et al. Safety and clinical activity of durvalumab monotherapy in patients with hepatocellular carcinoma (HCC) [J]. J Clin Oncol, 2017: 35 (Suppl 15): 4071.

[47]　Patel SP, Kurzrock R. PD－L1 expression as a predictive biomarker in cancer immunotherapy [J]. Mol Cancer Ther, 2015, 14 (4): 847－856.

[48]　Crocenzi TS, El－Khoueiry AB, Yau TC, et al. Nivolumab (nivo) in sorafenib (sor) － naive and － ex-perienced pts with advanced hepatocellular carcinoma (HCC): CheckMate 040 study [J]. J Clin Oncol, 2017, 33 (suppl 18): LBA100.

[49]　Le DT, Durham JN, Smith KN, et al. Mismatch repair deficiency predicts response of solid tumors to PD－1 blockade [J]. Science, 2017, 357 (6349): 409－413.

[50]　Lai CL, Wu PC, Chan G, et al. Doxorubicin versus no antitumor therapy in inoperable hepatocellular－car-cinoma－a prospective randomized trial [J]. Cancer, 1988, 62 (3): 479－483.

[51]　Qin S, Bai Y, Lim HY, et al. Randomized, multicenter, open－label study of oxaliplatin plus fluorouracil/leucovorin versus doxorubicin as palliative chemotherapy in patients with advanced hepatocellular carcinoma from asia [J]. J Clin Oncol, 2013, 31 (28): 3501－3508.

[52]　Leung T, Patt YZ, Lau WY, et al. Complete pathological remission is possible with systemic combination chemotherapy for inoperable hepatocellular carcinoma [J]. Clin Cancer Res, 1999; 5 (7): 1676－1681.

[53]　Wang J, He XD, Yao N, et al. A meta－analysis of adjuvant therapy after potentially curative treatment for hepatocellular carcinoma [J]. Can J Gastroenterol, 2013, 27 (6): 351－363.

[54]　Llovet JM, Ricci S, Mazzaferro V, et al. Sorafenib in advanced hepatocellular carcinoma [J]. New Engl J Med, 2008, 359 (4): 378－390.

[55]　El－Maraghi RH, Eisenhauer EA. Review of phase II trial designs used in studies of molecular targeted a-gents: Outcomes and predictors of success in phase III [J]. J Clin Oncol, 2008, 26 (8): 1346－1354.

[56]　Therasse P, Arbuck SG, Eisenhauer EA, et al. New guidelines to evaluate the response to treatment in sol-

id tumors［J］. Natl Cancer Inst, 2000, 92（3）: 205 – 216.

［57］ Eisenhauer EA, Therasse P, Bogaerts J, et al. New response evaluation criteria in solid tumours: revised RECIST guideline（version 1.1）［J］. Eur J Cancer, 2009, 45（2）: 228 – 247.

［58］ Nishino M, Jagannathan JP, Ramaiya NH, et al. Revised RECIST Guideline Version 1.1: what oncologists want to know and what radiologists need to know［J］. Am J Roentgenol, 2010, 195（2）: 281 – 289.

［59］ 杨华升, 李秀惠, 钱英. 中医药治疗原发性肝癌的现状与思考［J］. 中西医结合肝病杂志, 2015, 25（6）: 373 – 376.

［60］ 徐森华, 徐成兴, 瞿春霞, 等. 加味柴芍六君子汤联合经肝动脉化疗栓塞治疗原发性肝癌临床观察［J］. 介入放射学杂志, 2014, 23（2）: 163 – 167.

［61］ 余建国. 华蟾素注射液联合肝动脉栓塞化疗治疗原发性肝癌临床观察［J］. 现代消化及介入诊疗, 2013, 18（1）: 32 – 33.

［62］ 张怡, 周荣耀, 王文海, 等. 补肾健脾方调控原发性肝癌患者细胞免疫功能及血管生成相关因子临床研究［J］. 上海中医药杂志, 2013, 47（6）: 27 – 29, 47.

［63］ 郑王巧, 宋丽华, 李海菊, 等. 参芪扶正注射液对肝癌小鼠 5 – FU 化疗后免疫功能的影响［J］. 长治医学院学报, 2008,（4）: 256 – 258.

第十二章

原发性肝癌的预防策略

原发性肝癌在世界范围内各类癌症中发病率排第 5 位、死亡率排第 2 位[1]。国家癌症中心发布的 2014 年我国肿瘤数据显示，男性肝癌发病率占男性所有新发恶性肿瘤的 12.72%，位居第 3 位；男性肝癌死亡率在所有恶性肿瘤新死亡病例中位居第 2 位。女性肝癌新发病例占女性所有恶性肿瘤的 5.68%，位居第 7 位；女性肝癌新死亡病例在所有恶性肿瘤新死亡病例中位居第 3 位[2]。患肝癌的高危险人群以 35~65 岁的中年人为主，早期患者无明显临床症状，中、晚期主要表现为右上腹疼痛、上腹胀满、发热、乏力、消瘦，晚期常有腹水、黄疸等，所以在确诊时往往已属晚期，只有 10%~30% 患者能接受根治性切除手术，导致整体病情进展较快。原发性肝癌包括两种病理类型：肝细胞癌（hepatocellular carcinoma，HCC）和胆管细胞癌（intrahepatic cholangiocarcinoma，iCCA）。目前，我国人群水平上的早期肝癌筛查效果仍不理想，肝癌外科治疗术后 5 年患者复发率高，因此，肝癌的预防及至重要。

肝癌病因主要包括 HBV、HCV 感染和黄曲霉毒素，蓝藻毒素和多种可干预的个体行为方式在肝癌发生发展中也具有重要作用。了解不同危险因素导致的肝癌发生的差异以及合理的早期筛查工作对于了解和改进癌症预防和控制至关重要。2019 年国家癌症中心/中国医学科学院赫捷院士和陈万青教授等[3]在 Lancer Global Health 发表的一篇文章中分析了在行为因素（吸烟、二手烟、饮酒、缺乏运动）、饮食因素（水果、蔬菜、膳食纤维和钙摄入不足、红肉、深加工肉类和腌菜食用过多）、代谢因素（体重超重、糖尿病）、环境因素（PM2.5 污染、紫外线辐射）、感染因素（幽门螺杆菌，HBV，HIV，EBV，HPV，HHV8）五个方面的 23 种主要致癌风险在中国癌症患者发生中起到的重要作用，总结了包括导致肝癌发生在内可改变危险因素（如乙肝病毒、丙肝病毒等）在我国不同省份的分布差异以及在男性和女性之间的差异及相应肿瘤发生的特点（图 12-1），即不同省份及性别中存在的高危危险因素数量与相应肿瘤的发生率成正比关系，得出可以通过人为危险因素干预来降低肿瘤发生率的结论[3]。本章将结合中国肝癌的流行病学特征，分析常见的诱发肝癌因素以及早期筛查的相关手段并给出相应的预防策略，以期推进中国肝癌的有效预防。

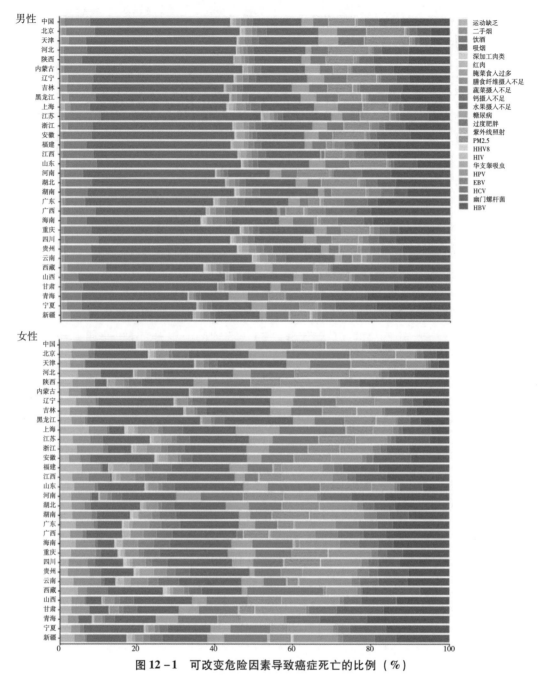

男性

女性

图 12 - 1　可改变危险因素导致癌症死亡的比例（%）

〔引自：Chen WQ，Xia CF，Zheng RS，et al. Disparities by province, age, and sex in site - specific cancer burden attributable to 23 potentially modifiable risk factors in China：a comparative risk assessment. Lancet Global Health，2019，7（2）：E257 - E269.〕

一、中国肝癌的区域分布及致癌因素特点

在中国各地区肝癌发生率差异很大，与低发地区相比，高发地区发病年龄往往较小且病情进展较晚。高发地区包括浙江、广西、江苏等沿海地区及内蒙古、吉林。农村地区发病率

及死亡率均高于城市地区[4]。肝癌的地区分布是华东、华南和东北明显高于西北、西南和华北，沿海高于内地（图12-2，图12-3）。这些高发地区同时符合以下条件：第一，沿海地区气候炎热、潮湿，为致癌物黄曲霉素的滋生创造了条件，增加了患肝癌的风险。第二，沿海地区病毒性肝炎的感染率相对较高，一些农村居民喝沟塘水或受污染的水，也会增加患肝癌风险。而在东北喝酒是造成肝癌的一个重要诱因，长期饮酒会使肝细胞反复发生脂肪变性、坏死和再生，导致肝硬化，最终转化为肝癌，由肝硬化转化成肝癌的比例高达70%。因此，采取区域针对性预防策略在减轻中国的肝癌负担和区域差距方面具有巨大的潜力。

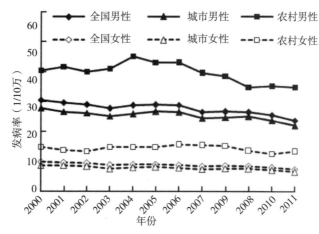

图12-2　2000-2011年中国22个肿瘤登记地区肝癌世标化率变化曲线

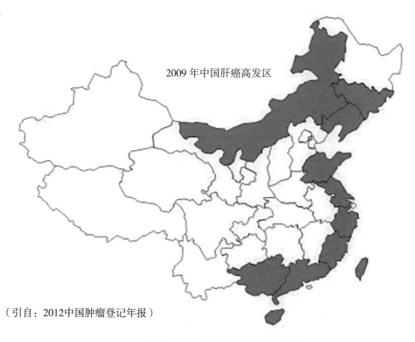

（引自：2012中国肿瘤登记年报）

图12-3　中国肝癌高发区域分布

二、慢性 HBV 感染与肝癌

慢性 HBV 感染是我国肝癌的最主要病因，约 85% 的 HCC 患者携带 HBV 感染标志物[5]。HBV 感染与 HCC 发生的相关性已在 20 世纪 70 年代末确立[6]。在慢性 HBV 感染人群中，HBV 基因型、血清 HBV DNA 高载量、HBeAg 状态和病毒变异的存在，以及感染者伴有肝硬化等与 HCC 发生发展密切相关[7-10]，如图 12-4。在排除年龄和性别等影响因素后，与 HBsAg 和 HBeAg 均阴性者比较，HBsAg 阳性者发生肝癌的相对危险度为 9.6，HBsAg 和 HBeAg 双阳性者发生肝癌的相对危险度为 60.2[8]。持续血清 HBV DNA 高载量人群发生肝癌的风险较基线低载量人群显著增高[6]。HBV 共有 A~J 10 种基因型，分布具有显著的地理特征。我国 HBV 基因型分布主要为 C 型（68.3%）和 B 型（25.5%），其中 C2 型占 58.0%，C1 型占 10.7%，B2 型占 27.3%；混合型占 5.7%，D 型占 1.5%。HBV C 型在长江以北地区所占比例高于长江以南地区，B 型分布与 C 型相反[10]。

HBV 主要经血或血制品、性接触和母婴传播，母婴传播是慢性 HBV 感染的主要途径之一，若母亲为 HBeAg 阳性，新生儿感染后的慢性化率可高达 90%[12]。儿童和成人通过破损皮肤、黏膜和性接触可导致水平传播，HBV 感染的慢性化与低年龄感染密切相关，但 5 岁后发生 HBV 感染，仍有 5%~10% 的感染者发展为慢性[13-15]。目前，我国实施对献血人员严格的 HBsAg 和 HBV DNA 筛查，经输血或血液制品引起的 HBV 感染已较少发生。加强医源性感染控制后，因医疗器械侵入性诊疗操作和不安全注射引起的 HBV 感染极大降低。由破损皮肤、黏膜、性接触传播和公共服务行业等某些意外暴露仍可导致儿童和成人的水平传播[16]。

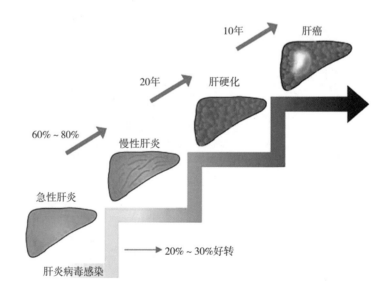

图 12-4　从肝炎发展为肝癌的示意图

三、乙肝疫苗接种的建议

接种乙肝疫苗是预防 HBV 感染最经济有效的方法，接种对象主要是新生儿，其次为婴幼儿、15 岁以下未免疫人群和高危人群。原国家卫生部（现国家卫生健康委员会）于 1992 年将乙肝疫苗纳入付费的儿童计划免疫管理，2002 年起实施乙肝疫苗免费接种，2005 年起全部实施免费接种[17,18]。新生儿需接种 3 剂乙肝疫苗，即出生 24 小时内尽早接种第 1 剂疫苗，间隔 1 个月和 6 个月分别注射第 2、3 剂。对于 HBsAg 阳性母亲的新生儿，应在出生 24 小时内尽早注射乙肝免疫球蛋白（hepatitis B immunoglobulin，HBIG）和乙肝疫苗。2016 年 11 月起，原国家卫生和计划生育委员会（现国家卫生健康委员会）更新了儿童免疫程序，建议对 HBsAg 阳性母亲所生儿童接种第 3 剂乙肝疫苗 1～2 个月后，进行 HBsAg 和抗 HBs 检测。若发现 HBsAg 阴性、抗 HBs < 10 mIU/ml，按 0、1、6 月程序再接种 3 剂乙肝疫苗。1992 年在乙肝免疫纳入免疫计划之前，全国 1～59 岁人群 HBsAg 携带率为 9.75%，其中 1 ～4 岁儿童 HBsAg 携带率与成人持平[18]。随着乙肝疫苗被纳入免疫规划，疫苗的母婴阻断效果逐渐显现[20]。2014 年全国 1～29 岁人群乙肝血清流行病学调查结果显示，1～4 岁、5 ～14 岁和 15～29 岁人群 HBsAg 阳性率分别为 0.32%、0.94% 和 4.38%[20]。接种乙肝疫苗不仅能预防 HBV 感染，还可预防由此所导致的肝癌。一项纳入约 8 万名新生儿、具有同龄人平行对照、随机临床试验的启东市乙肝干预研究报道，新生儿期接种乙肝疫苗，对成年期慢性 HBsAg 携带的保护率超过 72%，对 30 岁以下人群肝癌发生的保护率为 84%[22]。

未完成全程免疫的儿童需及早补种乙肝疫苗，尽管目前对在 10～14 岁期间补种乙肝疫苗的局部人群随访 15 年后，尚未在 33 岁以下的人群中观察到对肝癌的预防效果[23]，但儿童补种乙肝疫苗预防 HBV 感染仍收效明显[24]。母亲为 HBsAg 阳性者，在抗 HBs 阴转后仍是 HBV 感染发生的高危人群[11,25-28]。有研究显示，完成全程乙肝疫苗接种的儿童，母亲为 HBsAg 阳性者，在 11～15 岁期间再接种 1 剂 10 μg 疫苗，可使成年后 HBsAg 阳性率由 7.21% 下降至 3.09%；而母亲为 HBsAg 阴性者，乙肝疫苗全程免疫后的保护效果可持续到成年，无须再接种[33]。对儿童进行查漏补种、对成人高危人群接种乙肝疫苗可有效控制慢性 HBV 感染，推测也能降低接种人群发生 HCC 风险[29-30]。但目前尚缺乏对既往疫苗接种者实施乙肝疫苗再接种，以及在成人高危人群中接种乙肝疫苗预防肝癌的临床证据。

HBV 感染孕妇所娩婴儿接种乙肝疫苗联合注射 HBIG 后，仍有 5%～10% 发生免疫阻断失败[22,25,31]。孕妇外周血 HBV DNA 高载量是母婴传播及疫苗阻断失败的最主要高危因素[31,32]。对高病毒血症孕妇在孕晚期口服核苷（酸）类似物进行抗病毒干预能进一步降低 HBV 母婴传播，提高乙肝疫苗免疫效果。国内学者针对我国高病毒血症孕妇的多中心、前瞻性研究表明，在孕晚期口服拉米夫定或替比夫定（妊娠 B 级药物）等的抗病毒干预能进一步降低婴儿疫苗免疫阻断失败发生率[33-36]。针对高病毒血症孕妇使用替诺福韦酯的前瞻性多中心随机对照研究结果显示，妊娠 30～32 周开始服药，在婴儿出生后 28 周，服药组的母婴传播发生率显著低于对照组，并且服药母亲无明显不良反应，也未发现增加新生儿出生缺陷风险[37]。尽管目前尚未获得在孕晚期口服核苷（酸）类似物进行抗病毒干预联合新生儿疫苗免疫预防肝癌发生终点的临床证据，推测通过降低 HBV 感染可降低肝癌发生风险。

推荐意见：

（1）所有新生儿应按 0，1，6 月程序接种 3 剂乙肝疫苗，未完成全程接种的儿童应及早补种乙肝疫苗。

（2）对于母亲为 HBsAg 阳性的新生儿，应在出生后 24 小时内尽早（最好在出生后 12 小时内）接种乙肝疫苗，同时在不同部位注射 HBIG，剂量应≥100IU，在 1 个月和 6 个月时分别接种第 2 和第 3 剂乙肝疫苗。在接种第 3 剂乙肝疫苗 1~2 个月后进行 HBsAg 和抗 - HBs 检测，若发现 HBsAg 阴性、抗 HBs <10 mIU/ml，再接种 3 剂乙肝疫苗。

（3）对高病毒血症孕妇，具体参照中华医学会肝病学分会 2018 年制定的《感染乙型肝炎病毒的育龄女性临床管理共识》[38]。

（4）在完成新生儿期乙肝疫苗全程免疫后，若母亲为 HBsAg 阳性，在抗 HBs 阴转后应再接种至少 1 剂乙肝疫苗；而母亲为 HBsAg 阴性者，抗 HBs 阴转后无须再接种。

（5）在保持新生儿和儿童高水平免疫接种率的基础上，如下人员需接种乙肝疫苗：医务人员、经常接触血液人员、托幼机构工作人员、接受器官移植患者、经常接受输血或血液制品者、免疫功能低下者、易受外伤者、HBsAg 阳性者的家庭成员、男男同性性行为、有多个性伴侣者和静脉内注射毒品者等。

四、慢性乙型肝炎、丙型肝炎患者的抗病毒治疗建议

慢性乙肝治疗的目标是最大限度地长期抑制 HBV 复制，减轻肝细胞炎性坏死及纤维化，延缓和减少肝衰竭、肝硬化失代偿、HCC 发生和其他并发症的发生[39]；慢性丙肝抗病毒治疗的目标是清除 HCV，获得治愈，清除或减轻 HCV 相关肝损伤，阻止进展为肝硬化、失代偿肝硬化、肝衰竭或肝癌[40]。临床实践中已有充分的证据表明，不论是核苷（酸）类似物，还是干扰素，长期抗病毒治疗均可减少慢性乙肝患者发生 HCC 的风险，多个临床指南均将抗病毒治疗作为防治乙肝相关性肝癌发生的重要手段[39,41-43]。对于慢性丙肝，抗病毒治疗且获得持续病毒学应答，可显著降低 HCC 发生[44-46]。一项纳入 157 570 例慢性乙肝患者、61 823 例慢性丙肝患者抗病毒治疗方案的大样本队列研究[44]显示，抗病毒治疗可显著降低肝癌的发生率和死亡率。核苷（酸）类似物在 HBV 基因型 B 与 C 治疗效果方面未发现显著性差异[47]。目前，大部分慢性乙肝和慢性丙肝抗病毒治疗降低肝癌发病率的报道来自我国台湾地区和其他国家地区，尚缺乏我国大陆地区的研究证据，急需建立大型、多中心研究队列评估慢性乙肝和丙肝抗病毒治疗对肝癌发病率和死亡率的影响。

推荐意见：慢性乙肝和慢性丙肝患者应参照中华医学会肝病学分会和中华医学会感染病学分会制订的相关指南进行正规抗病毒治疗[39,40,48]。

五、预防黄曲霉素暴露的建议

黄曲霉素（AFs）是黄曲霉菌和寄生曲霉菌的呋喃香豆素衍生物，热带和亚热带的湿热气候有助于霉菌生长。AFs 主要污染粮油食品、动植物食品等，如花生、玉米；此外，大米、小麦、豆类、坚果类、肉类、乳及乳制品、水产品、干制食品（如干辣椒）和发酵食品（如豆豉、酱油等）等均可能存在 AFs 污染。由于气候温暖湿润，我国华东、华南、西南、

华中地区食物中 AFs 污染较为严重，而其他地区污染相对较轻[49]。AFs 已发现 20 余种亚型，较为常见的有 AFB1、AFB2、AFG1、AFG2、AFM1 和 AFM2 等，其中 AFB1 具有最强的致癌性。AFM1 是 AFB1 在体内羟化后的代谢产物，常见于肉类、乳及乳制品中，可在人类尿液中检测到。血清 AFs 白蛋白加合物和尿黄曲霉 B1－N7－鸟嘌呤（aflatoxin－B1－N7－guanine，AFB1－N7－GUA）加合物是人群 AFs 内暴露的经典标志物，被广泛用于流行病学研究。AFs 作用的靶器官主要为肝脏，1993 年国际癌症研究署将 AFs 确定为 I 类人类致癌物，是科学家较早确立的肝癌病因[50]。随着 HBV 感染与肝癌发生相关性的建立[6]，Rose 等[51]通过分析上海地区人群中 AFs 暴露与 HBsAg 状态发现，AFs 与 HBV 感染之间存在协同致癌作用。我国学者在 20 世纪 80 年代早期即发现肝癌高发地区人群的 AFs 暴露水平显著高于低发地区人群[52]，在追踪随访高发地区 HBsAg 阳性队列人群 10 年中肝癌的发生情况后，发现 AFs 暴露使 HBV 感染人群肝癌发生风险增加 3.5 倍[53]。有研究表明，慢性 HBV 感染是我国高发地区肝癌发生的主因，AFs 暴露是主要辅因[54]。在我国台湾澎湖列岛的肝癌患者[61]、广西壮族自治区的肝癌患者[56]以及重庆地区的肝癌患者[57]中所进行的多项病例对照研究，结果均显示 AFs 高暴露与 HCC 的发生有关，以及 AFs 高暴露与 HBV 的正交互作用增加 HCC 发生风险。最近，通过对肿瘤基因组突变特征的分析研究显示，我国肝癌人群中约 10% 带有 AFs 暴露的分子标志，远高于其他国家地区的 HCC 患者[58]。在我国香港地区，带有 AFs 暴露分子标志的肝癌高达 16%[59]。

明确 AFs 暴露为我国肝癌发病的重要危险因素后，政府牵头的改粮防霉工程是最有力的一级预防措施[60,61]。在江苏省启东市，由政府宣传引导高发地区居民改变主食结构，降低 AFs 暴露，并根据两个可能的污染源头，即谷物生长后期和谷物收割后的不恰当储存过程，改变收割、晾晒和储存方式，减少 AFs 产生，已证实改粮防霉措施能显著降低居民 AFs 的暴露水平，全人口肝癌发病率和死亡率由此显著降低，特别是在 25 ~ 39 岁年龄组[62,63]。通过这些措施以及相关改良饮水措施的实施，全人口肝癌的标准化发病率由 1975 年的 58.93/10 万下降到 2015 年的 23.68/10 万，标准化死亡率由 1975 年的 48.25/10 万下降到 2015 年的 19.69/10 万[61]。目前在启东现场所观察到的肝癌死亡率下降的 65% 可归功于政府主导的改粮防霉措施[63]。

针对 AFs 已暴露人群的化学预防研究证据主要集中于启东现场。一项采用吡噻硫酮对高危人群进行的干预试验结果显示，受试者每周服用 500mg 吡噻硫酮与未服用吡噻硫酮的对照组比较，尿中 AFM1 排泄量可降低 51%[64]，另一项随机、双盲、安慰剂对照的叶绿酸化学预防试验结果显示，每日 3 次服用叶绿酸者与服用安慰剂者比较，尿中 AFB1－N7－GUA 水平可下降 55%[65]。随后西兰花苗作为 AFs 化学预防物的系列研究也证实了相似效应[66,67]。

推荐意见：

（1）粮油中 AFs 水平监测应作为食品监测的常规项目，特别是对重点地域和重点食物。重点监控地域为华东、华南、西南和华中等地区气候温暖湿润区域；重点监控和监管的食物为花生及花生油、玉米、散装食用植物油等。

（2）在当前我国规定的食品中 AFB1 限量标准的基础上，增加 AFs 总量限制标准的食品卫生标准体系。

（3）防范 AFs 暴露的个体行为，在温暖潮湿的南方地区，注意粮油食品的干燥和通风保存与储存，并尽量减少储存时间。避免厨房竹木制厨餐具的霉变，特别是竹木制菜板、筷子、筷笼、饭勺等厨餐具的清洗和干燥储存，避免 AFs 产生，减少个体暴露风险。

（4）在 AFs 既往高暴露人群，可考虑摄入西兰花等化学预防食物。

六、避免其他环境因素和相关行为危险因素的建议

微囊藻毒素（microcystins，MC）是水体富营养化后蓝藻水华产生的次生污染物，其亚型多达上百种，但以毒性强、检出多的 MC – LR 最具代表性。MC – LR 性质稳定，常规水处理工艺及食物烹制方法均难以有效去除，因而一旦污染水体，人类可经饮水及食用水产品（鱼、贝类等）或水生禽类（鸭、鹅等）受到暴露。已有研究显示，MC 不仅具有强烈的急性肝肾毒性，还具有多种形式的慢性毒性危害，尤其是其对肝肿瘤的促进效应。近年来动物和细胞实验也提示，MC 可能具有致癌效应，但因缺乏对人类致癌的充足证据，国际癌症研究机构将 MC – LR 归为 2B 级致癌物。1996 年在我国南方地区的一些人群中所开展的生态学研究[68]以及 2017 年进行的病例对照研究[69]均表明，MC 可能是促进 HCC 发生的另一个重要危险因素。但其与肝癌的相关性还有待大型的前瞻性队列研究予以证实。现已明确的肝细胞癌致病因素见图 12 – 5。多种可干预的个体行为方式在肝癌发生发展中也具有重要作用，包括以下内容。

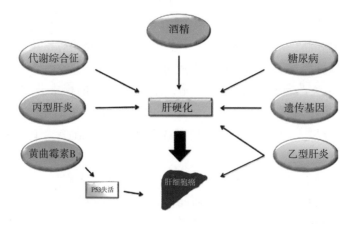

图 12 – 5　肝细胞癌致病因素

［引自：Lafaro KJ, Demirjian AN, Powlik TM. Epidemiology of hepatocellular carcinoma. Surg Oncol Clin North Am, 2015, 24（1）：1 – 17］

（一）吸烟

综合 38 项队列研究和 58 项病例对照研究的 Meta 分析提示，吸烟对肝癌的相对危险度为 1.51［95% 可信区间（95% CI）：1.37 ~ 1.67］[70]。吸烟可加重肝纤维化程度，增强 HBV 和 HCV 的致癌作用[71]。在我国江苏省进行的研究[72]显示，吸烟与 HBV 感染间存在正向交互作用，与 HBsAg 阴性不吸烟者比较，HBsAg 阳性不吸烟者的肝癌发病风险为 7.66

（95% CI：6.05~9.71），HBsAg 阳性吸烟者为 15.68（95% CI：12.06~20.39）。

（二）饮酒

一项流行病学研究[73]的荟萃分析显示，饮酒与肝癌发生风险之间存在显著剂量反应关系，不饮酒及饮酒 12、50、100 和 125g/d 的肝癌发病相对风险分别为 1.08（95% CI：1.04 ~1.11）、1.54（95% CI：1.36~1.74）、2.14（95% CI：1.74~2.62）、3.21（95% CI：2.34~4.40）和 5.20（95% CI：3.25~8.29）。饮酒与肝炎之间存在交互作用。但目前仍缺乏针对中国人群的饮酒类型和模式与肝癌发生风险的细化研究。

（三）肥胖与糖尿病

国际上多项研究确定了肥胖与肝癌的相关性[74]。全球肥胖地图如图 12-6。最新 Meta 分析结果提示，在亚洲人群中，与正常体重者比较，男女性的肝癌发病风险均因肥胖（BMI ≥30kg/m²）而增加，其中男性的相对危险度 1.57（95% CI：1.32~1.87），女性为 1.53（95% CI：1.14~2.06）[75]。近几年我国三项 10 万人以上的大型队列研究[76-78]结果提示，糖尿病可增加肝癌发生风险，相对危险度为 1.50~1.65。

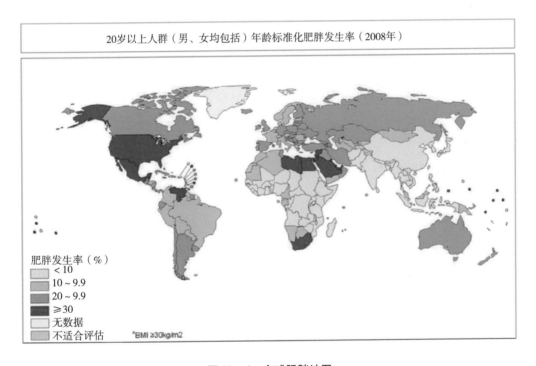

图 12-6 全球肥胖地图

（引自：World Health Organization. World：prevalenceof obesity, ages 201, age standardized：both sexes, 2008. 2011. Available at：http：//www. who. int/gho/ncd/risk_ factors/obesity_ text/en/. Accessed February 10, 2014）

（四）饮食和营养

我国上海人群队列研究[79]显示，以蔬菜为基础的膳食模式可显著降低肝癌发病风险，与摄入四分位数最低组比较，四分位数最高组发生肝癌的危险性为 0.58（95% CI：0.40~0.84）。膳食来源和补充剂来源的维生素 E 均可降低肝癌发生的危险性，HR 分别为 0.60

(95% CI：0.40~0.89）和 0.52（95% CI：0.30~0.90）[80]。2017 年针对上海人群的研究[81]还显示，膳食来源的锰对肝癌具有保护作用（HR=0.51，95% CI：0.35~0.73）。

推荐意见：

（1）饮水质量监控：建议对水源为地表水的饮用水将 MC-LR 的监测列入水质常规指标。

（2）淡水水产食品质量监控：在蓝藻水华易暴发的夏秋季节，将淡水水体生产的水产品（鱼、虾、食用藻等）或水生禽类（鸭、鹅等）的 MC-LR 监测作为食品监测的常规项目。

（3）防范 MC 暴露的措施：在蓝藻水华暴发地区，当地自来水厂可增加活性炭吸附和膜处理工艺以强化深度净水工艺；对于居住在水华频繁发生区域的家庭，可使用家庭终端净水器保证水质安全。

（4）防范 MC 暴露的个体行为：避免食用水华发生水域的水产品；家用饮水机和桶装水避免阳光直射，防止绿藻生长；避免桶装水长时间储存。

（5）吸烟者应戒烟：包括心理辅导、尼古丁替代疗法、口服戒烟药物等；不吸烟者应避免被动吸烟；在人群中推行综合性控烟措施，提高民众对烟草危险性的认知。

（6）酗酒者应戒酒：饮酒者的饮酒量应 <12g/d。

（7）有肝癌发病风险者应定期检测血糖，糖尿病患者应通过合理服药、控制饮食、加强体育锻炼等方式严格控制血糖水平。

（8）保持健康体重：超重肥胖者应通过良好饮食习惯、增加身体运动等措施减轻体重。

（9）提倡以蔬菜为基础的膳食模式，多食用新鲜蔬菜水果，适量补充芹菜、蘑菇类、葱属类蔬菜、豆类及豆制品等单个食物或食物组以及膳食来源或补充剂来源的维生素 E。

七、肝癌的早期筛查

慢性肝病的患者发生肝癌的风险明显增高，从肝炎病毒感染的肝炎期，逐步发展为肝硬化，最后到肝癌的发生风险可能性明显增大。因此，需要对慢性肝病规范诊治，在预防肝癌的同时，早期肝癌筛查对早期肝癌的发现和及时治疗可起到重要的作用。肝癌筛查时间一般建议肝癌高危人群每半年进行一次肝脏相关检查。除了常规的体检，慢性病毒性肝炎或肝癌高危人群还需定期复查以下项目。

（一）甲胎蛋白（AFP）

甲胎蛋白（AFP）是肝癌细胞产生的一种特异性蛋白，可以在血液中被检测到，目前来说仍然是最好的肝癌诊断标志物之一。检测 AFP 是一种简单快捷的方法，如果既往有慢性肝病病史，体检发现 AFP 异常升高，要警惕肝癌的可能性。除怀孕、生殖系统肿瘤等因素会导致 AFP 升高外，约 70% 的肝癌患者均会出现不同程度的 AFP 升高。但也有约 30% 的肝癌患者 AFP 是不升高的，因此单纯靠查 AFP 会遗漏掉很大一部分肝癌患者。不能说 AFP 正常就没有肝癌，应结合具体病史、AFP 变化趋势、影像学检查等因素综合判断。

（二）肝脏超声

肝脏超声是肝癌筛查的常规手段，快速简便，费用也比较低，能发现肝脏内有没有异常的结节或肿块。很多肝癌患者的肝功能是正常的，病毒也是阴性的，患者能早期得到治疗，很大程度上归功于超声筛查发现占位性病变。因此，定期超声复查可以明确肝脏有没有（新发）病灶或旧的病灶有没有异常变化，另外，定期超声复查还可以检测肝硬化或脂肪肝的病情变化，对肝脏疾病的治疗也有很强的指导意义。

（三）肝功能、HBV-DNA、乙肝两对半

这几项是慢性肝炎常规复查的指标，是肝炎治疗是否有效的关键指标，也可以作为评估肝癌风险的参考指标。

总之，这些检测项目虽然都为非特异性，但可以互补，足够用于常规筛查，必要时还需做增强 CT、磁共振或超声造影，明确可疑的肝脏占位或结节的性质。

目前，我国肿瘤登记地区人群肝癌发病数据分析结果显示，2000—2011 年间，中国肝癌世界人口标化率平均每年以 1.8% 的幅度下降，可见过去采取的病因学预防措施，包括乙肝疫苗接种、控制食物中 AFs 和水体污染等已经初见成效。基于肝癌的发病率变化、我国乙肝疫苗接种的时间以及慢性乙肝患者接受抗病毒治疗的覆盖率，这种肝癌的下降趋势难以全部归因于乙肝疫苗的作用和患者抗病毒治疗的效果。生态学分析表明，通过降低生活环境中致癌物的暴露水平，包括食物中 AFs 和水体污染的控制，在降低我国肝癌发病中发挥了重要作用[68,69]。因此，在保持新生儿和儿童高水平乙肝疫苗免疫接种率的基础上，通过避免致癌物质的暴露、改变高危致癌风险相关的生活方式等，积极进行慢性肝炎的治疗，将有效地预防和延缓肝癌的发病，降低肝癌的疾病负担（主要参考《中国肝癌一级预防专家共识（2018）》）。

参考文献

［1］　Ferlay J, Shin H, Bray F, et al. GLOBOCAN 2008 v2.0, Cancer incidence and mortality worldwide: IARC CancerBase NO.10 ［Internet］. Lyon（France）: International Agency for Research on Cancer; 2010.

［2］　陈万青，李贺，孙可欣，等. 2014 年中国恶性肿瘤发病和死亡分析［J］. 中华肿瘤杂志，2018，40（1）：5-13.

［3］　Cheng WQ, Xia CF, Zheng RS, et al, Disparities by province, age, and sex in site-specific cancer burden attributable to 23 potentially modifiable risk factors in China: a comparative risk assessment［J］. Lancet Global Health, 2019, 7（2）: E257-E269.

［4］　王宁，袁延楠，郑荣寿，等. 中国恶性肿瘤城乡发病差异分析［J］. 中国肿瘤，2013，22（3）：168-173.

［5］　de Martel C, Maucort-Boulch D, Plummer M, et al. World-wide relative contribution of hepatitis B and C viruses in hepatocellular carcinoma［J］. Hepatology, 2015, 62（4）: 1190-1200.

［6］　Beasley RP, Hwang LY, Lin CC, et al. Hepatocellular carcinoma and hepatitis B virus. A prospective study of 22707 men in Taiwan［J］. Lancet, 1981, 2（8256）: 1129-1133.

［7］　Chen CJ, Yang HI, SU J, et al. Risk of hepatocellular carcinoma across a biological gradient of serum hepatitis B virus DNA level［J］. JAMA, 2006, 295（1）: 65-73.

［8］　Yang HI, Lu SN, Liaw YF, et al. Hepatitis B e antigen and the risk of hepatocellular carcinoma［J］. N

Engl J Med, 2002, 347 (3): 168 – 174.

[9] Yang HI, Sherman M, SU J, et al. Nomograms for risk of hepatocellular carcinoma in patients with chronic hepatitis B virus infection [J]. J Clin Oncol, 2010, 28 (14): 2437 – 2444.

[10] Mcmahon BJ. The natural history of chronic hepatitis B virus infection [J]. Hepatology, 2009, 49 (Suppl 5): s45 – s55.

[11] Yin J, Zhang H, He Y, et al. Distribution and hepatocellular carcinoma related viral properties of hepatitis B virus genotypes in Mainland China: A community – based study [J]. Cancer Epidemiol Biomarkers Prev, 2010, 19 (3): 777 – 786.

[12] Chang MH. Hepatitis B virus infection [J]. Semin Fetal Neonatal Med, 2007, 12 (3): 160 – 167.

[13] Beasley RP, Hwang LY, Lin CC, et al. Incidence of hepatitis among students at a university in Taiwan [J]. Am J Epidemiol, 1983, 117 (2): 213 – 222.

[14] Hyams KC. Risks of chronicity following acute hepatitis B virus infection: a review [J]. Clin Infect Dis, 1995, 20 (4): 992 – 1000.

[15] Edmunds WJ, Medley GF, Nokes DJ, et al. The influence of age on the development of the hepatitis B carrier state [J]. Proc Biol Sci, 1993, 253 (1337): 197 – 201.

[16] Zhang HW, Yin JH, Li YT, et al. Risk factors for acute hepatitis B and its progression to chronic hepatitis in Shanghai, China [J]. Gut, 2008, 57 (12): 1713 – 1720.

[17] Liang X, Cui F, Hadler S, et al. Origins, design and implementation of the China GAVI project [J]. Vaccine, 2013, 31 (Suppl 9): J8 – 14.

[18] Sun Z, Ming L, Zhu X, et al. Prevention and control of hepatitis B in China [J]. J Med Virol, 2002, 67 (3): 447 – 450.

[19] Xia GL, Liu CB, Cao HL, et al. Prevalence of hepatitis B and C virus infections in the general Chinese population. Results from a nation – wide crosssectional seroepidemiologic study of hepatitis A, B, C, D, and E virus infections in China, 1992 [J]. Int Hepatol Communicat, 1996, 5 (1): 62 – 73.

[20] Liang X, Bi S, Yang W, et al. Epidemiological serosurvey of hepatitis B in China—declining HBV prevalence due to hepatitis B vaccination [J]. Vaccine, 2009, 27 (47): 6550 – 6557.

[21] 王富珍, 张国民, 沈立萍, 等. 1992 和 2014 年中国不同流行地区 1~29 岁人群乙型肝炎血清流行病学调查结果对比分析 [J]. 中华预防医学杂志, 2017, 51 (6): 462 – 468.

[22] Qu C, Chen T, Fan C, et al. Efficacy of neonatal HBV vaccination on liver cancer and other liver diseases over 30 year follow up of the Qidong hepatitis B intervention study: A cluster randomized controlled trial [J]. PLoS Med, 2014, 11 (12): e1001774.

[23] 王宇婷, 陈陶阳, 朱健, 等. 肝癌高发区人群新生儿乙型肝炎疫苗接种对肝癌的预防效果 [J]. 中华预防医学杂志, 2018, 52 (4): 402 – 408.

[24] Hutton DW, So SK, Brandeau ML. Cost – effectiveness of nationwide hepatitis B catch – up vaccination among children and adolescents in China [J]. Hepatology, 2010, 51 (2): 405 – 414.

[25] Ni YH, Huang LM, Chang MH, et al. Two decades of universal hepatitis B vaccination in Taiwan: Impact and implication for future strategies [J]. Gastroenterology, 2007, 132 (4): 1287 – 1293.

[26] Wu TW, Lin HH, Wang LY. Chronic hepatitis B infection in adolescents who received primary infantile vaccination [J]. Hepatology, 2013, 57 (1): 37 – 45.

[27] Xu L, Wei Y, Chen T, et al. Occult HBV infection in anti – HBs – positive young adults after neonatal

HB vaccination [J]. Vaccine, 2010, 28 (37): 5986 – 5992.

[28] Wang Y, Chen T, Lu LL, et al. Adolescent booster with hepatitis B virus vaccines decreases HBV infection in high risk adults [J]. Vaccine, 2017, 35 (7): 1064 – 1070.

[29] Chang MH, Chen CJ, Lai MS, et al. Universal hepatitis B vaccination in Taiwan and the incidence of hepatocellular carcinoma in children. Taiwan Childhood Hepatoma Study Group [J]. N Engl J Med, 1997, 336 (26): 1855 – 1859.

[30] Chien YC, Jan CF, Chiang CJ, et al. Incomplete hepatitis B immunization, maternal carrier status, and increased risk of liver diseases: A 20 year cohort study of 3. 8 million vaccinees [J]. Hepatology, 2014, 60 (1): 125 – 132.

[31] Pan CQ, Duan ZP, Bhamidmarri KR, et al. An algorithm for risk assessment and intervention of mother to child transmission of hepatitis B virus [J]. Clin Gastroenterol Hepatol, 2012, 10 (5): 452 – 459.

[32] Zou H, Chen Y, Duan Z, et al. Virologic factors associated with failure to passive active immunoprophylaxis in infants born to HBsAg positive mothers [J]. J Viral Hepat, 2012, 19 (2): e18 – e25.

[33] Xu WM, Cui YT, Wang L, et al. Lamivudine in late pregnancy to prevent perinatal transmission of hepatitis B virus infection: A multicentre, randomized, double – blind, placebocontrolled study [J]. J Viral Hepat, 2009, 16 (2): 94 – 103.

[34] Han GR, Cao MK, Zhao W, et al. A prospective and open label study for the efficacy and safety of telbivudine in pregnancy for theprevention of perinatal transmission of hepatitis B virus infection [J]. J Hepatol, 2011, 55 (6): 1215 – 1221.

[35] Han GR, Jiang HX, Yue X, et al. Efficacy and safety of telbivudine treatment: An open – label, prospective study in pregnant women for the prevention of perinatal transmission of hepatitis B virus infection [J]. J Viral Hepat, 2015, 22 (9): 754 – 762.

[36] Zhang H, Pan CQ, Pang QM, et al. Telbivudine or lamivudine use in late pregnancy safely reduces perinatal transmission of hepatitis B virus in real life practice [J]. Hepatology, 2014, 60 (2): 468 – 476.

[37] Pan CQ, Han G, Wang Y. Prevention of peripartum hepatitis B transmission [J]. N Engl J Med, 2016, 375 (15): 1496 – 1498.

[38] 中华医学会肝病学分会. 感染乙型肝炎病毒的育龄女性临床管理共识 [J]. 临床肝胆病杂志, 2018, 34 (6): 1176 – 1180.

[38] 中华医学会肝病学分会, 中华医学会感染病学分会. 慢性乙型肝炎防治指南 (2015 更新版) [J]. 临床肝胆病杂志, 2015, 31 (12): 1941 – 1960.

[40] 中华医学会肝病学分会, 中华医学会感染病学分会. 丙型肝炎防治指南 (2015 年更新版) [J]. 临床肝胆病杂志, 2015, 31 (12): 1961 – 1979.

[41] Terrauly NA, Bzowej NH, Chang KM, et al. AASLD guidelines for treatment of chronic hepatitis B [J]. Hepatology, 2016, 63 (1): 261 – 283.

[42] European Association for the Study of the Liver. EASL 2017 Clinical Practice Guidelines on the management of hepatitis B virus infection [J]. J Hepatol, 2017, 67 (2): 370 – 398.

[43] Omata M, Cheng AL, Kokudo N, et al. Asia Pacific clinical practice guidelines on the management of hepatocellular carcinoma: A 2017 update [J]. Hepatol Int, 2017, 11 (4): 317 – 370.

[44] Chiang CJ, Yang YW, Chen JD, et al. Significant reduction in end stage liver diseases burden through the national viral hepatitis therapy program in Taiwan [J]. Hepatology, 2015, 61 (4): 1154 – 1162.

［45］ Yu ML, Lin SM, Chuang WL, et al. A sustained virological response to interferon or interferon / ribavirin reduces hepatocellular carcinoma and improves survival in chronic hepatitis C: A nation – wide, multicentre study in Taiwan ［J］. Antivir Ther, 2006, 11 (8): 985 –994.

［46］ El Serag HB, Kanwal F, Richardson P, et al. Risk of hepatocellular carcinoma after sustained virological response in Veterans with hepatitis C virus infection ［J］. Hepatology, 2016, 64 (1): 130 – 137.

［47］ Chen XL, Li M, Zhang XL. HBV genotype B /C and response to lamivudine therapy: A systematic review ［J］. BiomedRes Int, 2013: 672614.

［48］ Hou J, Wang G, Wang F, et al. Guideline of prevention and treatment for chronic hepatitis B (2015 Update) ［J］. J Clin Transl Hepatol, 2017, 5 (4): 297 –318.

［49］ 王雯, 李岗, 魏云潇. 我国食品中黄曲霉毒素污染现状的研究 ［J］. 安徽农业科学, 2015, 43 (18): 308 –309.

［50］ Shank RC, Bhamarapravati N, Gordon JE, et al. Dietary aflatoxins and human liver cancer. Ⅳ. Incidence of primary liver cancer in two municipal populations of Thailand ［J］. Food Cosmet Toxicol, 1972, 10 (2): 171 –179.

［51］ Ross RK, Yuan JM, Yu MC, et al. Urinary aflatoxin biomarkers and risk of hepatocellular carcinoma ［J］. Lancet, 1992, 339 (8799): 943 –946.

［52］ 邬少明, 孙宗棠, 吴玉英, 等. 北京及启东居民尿黄曲霉毒素 M1 (AFM1) 排出水平的研究 ［J］. 中华肿瘤杂志, 1984, 6 (3): 163 –166

［53］ Sun Z, Lu P, Gail MH, et al. Increased risk of hepatocellular carcinoma in male hepatitis B surface antigen carriers with chronic hepatitis who have detectable urinary aflatoxin metabolite M1 ［J］. Hepatology, 1999, 30 (2): 379 –383.

［54］ Ming L, Thorgeirsson SS, Gail MH, et al. Dominant role of hepatitis B virus and cofactor role of aflatoxin in hepatocarcinogenesis in Qidong, China ［J］. Hepatology, 2002, 36 (5): 1214 –1220.

［55］ Chen CJ, Wang LY, Lu SN, et al. Elevated aflatoxin exposure and increased risk of hepatocellular carcinoma ［J］. Hepatology, 1996, 24 (1): 38 –42.

［56］ Lai H, Mo X, Yang Y, et al. Association between aflatoxin B1 occupational airway exposure and risk of hepatocellular carcinoma: A case – control study ［J］. Tumour Biol, 2014, 35 (10): 9577 –9584.

［57］ 郑传芬, 曾惠, 王佳, 等. 重庆地区黄曲霉毒素暴露与原发性肝癌关联的病例对照研究 ［J］. 中华预防医学杂志, 2017, 51 (6): 539 – 545.

［58］ Zhang W, He H, Zang M, et al. Genetic features of aflatoxin associated hepatocellular carcinoma ［J］. Gastroenterology, 2017, 153 (1): 249 –262.

［59］ Huang MN, Yu W, Teoh WW, et al. Genome scale mutational signatures of aflatoxin in cells, mice, and human tumors ［J］. Genome Res, 2017, 27 (9): 1475 –1486.

［60］ 朱源荣. 启东肝癌主要病因预防研究进展 ［J］. 中国肿瘤, 2012, 21 (10): 759 –762.

［61］ 陈建国. 启东癌症报告 ［M］. 北京: 军事医学科学出版社, 2013: 81 –92

［62］ Sun Z, Chen T, Thorgeirsson SS, et al. Dramatic reduction of liver cancer incidence in young adults: 28 year follow up of etiological interventions in an endemic area of China ［J］. Carcinogenesis, 2013, 34 (8): 1800 –1805.

［63］ Chen JG, Egner PA, NG D, et al. Reduced aflatoxin exposure presages decline in liver cancer mortality in an endemic region of China ［J］. Cancer Prev Res (Phila), 2013, 6 (10): 1038 –1045.

［64］ Wang JS, Shen X, He X, et al. Protective alterations in phase 1 and 2 metabolism of aflatoxin B1 by olti-praz in residents of Qidong, People's Republic of China ［J］. J Natl Cancer Inst, 1999, 91 (4) : 347 - 354.

［65］ Egner PA, Wang JB, Zhu YR, et al. Chlorophyllin intervention reduces aflatoxin - DNA adducts in indi-viduals at high risk for liver cancer ［J］. Proc Natl Acad Sci USA, 2001, 98 (25) : 14601 - 14606.

［66］ Kensler TW, Qian GS, Chen JG, et al. Translational strategies for cancer prevention in liver ［J］. Nat Rev Cancer, 2003, 3 (5) : 321 - 329.

［67］ Kensler TW, Roebuck BD, Wogan GN, et al. Aflatoxin: A 50 - year odyssey of mechanistic and transla-tional toxicology ［J］. Toxicol Sci, 2011, 120 (Suppl 1) : s28 - s48.

［68］ Ueno Y, Nagata S, Tsutsumi T, et al. Detection of microcystins, a blue - green algal hepatotoxin, in drinking water sampled in Haimen and Fusui, endemic areas of primary liver cancer in China, by highly sensitive immunoassay ［J］. Carcinogenesis, 1996, 17 (6) : 1317 - 1321.

［69］ Zheng C, Zeng H, Lin H, et al. Serum microcystin levels positively linked with risk of hepatocellular car-cinoma: A case - control study in Southwest China ［J］. Hepatology, 2017, 66 (5) : 1519 - 1528.

［70］ Lee YC, Cohet C, Yang YC, et al. Meta - analysis of epidemiologic studies on cigarette smoking and liver cancer ［J］. Int J Epidemiol, 2009, 38 (6) : 1497 - 1511.

［71］ Chuang SC, Lee YC, Hashibe M, et al. Interaction between cigarette smoking and hepatitis B and C virus infection on the risk of liver cancer: A meta - analysis ［J］. Cancer Epidemiol Biomarkers Prev, 2010, 19 (5) : 1261 - 1268.

［72］ Liu X, Baecker A, WU M, et al. Interaction between tobacco smoking and hepatitis B virus infection on the risk of liver cancer in a Chinese population ［J］. Int J Cancer, 2018, 142 (8) : 1560 - 1567.

［73］ Chuang SC, Lee YC, Wu GJ, et al. Alcohol consumption and liver cancer risk: A meta - analysis ［J］. Cancer Causes Control, 2015, 26 (9) : 1205 - 1231.

［74］ Chen Y, Wang X, Wang J, et al. Excess body weight and the risk of primary liver cancer: An updated meta - analysis of prospective studies ［J］. Eur J Cancer, 2012, 48 (14) : 2137 - 2145.

［75］ Yao KF, Ma M, Ding GY, et al. Meta - analysis reveals gender difference in the association of liver canc-er incidence and excess BMI ［J］. Oncotarget, 2017, 8 (42) : 72959 - 72971.

［76］ Yang WS, Shu XO, Gao J, et al. Prospective evaluation of type 2 diabetes mellitus on the risk of primary liver cancer in Chinese men and women ［J］. Ann Oncol, 2013, 24 (6) : 1679 - 685.

［77］ Feng X, Wang G, Li N, et al. The association between fasting blood glucose and the risk of primary liver cancer in Chinese males: A population - based prospective study ［J］. Br J Cancer, 2017, 117 (9) : 1405 - 1411.

［78］ Pan XF, He M, Yu C, et al. Type 2 diabetes and risk of incident cancer in China: A prospective study a-mong 0. 5 million Chinese adult ［J］. Am J Epidemiol, 2018, 187 (7) : 1380 - 1391.

［79］ Zhang W, Xiang YB, Li HL, et al. Vegetable - based dietary pattern and liver cancer risk: Results from the Shanghai women's and men's health studies ［J］. Cancer Sci, 2013, 104 (10) : 1353 - 1361.

［80］ Zhang W, Shu XO, Li H, et al. Vitamin intake and liver cancer risk: A report from two cohort studies in China ［J］. J Natl Cancer Inst, 2012, 104 (15) : 1173 - 1181.

［81］ Ma X, Yang Y, Li HL, et al. Dietary trace element intake and liver cancer risk: Results from two popu-lation - based cohorts in China ［J］. Int J Cancer, 2017, 140 (5) : 1050 - 1059.